ESSAI SUR L'ÉTAT MENTAL

DES HYSTÉRIQUES

PAR

LE Dr HENRI COLIN

ANCIEN EXTERNE DES HOPITAUX ET DE LA SALPÊTRIÈRE
ANCIEN INTERNE DES ASILES DE LA SEINE
ET DE L'INFIRMERIE SPÉCIALE DU DÉPOT
MÉDECIN ADJOINT DES ASILES D'ALIÉNÉS DE LA SEINE

PRÉFACE

DE

M. LE PROFESSEUR CHARCOT

AVEC 82 FIGURES DANS LE TEXTE ET 8 PLANCHES OPHTHALMOLOGIQUES HORS TEXTE

PARIS
J. RUEFF ET Cie, ÉDITEURS
106, BOULEVARD SAINT-GERMAIN, 106

1890

ESSAI SUR L'ÉTAT MENTAL

DES HYSTÉRIQUES

ESSAI SUR L'ÉTAT MENTAL

DES HYSTÉRIQUES

PAR

LE Dr HENRI COLIN

ANCIEN EXTERNE DES HOPITAUX ET DE LA SALPÊTRIÈRE
ANCIEN INTERNE DES ASILES DE LA SEINE
ET DE L'INFIRMERIE SPÉCIALE DU DÉPOT
MÉDECIN ADJOINT DES ASILES D'ALIÉNÉS DE LA SEINE

PRÉFACE

DE

M. LE PROFESSEUR CHARCOT

AVEC 82 FIGURES DANS LE TEXTE ET 8 PLANCHES OPHTHALMOLOGIQUES HORS TEXTE

PARIS
J. RUEFF ET Cie, ÉDITEURS
106, BOULEVARD SAINT-GERMAIN, 106

1890

DU MÊME AUTEUR

Collaboration à la publication des *Leçons du Mardi à la Salpêtrière*, de M. le professeur Charcot. Policlinique 1887, 1888; 1888, 1889. Notes de cours de MM. Blin, Charcot, Henri Colin, élèves du service. 2 vol.

De l'hystéro-neurasthénie avec délire chez les dégénérés, *Bulletin Médical*, 30 mars 1890, n° 26.

Une famille d'aliénés. Un cas de folie communiquée. *Annales Médico-Psychologiques*, juillet-août 1890.

Deux cas d'automatisme ambulatoire.

Automatisme ambulatoire alcoolique. *Gazette des Hôpitaux*, 29 juillet 1890, n° 86.

Automatisme ambulatoire hystérique. *Gazette des Hôpitaux*, 12 août 1890, n° 92.

Tentative de suicide par piqûre d'épingle. *Progrès médical*, 13 septembre 1890, n° 37.

De la « monomanie homicide », en collaboration avec M. le docteur Paul Garnier, in *Hack Tuke's Dictionary of psychological medicine.*

POUR PARAITRE PROCHAINEMENT

Des psychopathies sexuelles, par le docteur R. V. Krafft Ebing. Traduit de la 5e édition allemande, par Henri Colin. Rueff et Cie, éditeurs.

Essai sur la paralysie agitante, de James Parkinson. Traduit sur le mémoire original, par Henri Colin.

ESSAI SUR L'ÉTAT MENTAL

DES HYSTÉRIQUES

PAR

LE Dr HENRI COLIN

ANCIEN EXTERNE DES HOPITAUX ET DE LA SALPÊTRIÈRE
ANCIEN INTERNE DES ASILES DE LA SEINE
ET DE L'INFIRMERIE SPÉCIALE DU DÉPOT
MÉDECIN ADJOINT DES ASILES D'ALIÉNÉS DE LA SEINE

PRÉFACE

DE

M. LE PROFESSEUR CHARCOT

AVEC 82 FIGURES DANS LE TEXTE ET 8 PLANCHES OPHTHALMOLOGIQUES HORS TEXTE

PARIS
J. RUEFF ET Cie, ÉDITEURS
106, BOULEVARD SAINT-GERMAIN, 106

1890

A MON ILLUSTRE MAITRE

MONSIEUR LE PROFESSEUR CHARCOT

Permettez-moi, mon cher Maître, de vous dédier ces quelques pages. Je serais trop heureux si vous pouviez y voir un reflet de votre enseignement. Considérez-les, au moins, comme un témoignage de ma reconnaissance et de ma respectueuse admiration.

Henri COLIN.

A MON ILLUSTRE MAITRE

MONSIEUR LE PROFESSEUR CHARCOT

Permettez-moi, mon cher Maître, de vous dédier ces quelques pages. Je serais trop heureux si vous pouviez y voir un reflet de votre enseignement. Considérez-les, au moins, comme un témoignage de ma reconnaissance et de ma respectueuse admiration.

Henri COLIN.

PRÉFACE

Le présent travail pourrait s'intituler : « De la réhabilitation des hystériques au point de vue moral ». Ce titre, à la vérité, semblerait peut-être, au premier abord, destiné à couvrir un paradoxe. Il n'en serait rien cependant.

L'auteur, en effet, a pu étudier à la Salpêtrière d'abord, puis dans les asiles d'aliénés, les hystériques sur une grande échelle, et c'est à la suite d'observations nombreuses, délicates et attentives, faites dans deux milieux différents, qu'il a été conduit à reconnaître que le caractère de perversité qu'on prête si volontiers à ces malades ne leur appartient pas en propre ; ou plus précisément : il ne se rencontre chez eux que lorsque la névrose hystérique s'y trouve associée à des éléments étrangers tels, par exemple, que divers stigmates de la dégénérescence héréditaire.

Sous cette forme simple la proposition paraîtra, sans

doute, trop absolue. Je crois, cependant, que, dans la majorité des cas, elle se justifierait par la discussion, et je dois déclarer que, pour mon compte, j'ai été depuis longtemps amené par l'analyse clinique à adopter des conclusions analogues. C'est pourquoi je crois devoir recommander la lecture de la thèse soutenue par M. Colin à tous les médecins qui s'intéressent aux progrès de la Neuropathologie.

J. M. CHARCOT,

De l'Institut.

INTRODUCTION

Cette étude se divise en deux parties bien distinctes. Dans la première nous étudierons rapidement les hystériques tels qu'on les trouve dans la vie commune. La seconde partie aura trait aux hystériques qui par suite de dérangement mental accentué ont dû être internés dans les asiles d'aliénés.

On s'étonne peut-être de cette division qu'on pourrait taxer de trop absolue. En effet pour beaucoup d'auteurs, hystériques et dégénérés héréditaires se confondent. Ce sont des malades mentaux au premier chef; ils appartiennent tous à la même classe morbide.

Tel n'est pas notre avis. Pour nous, l'hystérie est une; elle a sa place marquée au soleil en tant qu'entité morbide, au même titre que la folie des héréditaires dégénérés. Elle a ses signes physiques, son délire qui lui appartiennent bien en propre, et qui suffisent à la caractériser.

Mais d'autre part, elle s'allie fréquemment aux autres formes neuropathologiques. D'un côté, de par l'hérédité, elle est comme la synthèse de toutes les maladies nerveuses, et c'est peut-être la raison pour laquelle elle peut les simuler toutes, sans que l'on puisse découvrir au fond de ces formes simulées une base matérielle quelconque.

D'autre part, elle peut non plus simuler telle ou telle forme névropathique, mais au contraire s'allier, se combiner avec elle. C'est ce qui arrive par exemple pour le tabes, avec lequel on trouve si souvent l'hystérie associée. Dira-t-on dans ce cas que tabes et hystérie forment une seule et même maladie? Évidemment non. Il s'agit simplement, ici, d'une combinaison, d'un alliage.

Eh bien! c'est ce qui arrive encore pour la folie héréditaire. Il existe bien réellement — la chose est aujourd'hui démontrée — un groupe de malades qu'il convient de désigner sous le nom d'héréditaires dégénérés. Le terme est mauvais, sans doute, parce qu'il prête à la confusion, mais en tout cas, il est consacré par l'usage, et on peut le conserver à la condition de bien s'entendre sur ce qu'il signifie. On verra plus loin le sens qu'il faut y attacher. Or, toutes les fois que l'hystérie se combine avec une forme mentale, c'est avec une des modalités de ce groupe fondamental qu'elle s'allie. Cela ne veut pas dire, nous y insistons, qu'hystérie et dégénérescence mentale constituent une seule et même variété morbide. Cela veut dire qu'il y a des hystériques qui sont en même temps des héréditaires dégénérés où *vice versa*. Aussi le terme de folie hystérique n'a-t-il aucune raison d'être. C'est ce que nous tâcherons de démontrer plus loin.

La première partie de ce travail sera très courte. En effet, il s'agit d'un sujet fort connu, sur lequel on a écrit des pages innombrables.

Nous insisterons davantage sur la seconde partie, dans laquelle nous nous attacherons à démontrer, observations à l'appui, ce que nous venons d'exposer.

Avant de terminer, il nous reste plusieurs devoirs à remplir.

C'est d'abord à notre premier maître, notre beau-père M. Albert Regnard, qui a dirigé toute notre éducation, que nous devons adresser l'expression de notre profonde reconnaissance et de notre affection.

C'est dans le magnifique enseignement de M. le professeur Charcot que nous avons puisé les premiers éléments de la neuropathologie. Nous avons passé plusieurs années dans son service, unique au monde; c'est là que nous avons pris goût à la médecine nerveuse.

Le Maître s'est montré pour nous d'une bienveillance inépuisable en toute circonstance : nous lui faisons part ici de nos sentiments de respectueuse admiration, et de sincère gratitude.

M. le Dr Briand, médecin en chef de l'asile de Villejuif, nous a guidé à nos débuts dans l'étude de l'aliénation mentale, en même temps qu'au point de vue privé, il nous a donné plusieurs témoignages de son amitié. Nous l'en remercions très vivement. Pour ce travail en particulier, il a mis à notre disposition le magnifique service qu'il dirige et où nous nous félicitons d'avoir passé notre première année d'internat.

Nous n'aurions garde d'oublier nos autres maîtres dans les hôpitaux et dans les asiles, MM. Nicaise, Germain Sée, Cornil, Berger, Chantemesse, Tapret, Routier; MM. Bouchereau, médecin de Sainte-Anne, Paul Garnier, médecin en chef de l'infirmerie spéciale du Dépôt, Legras.

Nous nous félicitons tout spécialement d'avoir passé une année dans le service de M. Garnier. La bienveillance et la science du maître n'ont d'égales ici que l'excellence du service.

Nous devons aussi une marque spéciale d'affection à notre maître et ami le Dr Babinski, à notre ami et collègue Daguillon, ancien interne des Quinze-Vingts, interne des asiles, dont l'obligeance et l'amitié ne se sont pas démenties un seul instant pendant toute la durée de ces études. C'est lui qui nous a aidé dans nos recherches ophthalmologiques, et qui s'est chargé de dessiner nos planches. Remercions enfin notre ami Rieder qui nous a assisté pour l'exécution de ce travail.

PREMIÈRE PARTIE

Considérations sur l'Hystérie vulgaire

CHAPITRE I

§ I. — De l'état mental des hystériques.

On a beaucoup écrit sur l'état mental des hystériques, mais, chose singulière, tous les auteurs ou à peu près qui ont traité de ce vaste sujet l'ont fait avec une arrière-pensée. Pour eux, l'esprit de « simulation » prime tout chez ce genre de malades; c'est le mobile de leurs moindres actions. Aussi quel tableau bizarre on nous fait de l'esprit des hystériques! Elles ont tous les défauts : coquettes, menteuses, exagérées en tout, cherchant à se faire valoir, à tromper leur monde par toutes leurs actions. Qu'elles obéissent à un mobile généreux ou à une idée mauvaise, c'est tout un. Elles simulent toujours. Et pourtant la simulation, ce mot qui prend tant d'importance, n'est qu'un mythe. Comme le dit si souvent M. le professeur Charcot, la simulation n'existe que pour les ignorants.

Nous ferons remarquer tout d'abord que dans les descriptions, on s'est attaché à ne décrire que des hystériques du sexe féminin. L'hystérie de l'homme était pour ainsi dire inconnue jusqu'à ces dernières années; d'autre part, trop souvent, les médecins ne s'attachaient pour poser le diagnostic d'hystérie qu'à des manifestations psychiques vagues, sans rechercher les stigmates somatiques indispensables.

Il en est résulté une abominable confusion. On a décrit comme hystériques tels malades qui étaient simplement des dégénérés héréditaires, ou bien on a considéré comme des hystériques pures des malades chez lesquelles l'hystérie et la dégénérescence mentale étaient à l'état de combinaison. Les exemples de ce que nous avançons fourmillent dans le livre de M. Legrand du Saulle, qui a fait autorité sur la matière, et comme le faisait remarquer tout dernièrement M. le professeur Pitres[1], les faits rapportés par cet auteur sont des plus contestables. « Il est de toute évidence, dit l'éminent « professeur, que si l'on établit l'histoire de l'hystérie sur de pareilles « observations, on y fera entrer toute la pathologie mentale et bien « d'autres choses encore. »

Les aliénistes de profession s'y reconnaissent fort bien, et savent faire la part de l'hystérie et de la maladie mentale qui l'accompagne. Mais le médecin ordinaire s'y perd et prend pour argent comptant ce qui est le fruit, ou bien d'une imagination par trop exubérante, ou bien d'un mauvais diagnostic médical.

Nous ferons remarquer également que la plupart des faits rapportés par les auteurs, dans l'ordre d'idées spécial qui nous occupe, ont trait à ce qu'on est convenu d'appeler de « grands sujets hystériques ». Ces malades se sachant plus intéressants que les autres, prennent souvent une importance exagérée : c'est à eux qu'on pourrait quelquefois reprocher de simuler. Mais il n'y a rien là de spécial aux hystériques. C'est un défaut commun à tous les malades, à l'hôpital ou ailleurs. C'est à qui sera le plus gravement malade, le plus intéressant. En partant de ce principe, on exagère ses souffrances, on les simule au besoin. Ce fait est d'observation vulgaire et il est inutile d'insister.

Ceci posé, nous ne pouvons nous attacher à résumer ici toutes les opinions émises par les auteurs sur le caractère et l'état mental des hystériques. Ils ont eu en vue, nous venons de le dire, les hystériques du sexe féminin et, dans cet ordre d'idées, leur ont prêté toutes les qualités. Coquettes, menteuses, simulatrices, fausses, emportées, etc., etc. C'est la formule ordinaire. « C'est une ataxie morale, dit l'un. » « Les hystériques ne veulent pas, ne peuvent pas vouloir », dit un autre.

Étant intimement persuadé que, dans les cas de ce genre, les auteurs ont pris pour de l'hystérie simple un complexus pathologique relevant entièrement de la médecine mentale, un mélange d'hystérie et de dégénérescence héréditaire, nous avons relégué tous ces arguments dans la deuxième partie de notre travail, la partie aliéniste, si

1. Du suicide des hystériques. *Bulletin médical* du 10 septembre 1890.

l'on peut s'exprimer ainsi. Nous renvoyons donc le lecteur à notre chapitre de la *folie hystérique* où ces opinions sont discutées.

Mais ici où nous avons affaire à de simples hystériques, à des malades non aliénées, nous croyons qu'il est à peu près impossible de poser des règles. Sous ce rapport, nous ne pouvons que nous rattacher à l'opinion de notre maître M. le professeur Charcot.

« Un mot maintenant sur l'état mental de notre malade. Si je « n'admets pas que l'hystérie puisse être démembrée et qu'il soit « permis de reconnaître autant d'hystéries distinctes et nosographi- « quement séparées qu'il y a de causes capables de provoquer le déve- « loppement de l'affection, j'admets cependant naturellement dans « l'hystérie, espèce une et indivisible, des variétés, des formes ; cela « est élémentaire. L'ivresse produit, par l'emploi de la même sub- « stance, prise aux mêmes doses, des effets fort différents chez les « différents sujets. Celui-ci devient expansif et abonde en traits d'es- « prit qu'on ne lui connaît pas au même degré dans les conditions « ordinaires, tandis que celui-là reste concentré, muet, abattu, et « stupide. On ne cesse de répéter aux cliniciens commençants que la « pneumonie de Pierre n'est pas la pneumonie de Jacques, et cela « doit être en effet pour lui matière de bréviaire. Pourquoi l'hystérie « échapperait-elle à la règle ? De fait elle n'y échappe point et, rela- « tivement au côté psychique, j'ai fait remarquer bien des fois déjà « qu'il ne faut pas s'attendre à rencontrer chez l'homme ce brio « morbide fréquent en réalité chez la femme, mais dont quelques « auteurs font, bien à tort, un caractère constant de la névrose hysté- « rique. Les hommes hystériques de la classe ouvrière, qui, ainsi « que le fait remarquer avec raison M. Marie, encombrent aujour- « d'hui les services hospitaliers de Paris, sont à peu près toujours « des gens sombres, mélancoliques déprimés, découragés, et juste- « ment le pauvre hère que nous avons sous les yeux présente, ainsi « que je vous l'ai fait remarquer il y a un instant, toutes ces appa- « rences-là. Le voilà timide, sombre, comme désemparé, et remarquez- « le bien, cette prostration psychique date exactement de l'accident « survenu dans la cuve au sulfure de carbone. Toutefois notre « homme n'était pas gai à proprement parler, mais il supportait les « choses de la vie, sans se plaindre et apportait même dans la lutte « un certain entrain. Aujourd'hui le tableau s'est considérablement « assombri : le pauvre diable se trouve tout changé, il a la persua-

« sion qu'il n'est bon à rien et se laisse aller à un découragement « profond. Je me réserve de vous montrer ailleurs que cette dis- « position d'esprit des hystériques mâles tient certainement, en « partie du moins, à ce que, chez eux, la neurasthénie se montre « presque toujours associée en proportions diverses à la névrose « hystérique[1]. »

Il nous est donc absolument impossible de donner un tableau du caractère hystérique. Cela, croyons-nous, n'existe pas : il y a des hystériques, cela suffit, et chacun de ces malades réagit d'une façon individuelle, bien particulière, suivant ses prédispositions et ses tendances.

Est-ce à dire qu'il n'y ait pas un fonds commun, une façon spéciale de sentir et de percevoir? Évidemment non. Les malades se relient entre eux par la maladie qui les unit, par leurs prédispositions héréditaires.

Pour nous, ce n'est pas la simulation, le désir de paraître, etc., etc., qui constitue, comme on l'a dit trop souvent, ce fonds commun. C'est bien plutôt l'impressionnabilité extrême des centres psychiques. Le cerveau d'un hystérique, homme ou femme, est, dirions-nous, une cire molle dans laquelle s'impriment fortement toutes les impressions, qu'elles viennent du dehors ou qu'elles soient produites par le malade lui-même.

C'est cette impressionnabilité extrême, cet éréthisme permanent des centres cérébraux, qui donne la clef de toutes les manifestations psychiques ou motrices qu'on peut voir survenir chez ce genre de malades.

C'est la clef de tous les phénomènes hystériques, c'est la note dominante qui ne disparaît jamais, que l'hystérie soit seule ou associée; c'est enfin l'origine de la maladie tout entière.

Les hystériques sont avant tout des sensitifs : mais cela n'implique en aucune façon des vices de l'intelligence ou de la volonté, ou de la perversion des sentiments.

Cette sensibilité exquise est bien la caractéristique de la maladie. Cela nous explique de suite l'influence énorme que peut avoir un agent provocateur quelconque sur la genèse d'une affection toujours

1. Leçons du mardi à la Salpêtrière. Policlinique; 1888-1889. Notes de cours de MM. Blin, Charcot, Henri Colin, t. II, p. 50.

la même, une et indivisible, mais si variée dans ses origines qu'on a voulu la subdiviser à l'infini.

Qu'il s'agisse du traumatisme, de l'alcool, de maladies, d'émotions morales, c'est toujours la même chose : c'est toujours le cerveau sensitif qui est impressionné, et qui réagit sur le cerveau moteur et les centres nerveux.

Et quelle merveilleuse réaction! si extraordinaire, que les âmes simples ne veulent pas y croire et invoquent la simulation. Ou bien on se rejette d'un autre côté et, tout en admettant des phénomènes indéniables, on les regarde comme les fruits d'une éducation spéciale. On ne voit pas qu'on donne là une raison qui n'en est pas une, car enfin on déplace la question. On ne fait rien avec rien, et dire que les phénomènes (contractures, grand hypnotisme) qu'on peut provoquer chez des hystériques sont dus à une éducation spéciale — outre que ce n'est pas exact — ce n'est rien dire. Ces choses-là n'arrivent pas à tout le monde, et si éducation il y a, encore faut-il une aptitude particulière et une vocation bien étrange et bien extraordinaire.

C'est à cette sensibilité extrême grâce à laquelle le moindre choc, le plus léger contact impressionne les malades, que doit être rapporté, croyons-nous, l'*esprit d'imitation* chez les hystériques. Cela est indéniable, les hystériques ont tendance à imiter ce qui se fait devant elles, mais cette imitation, croyons-nous, est parfaitement inconsciente et doit être mise sur le compte de l'éréthisme de leurs centres psychiques.

Allons plus loin : convaincus de la matérialité absolue de tous les phénomènes que nous pouvons observer, nous croyons que cette matérialité existe aussi bien dans le domaine psychique que dans le domaine physique.

Une foule de faits journaliers viennent à l'appui de cette assertion. Pourquoi, par exemple, se *sent*-on regardé par quelqu'un qu'on ne peut voir, pourquoi a-t-on à un moment donné, le plus souvent sans cause apparente, la même idée, prononce-t-on le même mot que son voisin? Les excitations naturelles seules peuvent expliquer des faits de ce genre, qu'on pourrait multiplier à l'infini et que l'étude du grand hypnotisme[1] fournit en grand nombre sous une forme magnifiée et

1. Voy. Babinski, Grand et petit hypnotisme. Aux bureaux du *Progrès médical*, 1889

par conséquent plus facile à saisir. A quel genre appartiennent ces excitations, nous ne pouvons le dire encore : peut-être rentrent-elles dans le domaine des courants électriques. En tout cas, les faits indiscutables de transfert à distance découvert par notre maître et ami, M. Babinski, pourraient peut-être légitimer cette hypothèse.

Donc, pour nous, la caractéristique de l'hystérie au point de vue mental c'est une sensibilité exquise, une impressionnabilité extrême des centres psychiques. D'une part, elle les rend propres à réagir les uns sur les autres, comme c'est le cas dans les faits d'hystéro-traumatisme, d'astasie-abasie[1], de contracture, etc., etc., où l'imagination des malades a fait tout le mal. C'est de l'auto-suggestion, pour employer une expression consacrée.

D'autre part, cette même impressionnabilité rend les centres beaucoup plus sensibles aux actions extérieures, à l'influence venue d'une deuxième personne.

Enfin, et comme conclusion logique de ce qui précède, l'esprit d'imitation, la tendance à reproduire ce qui se fait devant eux, se développent avec une puissance inaccoutumée chez ce genre de malades (épidémies de chorée, etc.).

Ces trois conditions sont plus que suffisantes, croyons-nous, pour expliquer tous les phénomènes psychiques ou physiques observés chez les hystériques sans qu'on ait besoin d'invoquer une perversion morale plus ou moins vague en désaccord d'ailleurs avec ce que nous enseigne l'observation quotidienne.

§ 2. — Influence du sexe.

L'hystérie affecte les deux sexes dans une proportion que nous ne serions pas éloigné de considérer comme égale de chaque côté.

Nous sommes loin des idées de Briquet à ce sujet. Briquet, en effet, regardait la prédisposition de l'homme à la maladie comme étant 20 fois moins grande que celle de la femme. Il en trouvait la raison dans la sensibilité beaucoup plus grande de cette dernière, qui a

1. Voy. l'excellent travail de notre ami P. Blocq. Sur une affection caractérisée par de l'astasie et de l'abasie, aux bureaux du *Progrès médical*, 1887.

« dans la société une mission noble et de la plus grande importance, « celle d'élever l'enfance, de soigner et de faire le bien-être de l'âge « mûr et de la vieillesse. »

On ne sait pas si aujourd'hui il ne faudrait pas retourner la proposition. Si, en effet, on compare le mode de réaction chez les individus de sexe différent atteints de la même maladie, on est tenté d'attribuer une dose de sensibilité beaucoup plus grande à l'homme. La maladie chez lui est certainement beaucoup plus grave, beaucoup plus sérieuse ; le pronostic en est infiniment plus fâcheux.

Au point de vue psychique, la femme hystérique est bien moins « touchée ». Nous ne voulons pas rééditer les vieux clichés relatifs aux attitudes évaporées des hystériques. Mais il est bien certain, toutefois, que la maladie chez la jeune fille affecte des dehors beaucoup plus bruyants que chez l'homme. Je sais fort bien qu'il y a des exceptions, et qu'ici encore il y a des différences individuelles extrêmement considérables. Combien y a-t-il de malheureuses jeunes filles qui souffrent cruellement de leur maladie, et qui ne réalisent aucunement le fameux « tempérament hystérique » ? Mais enfin, d'une façon générale, je le répète, la sphère psychique est beaucoup moins affectée. Il n'y a chez elles qu'une exagération du tempérament féminin en général, exagération suffisamment expliquée par une impressionnabilité plus grande.

Chez l'homme, il en est tout autrement.

Ce sont les travaux de M. le professeur Charcot qui ont les premiers mis en relief la différence fondamentale qui sépare l'hystérie de l'homme de celle de la femme.

Rien de plus caractéristique, en effet. L'homme atteint de la névrose réagit tout autrement que les malades du sexe féminin. Mais ici, il importe de le remarquer, l'âge intervient également comme facteur important. La vieille femme, nous l'avons souvent observé, et nous l'avons dit ailleurs, se sépare absolument de la jeune fille au point de vue des manifestations extérieures. La vieille hystérique se rapproche sous ce rapport de l'homme hystérique.

Un grand fait domine l'histoire de l'hystérie mâle, à savoir l'association fréquente, nous pourrions presque dire forcée, de la neurasthénie avec la grande névrose. C'est au point que M. Charcot désigne cette combinaison sous un seul vocable, celui d'*hystéro-neurasthénie*[1].

« Peut-on vraiment, dit M. Charcot (loc. cit., page 34), considérer « la mélancolie, l'hypochondrie, l'aboulie, les rêves terrifiants, l'insomnie, comme caractérisant *psychiquement* la « névrose traumatique », lorque l'on sait par mainte et mainte observation que tout « cela se rencontre nécessairement dans la neurasthénie et dans « l'hystérie de l'homme avec ou sans l'intervention quelconque d'un « traumatisme? »

En Allemagne, également, la chose a été signalée, malgré la confusion produite dans l'espèce par la soi-disant « névrose traumatique ».

Un auteur allemand[2] a examiné à la Policlinique de Mendl, à Eulemburg, 11 225 malades en 4 ans et demi. Sur ce nombre de patients appartenant à toutes les professions, il a relevé 1224 cas d'hystérie, dont 122 d'hystérie mâle. Au point de vue héréditaire, il trouve peu de chose à dire, mais ce qu'il relève, c'est la dépression mélancolique, la neurasthénie, qui domine chez les malades du sexe masculin.

Ceci posé, on devine de suite quelle sera la caractéristique de l'état mental de l'hystérique mâle. Il ne faudra pas s'attendre ici à des manifestations psychiques à grand fracas. Bien au contraire, la dépression mélancolique est de règle. L'homme hystérique se sent profondément atteint; il se voit privé de moyens d'existence, voué à l'hôpital. Plusieurs ont des idées de suicide.

Cet état d'abattement ne pouvait manquer de frapper les auteurs. Aussi ont-ils inventé pour les besoins de la cause une prétendue névrose traumatique à laquelle appartiendraient les symptômes mentaux de l'hystérique mâle.

Mais, comme le dit M. Charcot :

« Ces mêmes caractères appartiennent bien et dûment à l'hystérie « virile, et ils s'y observent non seulement lorsque la maladie relève « d'un traumatisme ou d'un choc nerveux, mais lorsqu'elle s'est

1. Voy. Charcot. Leçons du mardi, t. I et II, *passim*, et t. II, p. 257.

2. Bodenstein. *Hysterie, beim männlichen Geschlecht. Dissertatio Wurzburg* 1889.

« développée, en conséquence de l'action d'une cause toxique, saturnine, sulfo-carbonée, ou, pour tout dire, sous l'influence d'une cause déterminante quelconque. Cet état mental particulier sur lequel je viens d'insister, n'est donc pas l'apanage, la marque d'une hystérie spéciale, elle peut se rencontrer dans toutes les formes de l'hystérie[1]. »

Il était étrange, en effet, de voir la même affection produire des manifestations aussi différentes, suivant le sexe des malades. Mais, en somme, ce sont simplement des modes de réaction différents. L'origine psychique est la même : il s'agit toujours d'une impressionnabilité exagérée des centres cérébraux. Leur réaction seule diffère.

A quoi donc attribuer cette différence fondamentale? Nous pensons avec Briquet, mais dans un autre ordre d'idées, que la position sociale, le rôle dévolu dans les sociétés modernes à l'un et à l'autre sexe, doit avoir une influence capitale.

En effet, c'est à l'homme que revient la place prépondérante, c'est de lui que dépend la famille. De plus, son genre de vie est tout différents. Beaucoup plus actif que la femme, il est bien davantage exposé aux excitations et aux causes occasionnelles qui seront le point de départ de la névrose latente. Mais, la maladie une fois déclarée, le manque de travail, la misère en sont les conséquences forcées. De là évidemment l'origine d'un état mental tout particulier, et la tendance aux idées tristes et à la neurasthénie.

§ 3. — Influence de l'age

Lorsqu'on veut étudier l'influence exercée par l'âge sur le caractère des hystériques, on se heurte, comme toujours, à des difficultés nombreuses, provenant de ce que les auteurs ont souvent confondu ensemble l'hystérie et la dégénérescence mentale, attribuant à celle-là ce qui dépend exclusivement de cette dernière. Le cas est frappant

1. *Loc. cit.*, p. 51.

pour une observation de Legrand du Saulle[1] que Clopatt[2] donne comme caractéristique de l'état mental des enfants hystériques, et qui relève exclusivement de la dégénérescence mentale.

Aussi voyons-nous ici encore attribuer aux enfants hystériques les mêmes tendances qu'il est convenu de supposer aux malades ordinaires. « Les jeunes hystériques pratiquent volontiers le mensonge et jouent d'instinct la comédie, dit M. Jules Simon. Ils sont fantasques, capricieux, bizarres, en même temps que très intelligents. »

Mais, comme le dit excellemment M. Clopatt[3], « les particula-
« rités de caractère que nous avons indiquées se retrouvent jusqu'à
« un certain point chez l'enfant en bonne santé. C'est ainsi que
« M. Emminghaus déclare qu'on ne peut pas parler de volonté chez
« les enfants, mais seulement de désirs et d'efforts. Dans l'enfance,
« en effet, l'imagination et le sentiment sont plus actifs que la raison
« et la réflexion. »

Nous serions beaucoup plus porté à admettre que, sous ce rapport, à part l'impressionnabilité extrême qui existe chez les enfants comme chez tous les hystériques, l'esprit d'imitation qui les caractérise, etc., etc., il n'y a rien de spécial chez eux au point de vue mental.

Il y a là des différences individuelles des plus marquées, et, pour le reste, pour tous les aetes plus ou moins bizarres qu'on reproche à ces petits malades, la faute en incombe beaucoup plus aux parents qu'on ne le croit généralement.

C'est un fait dont nous avons bien souvent reconnu l'exactitude.

Les parents, effrayés par les premiers symptômes de la maladie, en voyant leur progéniture présenter des phénomènes des plus pénibles, et à grand fracas, perdent absolument la tête et deviennent les esclaves de leurs enfants. Ceux-ci, bien entendu, n'ont qu'à en profiter et n'y manquent jamais. C'est dans l'ordre naturel des choses, et il n'y a rien là de caractéristique d'un état mental particulier.

La meilleure preuve, c'est qu'en somme l'hystérie chez les enfants comporte un pronostic des plus bénins. L'isolement en vient à bout en très peu de temps, quelques mois au plus ; mais là encore

1. Les hystériques, p. 26.
2. Clopatt. Études sur l'hystérie infanticide. Helsingfors 1888.
3. *Loc. cit.*, p. 26.

le principal obstacle réside dans l'entêtement des parents. M. Charcot raconte souvent dans ses cours l'histoire de cette petite fille hystérique qui se laissait tranquillement mourir de faim, et dont les parents refusaient absolument de se séparer. Les cas, d'ailleurs, abondent, mais, nous le répétons, chez les enfants hystériques ordinaires nous ne voyons rien qui autorise les suppositions faites à ce sujet.

Nous n'insisterons pas sur la façon d'être des hystériques ordinaires. Le tableau en a été tracé maintes et maintes fois, en particulier par M. Richer[1]. Mais ici encore les choses ont été bien exagérées et il y a des différences individuelles des plus importantes. Il faut réfléchir, en effet, à ce fait, à savoir que les accidents hystériques proprement dits modifient d'une façon considérable le tempérament des malades, qui se montrent toutes différentes, suivant qu'elles sont ou non en imminence d'attaques ou des accidents équivalents aux attaques.

Arrivons maintenant à l'hystérie sénile. Ici on pourrait confondre, croyons-nous, dans une même description les malades des deux sexes.

Sous ce rapport nous ne pouvons souscrire entièrement aux idées de M. de Fleury, idées exposées dans une thèse récente[2]. Pour lui, le caractère de l'hystérique sénile et son état mental sont les mêmes sensiblement que ceux des hystériques adultes. C'est, pour employer son expression, une *hystérie douloureuse à manifestations splanchniques.*

Pour nous, si nous nous reportons aux cas assez nombreux d'hystérie que nous avons observés chez les vieilles gens, nous sommes disposé à rapprocher les symptômes observés chez eux de ceux qui caractérisent l'hystérie mâle.

Il s'agit dans l'espèce non plus d'hystériques simples, mais d'*hystéro-neurasthéniques.* — La neurasthénie se fait remarquer par la dépression mélancolique qui affecte tous ces malades, leurs tendances hypochondriaques : ils sont abattus, découragés, sans énergie. Ils exagèrent, dira-t-on, leurs souffrances : peut-être, mais en tous cas ces souffrances existent bien réellement. Enfin la céphalée ne fait presque jamais défaut, avec ses caractères ordinaires. Il en est de même de la plaque sacrée et des troubles digestifs. Mais ces symptômes neurasthéniques s'allient aux différents stigmates hystériques ou à leurs

1. Richer. Études cliniques sur l'hystéro-épilepsie ou grande hystérie. Paris 1881.
2. Contribution à l'étude de l'hystérie sénile. Bordeaux 1890.

équivalents. M. Charcot a publié dans les *Leçons du mardi* un bel exemple du genre. C'est un cas d'abasie survenu chez un vieil hystérique de 75 ans[1].

§ 4. — Influence du milieu social.

Le temps semble déjà bien loin où l'on croyait que l'hystérie était le privilège des classes élevées et intelligentes. C'est pour l'hystérie de l'homme la conclusion à laquelle se ralliait M. Klein en 1880[2]. De même, disait-on, les hommes hystériques étaient efféminés, ou se rapprochaient des femmes par leurs caractères ou leurs tendances. On sait aujourd'hui, au contraire, que les classes pauvres payent un large tribut à la névrose. C'était d'ailleurs à prévoir. Étant donnée une maladie aussi répandue que l'hystérie, maladie qui peut exister en puissance pendant de longues années, mais que la moindre cause occasionnelle pourra faire éclater, il est certain que les classes pauvres seront beaucoup plus que les autres exposées à l'action de ces causes occasionnelles : traumatismes, intoxications, misère. C'est d'ailleurs ce que M. Guinon[3] a bien fait ressortir.

C'est donc parmi les misérables que l'on trouvera le plus de malades. M. Charcot a déjà insisté sur ce fait[4], et M. Marie l'a prouvé dans une étude statistique récente[5]. L'étendue de ce travail ne nous permet pas d'insister, mais nous comptons publier bientôt une étude sur l'hystérie dans les dépôts de mendicité où nous le prouverons. En attendant, nous pouvons dire que, pendant les vacances dernières, alors que nous faisions au Dépôt la consultation des vagabonds, infirmes et autres malheureux destinés à la maison de Nanterre, nous avons pu examiner un nombre fort respectable d'hystériques du sexe masculin. C'est à se demander, comme le dit encore M. Charcot, si l'on n'en viendra pas à poser la question suivante : La névrose hystérique est-elle vraiment,

1. Voy. Leçons du mardi, t. II, 1888-89, p. 479.
2. Klein. De l'hystérie chez l'homme. Th. de Paris, 1880.
3. Guinon (Georges). Les agents provocateurs de l'hystérie. Paris 1889.
4. Leçons du mardi, t. II, p. 284 et *passim*.
5. Marie. *Progrès médical*, juillet 1887, p. 68, 87.

comme on l'a cru, comme on l'a prétendu jusqu'ici, plus fréquente chez la femme que chez l'homme[1]?

Inutile de dire, d'ailleurs, que la maladie conserve toujours son autonomie et ses caractères. Il y a simplement chez l'homme exagération des symptômes neurasthéniques qui sont de règle[2].

1. *Loc. cit.*, p. 393.

2. Nous n'avons pas publié d'observation à l'appui des vues que nous venons d'exposer. Ces observations auraient en effet augmenté de beaucoup un travail déjà long par lui-même.

Nous avons examiné des centaines d'hystériques, d'abord pendant les deux années que nous avons passées dans le service de M. Charcot, ensuite pendant nos trois années d'internat. Nous croyons donc être à même de les juger. C'est le résultat de notre impression générale que nous donnons plus haut.

On consultera avec fruit sur le sujet qui nous occupe le livre de M. Gilles de la Tourette : *L'Hypnotisme et les états analogues au point de vue médico-légal.* 2e édit. Paris, 1889.

Lire également du même auteur : *Considérations sur les ecchymoses spontanées et sur l'état mental des hystériques.* Nouvelle Iconographie de la Salpêtrière, mars-avril 1890, n° 2. — Les conclusions de l'auteur ne s'éloignent pas sensiblement des nôtres; elles s'imposent, d'ailleurs, croyons-nous, à tout observateur impartia des aits.

CHAPITRE II

Des phénomènes délirants chez les hystériques.

§ 1. — Délire hystérique.

Nous avons dit dans notre Introduction que l'hystérie était une maladie une et indivisible, ayant son délire bien à elle. Pour nous, en effet, nous tâcherons de le démontrer dans la deuxième partie de ce travail, la folie hystérique n'existe pas; il s'agit alors d'une combinaison d'une affection mentale avec l'hystérie.

Mais cela ne veut pas dire qu'il n'y ait pas de délire hystérique. Ce délire, on le sait, peut ou bien représenter une des périodes de l'attaque classique, ou bien constituer l'attaque à lui seul, en un mot en être l'équivalent au même titre qu'un accès de chorée rythmée, de mutisme, une contracture, un blépharospasme, une attaque de sommeil, etc., etc.

Nous n'avons pas la prétention de décrire ici la période de délire ou quatrième période de l'attaque hystérique. Le fait est d'ailleurs universellement connu aujourd'hui. On sait que le délire est des plus variables, gai, triste, furieux, religieux ou obscène. Il est entremêlé d'hallucinations qui apparaissent généralement, cela est prouvé, du côté de l'anesthésie. Ces hallucinations sont auditives et visuelles, et ces dernières ressemblent, à s'y méprendre, aux hallucinations de la vue chez les alcooliques. Il y a, comme on dit, de la zoopsie. Les malades voient des animaux, des araignées, des rats, etc., etc.

Cette période de délire a été confondue parfois avec la troisième

CHAPITRE II

Des phénomènes délirants chez les hystériques.

§ 1. — Délire hystérique.

Nous avons dit dans notre Introduction que l'hystérie était une maladie une et indivisible, ayant son délire bien à elle. Pour nous, en effet, nous tâcherons de le démontrer dans la deuxième partie de ce travail, la folie hystérique n'existe pas; il s'agit alors d'une combinaison d'une affection mentale avec l'hystérie.

Mais cela ne veut pas dire qu'il n'y ait pas de délire hystérique. Ce délire, on le sait, peut ou bien représenter une des périodes de l'attaque classique, ou bien constituer l'attaque à lui seul, en un mot en être l'équivalent au même titre qu'un accès de chorée rythmée, de mutisme, une contracture, un blépharospasme, une attaque de sommeil, etc., etc.

Nous n'avons pas la prétention de décrire ici la période de délire ou quatrième période de l'attaque hystérique. Le fait est d'ailleurs universellement connu aujourd'hui. On sait que le délire est des plus variables, gai, triste, furieux, religieux ou obscène. Il est entremêlé d'hallucinations qui apparaissent généralement, cela est prouvé, du côté de l'anesthésie. Ces hallucinations sont auditives et visuelles, et ces dernières ressemblent, à s'y méprendre, aux hallucinations de la vue chez les alcooliques. Il y a, comme on dit, de la zoopsie. Les malades voient des animaux, des araignées, des rats, etc., etc.

Cette période de délire a été confondue parfois avec la troisième

2

période, ou période des attitudes passionnelles. M. Richer les différencie nettement; et nous n'avons pas grand'chose à ajouter à sa description.

« Ce délire de la quatrième période, bien que souvent accompagné « d'hallucinations sur lesquelles nous insisterons plus loin, se dis- « tingue assez nettement des attitudes passionnelles qui caractérisent « la troisième période et dont nous avons longuement parlé. On con- « çoit que prenant toutes deux leur origine dans des troubles de « l'intelligence (délire), et de la sensibilité (hallucinations, illusions), « la troisième et la quatrième période puissent parfois se confondre. « Peut-être les limites des deux périodes ne sont-elles pas toujours « nettement tranchées; mais il n'en est pas moins vrai que chacune « d'elles, lorsqu'elle est suffisamment développée, possède des carac- « tères assez précis et distincts pour autoriser la séparation que nous « établissons ici.

« Si dans les deux cas il y a conception délirante, dans l'un c'est « le délire de mémoire, dans l'autre c'est le délire d'action. Dans « la quatrième période, la malade converse et raconte, dans la troi- « sième elle agit. Ici, de la mimique, des attitudes variées; là des « paroles, des discours. Si la quatrième période se parle, la troi- « sième se joue. Les hallucinations sont la raison d'être, la condition « nécessaire, *sine quâ non*, de la troisième période, les attitudes « passionnelles n'en étant en quelque sorte que la traduction objec- « tive; elles manquent le plus souvent dans la quatrième période, « et sont remplacées par des illusions.

« Pour accuser encore davantage les différences qui séparent la « troisième période de la quatrième, nous pouvons opposer à la mobi- « lité des conceptions délirantes de la quatrième période, ce carac- « tère spécial des hallucinations de la troisième période, de se pro- « duire d'une façon toujours identique. Nous avons vu au chapitre « précédent que les attitudes passionnelles, en dehors des scènes de « pure imagination, reproduisaient le plus souvent les événements « qui, par l'impression vive portée sur l'esprit de la malade, avaient « occasionné les premières attaques, ou en avaient favorisé le déve- « loppement.

« Ces scènes quelquefois gaies, mais plus souvent terribles, repa- « raissent à chaque attaque sans jamais rien perdre de leur vivacité,

« et sont rendues par des gestes, des attitudes, des paroles qui ne « varient pas. Le délire de la quatrième période n'est pas ainsi « stéréotypé. Il est varié à l'infini, et porte sur les sujets les plus « divers. S'il touche aux grandes émotions passées de la malade, « c'est pour en parler comme d'un fait éloigné et non pour les faire « revivre dans tous leurs détails, comme cela a lieu dans la troisième « période. Mais le plus souvent ce délire de la fin puise son sujet « dans les impressions journalières de la malade, et dans les préoccu- « pations de son esprit ou de son cœur. L'abolition de la volonté « rend même toute dissimulation impossible. Aussi la malade dé- « couvre-t-elle parfois ses plus secrètes pensées, et fait-elle part de « ses projets les mieux cachés.

« Outre ces caractères différents de délire, l'état de l'intelli- « gence et des divers sens permet encore de distinguer la troisième « période de la quatrième. Dans la troisième période, la malade est « complètement distraite du monde extérieur, et insensible à toutes « les excitations. Elle ne voit rien, elle n'entend rien, elle ne sent « rien. Rien de ce qui se passe en dehors d'elle ne saurait influencer « son délire. Dans la quatrième période, sans avoir complètement « recouvré ses sens, elle ne demeure pas aussi inaccessible aux « influences du dehors. Elle est le jouet d'illusions. Elle entend, « mais elle ne rapporte pas le bruit à sa véritable cause; elle lui « attribue une signification en rapport avec l'idée qui la possède. « Elle voit, mais elle ne reconnaît pas les personnes qui l'entourent, « elle leur donne des noms supposés et les prend pour les person- « nages de ses hallucinations. »

Un mot cependant sur la période de délire chez l'homme. Il est à remarquer que chez lui le délire est en général beaucoup plus accentué que chez la femme. Les hallucinations terrifiantes sont beaucoup plus marquées. Enfin de même que l'hystérie s'accompagne d'abattement, de découragement, de même le délire prend constamment une tournure triste et souvent effrayante.

Parfois, avons-nous dit, le délire existe seul : il devient l'équivalent d'une attaque. Il se présente d'ailleurs toujours avec les mêmes caractères et le même cortège d'hallucinations.

Mais il faut se méfier et ne pas prendre pour le délire hystérique les accès d'excitation maniaque, si fréquents chez les dégénérés. En effet, un assez grand nombre d'observations d'hystérie maniaque[1] appartiennent à cet ordre d'idées, et doivent être séparées de l'hystérie pour rentrer dans le groupe de la dégénérescence mentale.

Il est assez facile cependant d'éviter l'erreur.

Tout d'abord, le délire hystérique pris à l'état isolé n'est jamais de longue durée. MM. Bourneville et Regnard[2] en ont rapporté un cas qui a duré 2 jours. Cela, disons-le, est exceptionnel. En général, le délire dure quelques heures au plus, puis tout rentre dans l'ordre.

Cette durée restreinte du délire nous a paru un excellent élément de diagnostic. Moreau de Tours a insisté également sur l'état de demi-connaissance dans lequel se trouvent les malades, et grâce auquel, si on interroge ces derniers pendant leurs divagations, ils reviennent pendant un instant à eux-mêmes, quitte à retomber rapidement dans leurs anciens errements[3].

En tous cas, une fois l'accès fini, les malades redeviennent parfaitement calmes et normaux, ce qui n'arrive pas chez les héréditaires dégénérés.

§ 2. — Automatisme ambulatoire hystérique.

Obs. I. Automatisme ambulatoire. Hystérique. Chorée rythmée dans l'enfance. Excès alcooliques.

S... (François), né à Montaron (Nièvre) le 7 janvier 1861, jardinier.

Cet individu est amené à l'infirmerie spéciale du Dépôt, dans le service de M. Paul Garnier, le 21 mars, vers 11 heures du matin. Il est, à ce moment, dans un état d'agitation extrême, parlant, gesticulant, etc.

Lorsqu'on l'examine, on constate d'abord un tremblement vibratoire alcoolique des mains, et des idées délirantes très accusées. Il dit que sa femme a été enlevée par le Pape, qu'elle est à Rome, et nous fait promettre formellement de l'envoyer auprès d'elle au Vatican.

1. Dans le travail de Clopatt (*loc. cit.*, p. 92) sont rapportées quatre observations dues à notre ami Blocq, d'hystérie maniaque chez des enfants. Ces quatre malades sont nettement de jeunes dégénérés héréditaires.

2. Icon. phot. de la Salpêtrière, t. II, p. 146.

3. Voy. dans les *Leçon du mardi*, t. 1, p. 199, un beau cas de délire hystérique maniaque chez un enfant.

Il existe chez lui une amnésie bizarre; il ne sait dire ni son nom, ni son âge, ni l'endroit où il demeure, ni celui où il est né.

Voici, d'ailleurs, le rapport du commissaire de police de Saint-Germain-l'Auxerrois, devant lequel il s'était présenté le matin même pour faire ses réclamations.

Extrait du rapport : « Le nommé S... se présente au commissariat, disant qu'il désirait aller à Rome pour retrouver sa femme que le Pape lui avait enlevée. Paraît avoir perdu la mémoire; il ne sait ni où il est né, ni où il demeure, ni combien il a d'enfants. Demande s'il est à Paris; raconte qu'il a cherché le Vatican, qu'il n'a pu le retrouver, qu'il a quitté son domicile pour se mettre en route, il ne sait quand. »

Cet individu allait être envoyé à Sainte-Anne, comme atteint d'alcoolisme aigu, lorsque, frappé de son attitude étrange, je demandai son ajournement à M. le docteur Legras.

Deux heures plus tard, à la deuxième visite, quelle ne fut pas notre stupéfaction, en trouvant le malade complètement revenu à lui, et raisonnant parfaitement. Il ne se rappelait absolument rien de ce qu'il avait dit le matin; la mémoire était revenue tout entière, et il put nous fournir tous les renseignements désirables.

Nous apprîmes qu'il était sujet à ces sortes de crises, et que justement, pour éviter toute difficulté, il portait toujours sur lui des papiers indiquant son adresse et établissant son identité. Effectivement, au procès-verbal du commissaire, étaient joints un extrait de naissance, une quittance de loyer, et des certificats de travail.

La fugue d'aujourd'hui n'est pas la première; on pourra en juger par la narration suivante que nous avons prié le malade de nous donner, et que nous abrégeons un peu.

« Je me nomme S..., âgé de 29 ans. Depuis l'âge de 15 ans je suis atteint d'une maladie nerveuse qui devient peu à peu folie.

« Ce fut en 1875 que je ressentis les premières atteintes de cette maladie; sur 30 élèves dont se composait la ferme-école de Saint-Michel, tous furent atteints, au dire des médecins, de la danse de Saint-Guy, folie curieuse qui se manifestait par des courses effrénées et des contractions nerveuses. Tous les détritus rencontrés par nous étaient dévorés, mais je fus un de ceux à qui cette maladie dura le plus. Je fus malade 3 mois. Depuis cette époque, la phase en changea peu à peu; c'est ainsi qu'en 1879, alors élève à Versailles, où j'étais cité comme le meilleur, un jour, à la suite d'une fête, je quittai brusquement l'école, poussé par une force inconnue, et errai 3 ou 4 jours à l'aventure. A partir de cette époque, les crises se produisirent de plus en plus souvent, lors même qu'elles n'étaient engendrées par aucune liqueur. C'est alors que je devins gardien de la paix. Un jour, sans motifs, je donnai ma démission, toujours poussé par cette main mystérieuse.

« A dater de ce moment, la misère plus ou moins grande me poussa à boire, les crises devinrent plus violentes et plus précipitées. Une des plus fortes fut celle de janvier 1881. Après une discussion d'intérêt avec ma femme, je me mordis profondément la paume de la main gauche, puis j'errai jusque dans l'après-midi, allant de pharmacie en pharmacie me faire cautériser, puis finalement chez M. Pasteur, disant que je croyais réellement être mordu par un chien. Le soir, rentrant chez moi, je fus pris d'une crise violente, voulant mordre tout le monde et brisant tout chez moi. On me fit transporter à l'hôpital Laënnec, où je restai 5 jours. Quelque temps après, ma femme me parla de ma morsure, je ne pouvais le croire. Les crises augmentèrent sensiblement, mais je ne décris que les plus grandes. Au mois d'août 1889, ma femme étant absente, je rentrai chez moi le soir après ma journée. Le lendemain je fouillai tout le quartier de Grenelle; je m'étais fait 5 blessures aux bras et à la poitrine avec mon rasoir, et je recherchais des ennemis supposés. Ce n'est que le dimanche suivant qu'en prenant mon rasoir pour me raser, je m'aperçus qu'il était taché de sang, et plusieurs personnes vinrent me raconter mes courses dans le quartier.

« A l'hôpital Cochin, où j'étais jardinier, j'étais aimé par M. le Directeur et tous les employés. Un matin, sans aucune provocation, je me fis régler et, en habits de travail, je partis pour le Havre; j'avais donné tous mes meubles et disais à qui voulait l'entendre que je partais avec un lord anglais. Revenu chez nous, je fus pendant 3 jours sous l'empire de crises nerveuses plus ou moins fortes, mais ininterrompues. De tous ces faits, la plus grande partie m'en a été révélée par des amis. J'en ai oublié le plus grand nombre.

« Mon affection, que je nomme maladie nerveuse, a pour cause trois cas principaux qui sont : la dispute, le chagrin, et, par dérivation, la boisson.

« Je ressens d'abord (que je sois à mon travail ou en tout autre lieu) comme un grand tressaillement, puis une contractiou nerveuse générale; la tristesse s'empare de moi, un profond dégoût de tout ce qui existe, et je pars. Me voilà donc parti sans aucun but déterminé, marchant, marchant toujours; à partir de ce moment, je n'ai plus conscience de mes actes. Au début de mes pérégrinations, j'évite les personnes que je connais, sans doute parce que je crains qu'elles ne me détournent du but que je poursuis. Il existe donc, en ce moment, encore une lueur de raison. Cette puissance qui me conduit est tellement forte que, si je suis avec un camarade à travailler, je trouve toujours un prétexte pour m'esquiver. Il m'est impossible de me rappeler l'endroit où je demeure, ou de le retrouver. A la fin de la crise, j'ai de fortes contractions nerveuses, je pleure abondamment, puis la mémoire me revient (non pas entière), et je retrouve mon domicile.

« Souvent il me prend un violent désir de boire, c'est absolument la même chose. Je bois le plus possible, mais dans ce cas je ne perds pas complètement la mémoire : je sais regagner mon domicile. »

Comme on le voit par ce récit imagé, reproduit textuellement, notre malade est très intelligent.

Revenons sur quelques points de ce récit.

Signalons d'abord cette épidémie bizarre de l'école de Saint-Michel qui semble avoir été une épidémie de chorée rythmée. Les élèves attribuaient cela à l'emploi du seigle ergoté.

Le père et la mère du malade sont bien portants, mais le frère, de trois ans plus âgé que lui, et sa sœur, de cinq ans son aînée, furent également atteints par l'épidémie de Saint-Michel. La sœur était bonne dans cet établissement; elle eut à la suite plusieurs attaques de nerfs.

Quant à notre malade, il n'a jamais cessé depuis ce temps d'avoir des attaques sur lesquelles nous reviendrons.

Quoi qu'il en soit, cela ne l'empêchait pas d'être fort intelligent et d'avoir d'excellentes places qu'il perdait toujours de la même façon. Il était entré premier à l'école d'horticulture de Versailles où il était boursier de l'État : les élèves y restent trois ans, on a vu qu'au bout d'un an notre malade l'a quittée. De même pour sa place de gardien de la paix, sa place de jardinier à Cochin, etc.

Les attaques chez lui se divisent, comme il dit lui-même, en grandes et petites. Ces dernières sont très fréquentes, surviennent presque tous les jours. Il ne perd pas connaissance, mais se tord les

bras, fait des mouvements, est énervé; il a, dit-il, des « contractions nerveuses ».

Les grandes crises sont beaucoup plus rares, elles se produisent trois ou quatre fois par an. Il est triste, ne pense plus à son travail, est poursuivi par l'idée fixe de partir, de s'en aller. Il sait fort bien, dit-il, qu'il fait mal, mais il faut qu'il parte, et rien ne peut le retenir. C'est pendant ces « crises » que surviennent de grandes attaques d'hystérie, terribles, comme il dit. Il perd connaissance et il faut quatre ou cinq hommes pour le tenir.

Il se rappelle fort bien les circonstances qui précèdent la crise et le départ; mais dès qu'il est parti, il ne se souvient plus de rien. C'est ainsi qu'il a perdu toutes ses places. Sa fugue de l'hôpital Cochin est trop curieuse pour que nous n'y insistions pas : elle ressemble à s'y méprendre à une fugue d'épileptique.

Étant jardinier à Cochin, le 15 octobre 1889, à sept heures du matin, il venait de se mettre au travail, ayant laissé sa femme à son domicile. Poursuivi par son idée, et sans avoir fait d'excès alcooliques, il signe un papier par lequel il donne tous ses meubles à un garçon de l'hôpital, passe à la caisse, se fait régler et s'en va.

Le lendemain matin, il se réveille au Havre assis sur le port. Un douanier, lui trouvant l'air étrange, lui demande ce qu'il fait là; il lui répond : « Je respire au bord de la Seine. » Le douanier lui explique alors qu'il est au Havre. Là-dessus le malade reprend le train et rentre à Paris. Il avait mangé en sortant de Cochin, n'avait rien pris au Havre — n'ayant fait aucune dépense — et ce n'est qu'en revenant qu'il mange au buffet de Rouen. Il était alors en pleine possession de lui-même.

Autre détail : toutes les fugues se terminent par une crise de larmes; dès que la conscience revient, il se met à pleurer; il n'est bien qu'après s'être ainsi soulagé. C'est ce qu'il a fait au Dépôt, où il a pleuré, dans sa cellule, pendant environ une heure.

Ces fugues sont toujours entremêlées d'attaques hystériques. Il est probable que c'est dans le délire qui suit ces attaques que notre homme, dans sa crise de 1881, s'est mordu; il a dû en être de même pour les coups de rasoir. Il a ensuite cherché dans tout Grenelle l'individu qui avait pu le blesser.

Nous nous sommes enquis, de la façon la plus minutieuse et à plusieurs reprises, du fait de savoir si le malade buvait avant ses fugues. Il nous a affirmé énergiquement que non; avant de partir, il ne boit pas, mais une fois parti, il se rattrape, il entre partout pour boire, et, en même temps, se montre d'une générosité extrême; il donne tout son argent aux pauvres.

Ce qui domine, par conséquent, c'est cette impulsion qui le force à partir, à marcher.

Le malade obéit, et alors se passe un phénomène curieux.

S'il ne boit pas, pendant ses pérégrinations, il lui arrive souvent de rentrer chez lui trois ou quatre heures après; s'il boit, au contraire, on ne le revoit plus, et il a des attaques nerveuses terribles. C'est comme cela qu'on voit qu'il a bu. Dans ses attaques, il perd connaissance, et il faut trois ou quatre hommes pour le tenir.

Le jour où on nous l'a amené au Dépôt, il avait pris cinq absinthes, et, sur la place du parvis Notre-Dame, il a eu une attaque très violente. Les agents l'ont secouru, l'ont laissé aller, et quelques instants plus tard, il s'est rendu au commissariat de police.

La boisson, d'autre part, ne produit pas le même effet sur lui, suivant qu'il est en imminence de crise et sous l'influence de son impulsion, ou suivant qu'il est dans son état normal.

Ainsi, il lui est arrivé très souvent d'aller faire la noce avec des camarades et de boire beaucoup, sans en être incommodé; il se rappelle fort bien ce qu'il fait dans ces cas-là.

Mais lorsque la crise survient, trois ou quatre fois par an, il est poussé à boire et le tout se termine par une attaque.

C'est ce qui s'est encore passé lors de la fugue qui l'a amené au Dépôt.

Interrogé sur l'heure à laquelle le prennent ce qu'il appelle ses « grandes crises », le malade nous répond que c'est presque toujours vers 2 ou 3 heures de l'après-midi.

La cause occasionnelle la plus ordinaire est un chagrin.

La dernière a été provoquée par le départ de sa femme qui l'avait abandonné environ 10 jours auparavant.

Au point de vue des stigmates, nous trouvons : une hypo-anesthésie généralisée, et, sur tout le côté droit du corps, des plaques d'anesthésie complète.

Le membre supérieur droit est complètement anesthésié, il en est de même des membres inférieurs et surtout des genoux qui, au dire du malade, sont toujours froids et insensibles.

La sensibilité est conservée sur le devant de la poitrine et sur le dos. — Les testicules sont un peu douloureux à la pression.

Zones hystérogènes au niveau de l'appendice xyphoïde et sous les omoplates. — Anesthésie pharyngée complète.

Goût amoindri, surtout à gauche.

Odorat très diminué, surtout à droite. L'ammoniaque n'est perçu qu'à gauche.

Nous n'avons pu mesurer exactement le champ visuel qui est certainement rétréci.

Le malade serait facilement hypnotisable.

Notre sujet a le sommeil troublé par des rêves, des cauchemars. Il voit quelque chose qui le poursuit, des bêtes bizarres, quelquefois des hommes. Il a continuellement mal à la tête.

Dernier détail à noter, il n'a jamais commis d'actes délictueux pendant ses fugues.

Le malade, parfaitement sain d'esprit, est remis en liberté le 23 mars.

A quoi faut-il attribuer ici les accès d'automatisme ambulatoire : à l'hystérie ou à l'alcool?

Sur ce point notre conviction est faite : ils relèvent directement de l'hystérie. Cela résulte, d'une façon inéluctable, de l'examen minutieux auquel nous nous sommes livré. L'alcool, ici, ne vient que par surcroît, tout en augmentant, bien entendu, le désordre des facultés mentales.

Pour nous, ces crises d'automatisme sont la transformation d'une attaque d'hystérie. Ce qui nous autorise à penser ainsi, c'est que notre malade présente très nettement la quatrième période de l'attaque ordinaire, la période de délire. C'est dans cette période qu'il s'est mordu et s'est cru ensuite blessé par un chien enragé ; c'est dans cette période encore qu'il s'est donné des coups de rasoir.

Voici donc une attaque d'hystérie qui se transforme en automatisme ambulatoire. Et, à ce propos, nous ne pouvons être complètement de l'avis de M. J. Voisin[1] qui établit, entre l'automatisme hystérique et l'automatisme épileptique, des caractères bien tranchés. Pour lui, le commencement et la fin des crises d'automatisme sont

1. J. Voisin. Congrès de médecine mentale, 1889, in *Semaine médicale*, 10 août 1889, p. 291.

marqués par des phénomènes hystériques très nets; le diagnostic avec l'automatisme comitial est facile. D'abord les hystériques sont hypnotisables, puis leurs actes dans les fugues sont coordonnés, méthodiques. Ils ont l'apparence extérieure de personnes normales. Au contraire, chez les épileptiques, les actes sont incoordonnés; les malades errent sans but, souvent ils délirent ou sont en proie à la fureur.

Cette description de la fugue comitiale n'est pas exacte pour tous les cas. Nous n'avons qu'à renvoyer le lecteur aux leçons de M. Charcot pour le prouver[1]. Et ici, supprimons tout le reste de l'histoire de notre malade, et prenons simplement la fugue du Havre. En quoi diffère-t-elle d'une fugue comitiale?

Un mot en terminant. On a signalé et nous avons observé nous-même des faits d'automatisme somnambulique. M. le docteur Paul Garnier en a publié un cas extrêmement intéressant[2], et dans lequel nous relevons les mêmes caractères que dans celui que nous avions observé à la Salpêtrière. Les yeux du malade, pendant l'accès de somnambulisme, étaient à moitié ouverts, et si on le touchait dans cet état, on provoquait une attaque d'hystérie.

Ce malade fut pris une fois d'un accès d'automatisme et, en plein jour, se fit arrêter au moment où il déménageait la boutique d'un brocanteur. Enfin, il présentait fréquemment des attaques de sommeil.

Rien de tout cela chez notre malade. Ici, il s'agit simplement d'automatisme ambulatoire hystérique. Cela est démontré non pas par l'accès d'automastisme lui-même, mais par les accidents hystériques variés qui l'accompagnent[3].

1. Charcot. *Leçons du mardi*, 1887-1888, p. 155; 1888-1889, p. 303 (14e leçon).

2. Paul Garnier. L'automatisme somnambulique devant les tribunaux, *Annales d'hygiène et de médecine légale*, avril 1887.

3. Nous avons rencontré dernièrement ce malade. Il nous a dit avoir eu, depuis sa sortie de l'Infirmerie spéciale, un nouvel accès d'automatisme ambulatoire. Il aurait été conduit à l'hôpital Laënnec, où il serait resté en traitement assez longtemps, paraît-il.

§ 3. — Somnambulisme.

On peut rapprocher du cas précédent les observations de somnambulisme spontané. Le somnambulisme spontané n'est pas rare, surtout chez les enfants. On en trouvera plusieurs exemples dans la seconde partie de ce travail. Mais c'est un sujet assez mal connu encore[1].

Nous en avons observé un cas dans le service de M. Charcot. Il se trouve rapporté dans ses *Leçons du mardi*, t. I, page 165.

Il s'agissait d'une hystéro-épileptique à crises séparées, grande hystérique et grande hypnotique, qui se levait la nuit, vers 1 heure et demie du matin, sautait par la fenêtre avec une agilité singulière, cherchait à sortir par la porte de service et, la trouvant fermée, grimpait sur le mur et courait sur la crête.

Cette malade avait les yeux grands ouverts, ce qui est la règle et ce que Shakespeare a noté déjà dans la fameuse scène de *Macbeth*. Elle évitait les obstacles, se livrait aux actes les plus extraordinaires. Une fois, par exemple, elle se rendit dans le bureau de la surveillante et se mit à écrire, mais elle écrivait, comme on dit, « au miroir ». Les caractères étaient renversés et ne pouvaient se lire qu'à l'aide d'une glace. Les accès se renouvelaient toutes les nuits à la même heure. Au bout d'un certain temps, la malade se recouchait. Les yeux se fermaient et elle se rendormait.

M. Charcot se demandait, à ce propos, s'il s'agissait bien d'un cas de somnambulisme spontané et si l'épilepsie dont souffrait la malade n'était pas un jeu.

Il semblerait cependant que cet état bizarre dépendait plutôt de l'hystérie. Ce qui nous autorise à penser ainsi, c'est qu'on ne pouvait toucher la malade ou même la frôler sans immédiatement la voir tomber en attaques. C'était l'attaque d'hystérie classique ; dès qu'elle était terminée, l'accès de somnambulisme reprenait son cours.

Cette expérience fut renouvelée à plusieurs reprises, toujours avec

1. Voy. Hack Tuke. *Sleep walking and hypnotism*. London, 1884.

le même résultat. Par contre, il était impossible de provoquer chez le sujet, qui était une grande hypnotique, la contracture somnambulique par les procédés ordinaires.

Autre chose qui semblerait plaider en faveur de cette thèse. La malade a eu une seule fois un accès d'épilepsie pendant les quelques jours que dura cet état étrange. Elle était montée sur une porte à environ deux mètres du sol, lorsque tout à coup elle tomba lourdement à terre, où elle resta pendant assez longtemps en proie à l'accès comitial.

L'observation suivante, que nous abrégeons, rentre également dans le même ordre d'idées.

L..., 17 ans, charcutier, entré le 23 janvier 1890 dans le service de M. Charcot.

Tableau I.

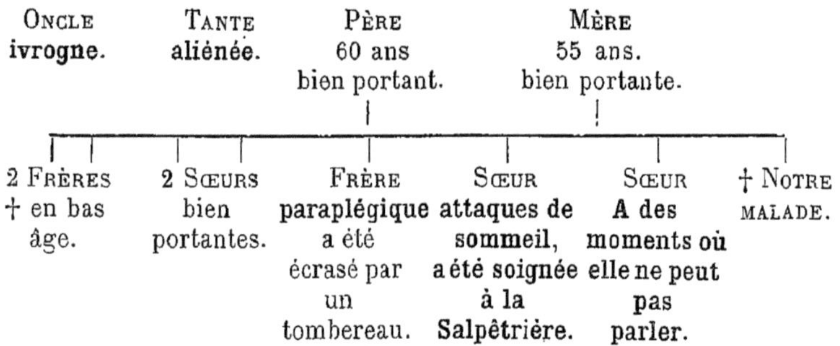

Le malade est à Paris depuis 4 ans. Les attaques ont débuté 2 mois avant l'entrée. Il a des attaques de sommeil qui le prennent très fréquemment. Il est garçon charcutier, s'endort tout debout, au milieu de son travail.

La nuit, accès de somnambulisme. Il se levait, descendait à la boutique, faisait le ménage, fendait du bois, allumait le gaz.

Une fois, il est sorti, a été jusqu'aux Halles sans le savoir. Son patron le suivait par derrière et l'a ramené. Il n'a causé à personne, paraît-il. Il existe chez lui de l'hypoanesthésie du côté gauche.

Il est facilement hypnotisable.

CHAPITRE III

Hystérie et Alcoolisme.

Des rapports intimes unissent, on le sait, les manifestations délirantes de l'hystérie et celles de l'alcoolisme aigu. Ce sont les mêmes hallucinations, les mêmes illusions. « Le délire alcoolique, a dit Lasègue, n'est pas un délire, c'est un rêve. » On pourrait en dire autant du délire hystérique.

M. Richer, dans son livre, a insisté sur ces rapports [1], ce qui nous dispensera de nous y attarder plus longtemps.

Les hallucinations auditives, plus fréquentes que ne le croyait Lasègue, les hallucinations visuelles, sont les mêmes dans les deux cas. Dans les deux cas, il y a les mêmes illusions et de la zoopsie.

Il est probable, par conséquent, qu'il y a excitation des mêmes centres psychiques ; l'agent excitant seul diffère.

Une chose bien digne de remarque, c'est la fixité de nature de ces hallucinations de la vue. Certains auteurs, se basant sur ce fait que des objets perçus par ces hallucinés sont souvent de petites dimensions, en ont donné une explication manifestement erronée. Skoda les attribue à de petits scotomes multipliés : Exner en fait des ombres dues à des défauts des différents milieux de l'œil, ombres que l'habitude nous fait supprimer à l'état normal, mais qui redeviennent conscientes pendant le délire. Mais ces explications ne sauraient s'appliquer à la majorité des cas, et il s'agit certainement ici d'un phénomène psychique, d'origine centrale.

1. *Loc. cit.*, p. 510-19.

Nous le répétons, la nature, toujours identique à elle-même, de ces hallucinations est des plus remarquables.

Obs. III. Alcoolisme aigu chez un enfant de 4 ans.

Le 30 juillet 1890, nous observions à l'infirmerie spéciale du Dépôt, service de M. le Dr Garnier, un enfant de 4 ans, atteint d'alcoolisme aigu. P... Jules.

C'est un enfant abandonné à qui sa mère, ivrogne endurcie, faisait boire de l'absinthe.

Les stigmates de dégénérescence sont nombreux. Voûte palatine ogivale, asymétrie faciale évidente, renversement en dehors du pavillon de l'oreille droite.

Cet enfant a devant nous des hallucinations très nettes. Il balaye ; il fait le geste d'attraper des mouches absolument comme un vieil alcoolique, ou de verser des pois d'une main dans l'autre. Tout d'un coup, il croit voir un chien et s'écrie : « Un toutou ! » Il l'appelle, lui court après, puis en a peur, etc., etc. La nuit, paraît-il, il est très agité, ne dort pas.

Nous avons rapporté ce cas à titre de curiosité, bien qu'il y en ait plusieurs semblables publiés.

Revenons à l'analogie qui existe entre le délire alcoolique et hystérique.

A ce propos, nous avons essayé de provoquer, chez les alcooliques aigus, des suggestions à l'état de veille. Nous avons réussi plusieurs fois, ainsi qu'on le verra dans les observations suivantes :

Obs. IV. Delirium tremens Suggestibilité.

H... Alexandre-Louis, 51 ans, menuisier, est amené à l'infirmerie spéciale du Dépôt.

D'après les renseignements que l'enquête a pu fournir, il habite Paris depuis l'âge de 18 ans ; il y a une vingtaine d'années qu'il reste dans la même maison.

Il serait malade seulement depuis 5 semaines ; à cette époque, il a éprouvé une forte commotion morale : il a, en effet, perdu un fils de 19 ans.

Depuis ce temps, il se livre à la boisson et, d'après sa femme, il boit tout ce qui lui tombe sous la main. Une fois ivre, il devient violent et profère des menaces de mort.

Envoyé à Sainte-Anne avec le certificat suivant :

« Délire alcoolique. Hallucinations multiples et mobiles. Excitation.

« Désordre dans les idées et dans les actes. Bavardage incohérent. État « fébrile. Sueurs profuses. Soubresauts tendineux. Insomnie complète.

« Dr Garnier. »

Voici maintenant le rapport du veilleur sur ce malade :

« Arrivé au Dépôt à 5 heures 30 du soir, il est assez calme.
« La nuit il ne fait pas de bruit, mais il cherche partout à ramasser « des fils par terre. Il cause avec des personnes imaginaires, et toute « la nuit il est resté debout cramponné après la porte. »

Lorsque nous l'examinons, nous le trouvons inquiet, halluciné, les yeux brillants, l'air égaré ; il est trempé de sueur.

Il est en proie à un délire professionnel intense ; c'est ainsi que sous prétexte de travailler de son métier, il déchire ses couvertures et essaye de déchirer également ses matelas.

En même temps, il a des hallucinations de l'ouïe et de la vue, il entend et voit des agents, leur cause et leur répond.

Mais ce qu'il a de plus remarquable, c'est son état de suggestibilité très grand. Ainsi, m'adressant à lui comme je m'adresserais à un grand hypnotique, en état de somnambulisme, je lui montre dans le coin de sa cellule des outils de menuisier, un marteau, etc. Il se refuse d'abord, comme les hypnotiques cités plus haut, à l'admettre ; mais quand on insiste, — encore comme les mêmes hypnotiques, — il admet la suggestion, voit les outils, va pour les saisir et s'étonne de ne rien trouver.

On peut, comme chez la plupart de ces malades, lui faire chercher des fils imaginaires sur sa manche ; il saisit ces fils, un à un et les jette à terre.

Il en est de même lorsqu'on lui persuade que le sol est jonché de morceaux de papier et qu'on l'engage à les ramasser.

Enfin je lui dis qu'il y a un crayon sur la table et lui ordonne de le prendre. Ce crayon, il le voit, tâche de le prendre et n'y parvient pas, bien entendu. Il explique cela très naturellement en disant que depuis quelque temps, à cause de son tremblement des mains, il ne peut saisir les objets.

Pour rendre l'analogie encore plus frappante, entre ce cas et celu des grands hypnotiques, je lui suggère qu'il y a le feu dans un coin de sa cellule.

Là-dessus il voit le feu, sent fort bien la chaleur. Je lui reproche alors d'avoir allumé du feu dans sa cellule, — en un endroit où il n'y a point de cheminée, — sous peine d'incendie.

Il me répond tranquillement qu'il est bien le maître d'allumer du feu chez lui et m'envoie promener.

Citons encore comme suggestions les deux suivantes :

Le malade a deux filles ; je lui persuade qu'elles sont là, et immédiatement il leur cause, et embrasse la cloison en se figurant qu'il a affaire à elles.

Comme il est couvert de sueur et qu'il dit avoir soif, je lui fais apporter un verre d'eau en lui disant que c'est du vin blanc.

Il le boit sans en laisser une goutte et avec une satisfaction visible ; lorsqu'il a terminé il me dit :

« Pourquoi m'avez-vous fait apporter du vin, puisque je vous avais « demandé de l'eau ? »

Comme signes physiques, outre ceux énoncés plus haut, nous trouvons un tremblement vibratoire extrême des mains.

Pas d'inégalité pupillaire ;

Pas de tremblement de la langue ; sueurs profuses. Pouls très rapide.

Dans le cas suivant, les phénomènes sont également très nets.

Obs. V.
Delirium tremens. Suggestibilité.

R. Louis, garçon de bains, 25 ans, amené à l'infirmerie spéciale, service de M. Garnier, le 22 août 1890.

L'extrait suivant, tiré du rapport du commissaire de police, nous renseigne sur les antécédents du malade :

« Individu amené au poste vers 6 heures du matin sur la réqui-« sition de son frère, à la suite d'accès de folie furieuse.

« Il serait sujet à des attaques épileptiformes, et aurait fait des « excès de boisson (absinthe), d'après le médecin qui le soigne depuis « deux jours.

« Surveillé toute la nuit par son frère, il a, ce matin vers 5 heures, « brisé les volets et les vitres de l'établissement de bains dans lequel « il est employé. »

Lorsque nous examinons ce malade, peu de temps après son arrivée au Dépôt, nous le trouvons en proie à des hallucinations professionnelles intenses. Il veut desceller la porte de sa cellule, se figure être dans son établissement de bains et nous en offre un immédiatement. « On peut avoir, me dit-il, tous les bains qu'on veut, alcalins, « sulfureux, etc. » Je lui demande un bain sulfureux. « Faut parler « à la dame, répond-il, elle va vous donner un numéro. »

Il fait des exercices violents, il « travaille », comme disent les gardiens, habitués à ce genre de malades. Aussi il est couvert de sueur. Le pouls est très rapide.

Je lui fais alors quelques suggestions; je lui montre un chat et un chien dans sa cellule. Il les voit très bien, les appelle. « Le chien est « à moi, dit-il; quant au chat, je ne sais pas à qui il appartient; il y a « plusieurs jours qu'il est là, il court après la chatte qui est en chasse. »

Je lui demande s'il a soif, s'il veut boire un verre de vin blanc. Il accepte, et déguste avec délices, en faisant claquer la langue, un verre de coco.

« Est-il bon? lui dis-je. — Je crois bien, s'écrie-t-il, j'en ferais bien « mon ordinaire. Ça vous laisse un bon goût dans la bouche. »

Une femme que nous avons observée en plein délire alcoolique était également très accessible à la suggestion. On pouvait lui suggérer qu'il y avait des tigres, des lions qui allaient la dévorer. Elle les voyait parfaitement et poussait des cris véritablement effrayants en même temps qu'elle cherchait à se sauver.

Une condition nous a paru indispensable pour la réussite de ces expériences, à savoir le degré extrême de l'intoxication alcoolique. Les seuls malades accessibles sont ceux qui sont au summum de leur accès.

Évidemment l'*hypnotisme n'a rien à voir dans ces cas*, et si nous avons employé le mot de suggestion, c'est à défaut d'autre expression.

Les alcooliques aigus sont d'une crédulité extrême, ce sont des *panophobes*, suivant l'expression heureuse de M. le Dr Garnier[1]. Mais en somme, ce sont toujours des phénomènes de même ordre que ceux qu'on observe dans l'hystérie, et à ce point de vue, il nous a paru intéressant de signaler ce point de contact entre les manifestations délirantes de ces deux états pathologiques.

1. *La folie à Paris*. Paris, 1890. 1 vol. in-8°.

CHAPITRE IV

L'Hystérie dans les prisons et parmi les prostituées.

Nous aurions voulu ici donner un tableau de l'hystérie dans les prisons. Mais nous nous sommes heurté à des difficultés matérielles nombreuses. Notre rôle d'interne au Dépôt ne nous autorisait pas à examiner tous les prisonniers ainsi qu'il l'aurait fallu. Au Dépôt, le prisonnier est un prévenu et non un malade.

Nous avons demandé alors aux autorités compétentes la permission de visiter quelques prisons, entre autres Mazas et Saint-Lazare. Cette permission nous a été accordée malheureusement trop tard et avec difficulté. Les prisonniers, en effet, tant qu'ils ne sont pas malades, sont libres de leur personne, si on peut employer cette expression qui semble un non-sens.

L'examen d'ailleurs se bornait au strict nécessaire : une exploration rapide de la sensibilité et des stigmates; quelques demandes sur les antécédents pathologiques suffisent en général à déceler l'hystérie. En outre, ainsi le voulait la loi.

Nous devons dire d'ailleurs que les prisonniers se soumettaient de fort bonne grâce à cet examen, et semblaient enchantés qu'on voulût bien s'intéresser à eux.

Nous nous empressons de remercier ici MM. les Directeurs de la prison de Saint-Lazare et de Mazas, qui se sont montrés à notre égard d'une obligeance parfaite.

L'hystérie est-elle fréquente dans les prisons? Nous ne le croyons pas. Nous serions bien plus porté à croire avec l'école italienne que le criminel répond à un type spécial se rapprochant beaucoup plus du dégénéré héréditaire que de l'hystérique.

Nous nous basons, pour avancer cette affirmation, sur ce fait qu'au Dépôt, pendant toute une année, nous avons vu en tout 2 cas d'hystérie mâle et 4 ou 5 cas d'hystérie féminine. Or c'est par le Dépôt que tout le monde passe.

Nous parlons ici, bien entendu, de la prison proprement dite et non de l'infirmerie spéciale réservée aux aliénés, et où les choses changent du tout au tout.

Nous parlons également des criminels et non des malheureux, loqueteux, vagabonds, mendiants usés par la misère et pour lesquels le Dépôt est un lieu de passage, une étape sur le chemin du refuge de Nanterre. Chez ceux-là, nous l'avons déjà dit plus haut, l'hystérie se montre beaucoup plus fréquente, et nous avons eu fréquemment occasion de l'observer. Nous en reparlerons un jour.

Mais si nous nous en tenons aux criminels proprement dits, nous le répétons, l'hystérie est rare parmi eux, et bien plus, il ne semble pas qu'il y ait, au point de vue du nombre, de différence entre les deux sexes.

A Mazas, sur 70 prisonniers examinés, nous avons rencontré 3 hystériques.

Nous avons dit plus haut combien en un an le Dépôt nous en avait fourni. Voici, pour terminer, l'observation résumée d'une de ces criminelles hystériques :

Obs. VII. Hystérie chez une voleuse.

TABLEAU II.

PÈRE		MÈRE
A la suite d'un coup de soleil aurait été fou pendant quelque temps, voulait tout brûler, voyait des gendarmes, etc.		Bien portante.
FRÈRE,	SŒUR,	NOTRE MALADE
Bien portants.		**Hystérique, condamnée pour vol.**

A 14 ans, elle a quitté sa famille pour aller se placer à Fontainebleau. Là elle a fait la connaissance d'un individu qui l'entretenait.

Ce dernier avait 27 ans. C'était un voleur dont la spécialité était de dévaliser les maisons de campagne. La malade le savait fort bien. Ils ont été condamnés tous les deux à 5 ans de réclusion.

Les attaques remontent chez elle à l'âge de 15 ou 16 ans.

Il y a comme stigmates de l'hypoanesthésie généralisée et des plaques d'anesthésie, et du rétrécissement du champ visuel. Elle présente, en outre, actuellement, des vomissements hystériques.

Pas de stigmates physiques de dégénérescence.

Passons maintenant aux prostituées.

J'avais été fort étonné d'une affirmation de Briquet, d'après laquelle plus de la moitié des filles publiques de Paris seraient hystériques.

Cette affirmation est reproduite par M. Legrand du Saulle, et les deux auteurs s'en servent d'ailleurs pour détruire la doctrine utérine de l'hystérie et pour prouver que la continence ne prédispose pas à la névrose, tandis qu'au contraire les excès vénériens en favorisent le développement.

Voici comment s'exprime Briquet[1] :

« J'arrive maintenant à une profession où toute satisfaction est « donnée aux besoins génitaux, à la prostitution. On a vu d'abord « l'hystérie extrêmement rare chez une classe de personnes vouées au « célibat et observant la continence ; on vient de la voir assez fré- « quente chez une seconde classe de femmes ayant donné satisfac- « tion aux besoins génitaux, mais n'ayant pas porté cette satisfaction « jusqu'à l'abus. On va voir maintenant comment se comporte l'hys- « térie chez une dernière classe de femmes, celles qui abusent des « organes génitaux.

« Les auteurs ont singulièrement varié relativement à l'influence « que la prostitution pouvait avoir sur la production de l'hystérie. « Naturellement, les médecins qui regardent la continence comme « l'une des causes les plus actives de l'état hystérique, et dont M. Lan- « douzy peut être considéré comme la dernière expression, croient « que cette maladie est rare chez les femmes de cette classe et s'ap- « puient sur l'autorité de Parent-Duchâtelet, qui prétend qu'on « voit rarement l'hystérie chez les femmes publiques. Les médecins « qui, au contraire, adoptent l'opinion, plus récente, que l'hystérie

1. Briquet. *Traité de l'hystérie*, p. 124.

« est le résultat de la surexcitation de l'utérus, accordent que les « filles publiques puissent être atteintes d'hystérie, parce que chez « elles les organes génitaux sont dans un état habituel de surexci- « tation, mais ils ne paraissent pas supposer que cette maladie soit « fréquente chez elles. Qui d'entre eux a raison? Voici des faits qui « vont le montrer » :

Briquet a fait ses recherches sur 197 femmes de la prison de Saint-Lazare. Il en a trouvé 106 hystériques, 28 impressionnables et 65 non hystériques.

Briquet, d'ailleurs, ne fait pas entrer en ligne de compte, dans ces manifestations hystériques, l'érotisme, la nymphomanie ; il les attribue au genre de vie des prostituées en général, à leurs excès alcooliques, à la misère, etc., etc.

Tout le monde aujourd'hui semble à peu près d'accord là-dessus, et les prétendues tendances érotiques des hystériques sont reléguées maintenant au rang des mythes.

Cependant il y a encore dans le public et chez une foule de médecins, des idées erronées à ce sujet, et pour beaucoup de gens une hystérique doit abuser des plaisirs vénériens.

Au point de vue des filles publiques, quelles que soient les causes déterminantes de la maladie chez elles, les idées de Briquet ont encore cours. C'est pourquoi nous avons voulu les contrôler.

Les prostituées se divisent à Saint-Lazare en deux catégories : 1° les vénériennes; 2° les filles dites des cours, qui sont là en punition pour infraction aux règlements de la police, scandale, ivresse publique, etc., etc.

Au moment de nos visites il y avait 196 filles de la première catégorie, et 111 de la seconde.

Nous avons examiné une à une les premières. Ces filles étant toutes disséminées dans des salles, contenant de 8 à 12 lits, la besogne était facile.

Quant aux 111 filles des cours, nous les avons inspectées fort sommairement; il y avait, en tout, *deux* hystériques avec attaques ou stigmates sur ce nombre.

Parmi les 196 vénériennes, nous avons trouvé en tout 19 hystériques, soit environ 10 pour 100. Nous sommes donc loin du compte de Briquet.

C'est d'ailleurs pour toutes ces femmes toujours la même histoire d'une navrante banalité. Ce sont des filles de la campagne grossières, sans instruction, des Bretonnes souvent, venues à Paris chercher une place de bonne, puis tombées dans la misère et jetées dans la rue. Rien de génital là dedans, rien non plus d'intellectuel. C'est d'ailleurs ce qui explique, à notre sens, la rareté des hystériques dans ce milieu. Les hystériques en général sont intelligentes ou tout au moins d'un niveau intellectuel bien supérieur à celui des filles publiques. Plusieurs des malades que nous avons trouvées portaient très évidemment les signes physiques de la dégénérescence héréditaire.

Voici d'ailleurs les observations résumées.

P..., Marguerite, 19 ans, insoumise depuis l'âge de 15 ans. Première attaque à 16 ans.

Mère nerveuse; 3 sœurs et un frère. Une des sœurs est hystérique.

Stigmates hystériques. — Hémianesthésie gauche, étouffements; zone hystérogène sous-mammaire gauche, sous-scapulaire droite. Rétrécissement du champ visuel.

Stigmates de dégénérescence. — Voûte ogivale: dents mal plantées, chevauchant. Oreille mal ourlée, sessile.

E..., Julie, 20 ans, a quitté sa famille à 15 ans.

TABLEAU III.

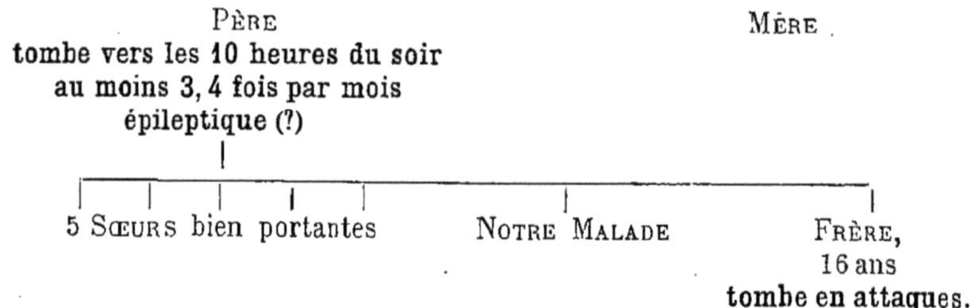

Première attaque à 8 ans, étouffements, perte de connaissance.

Stigmates hystériques. — Hémianesthésie gauche, ovarie gauche, rétrécissement du champ visuel.

Q..., 22 ans, couturière, fille depuis 4 mois.

Grand-père mort subitement, grand'mère asthmatique.

Première attaque il y a 2 ans.

Hémianesthésie gauche. Zone hystérogène ovarienne gauche et sous-scapulaire gauche.

TABLEAU IV.

Obs. XI. P..., A. 17 ans.

PÈRE alcoolique † de la poitrine. — MÈRE maladive.

- 4 FRÈRES et SŒURS † en bas âge.
- FRÈRE 31 ans, bien portant.
- SŒUR 29 ans, bien portante.
- FRÈRE **24 ans, à Mazas, pris dans une bande pour vol.**
- LA MALADE.

Première attaque il y a 5 ans. La malade est ici en correction. Hémianesthésie droite.

Obs. XII. G.., Mélanie, 17 ans.

N'a jamais connu ses parents, insoumise depuis l'âge de 14 ans.

Hystéro-épilepsie à crises séparées, et neurasthénie.

Hémianesthésie droite. Céphalée fréquente, typique. Mélancolie. A 8 ans, tentative de suicide par les allumettes. Il y a 3 mois, tentative d'asphyxie.

Pendant notre examen, grande attaque d'hystérie classique.

Obs. XIII S..., 22 ans.

Première attaque au moment de la première communion.

Réglée à 13 ans. Les règles se sont supprimées depuis, et n'ont pas reparu.

Hémianesthésie gauche. Ovarie double.

TABLEAU V.

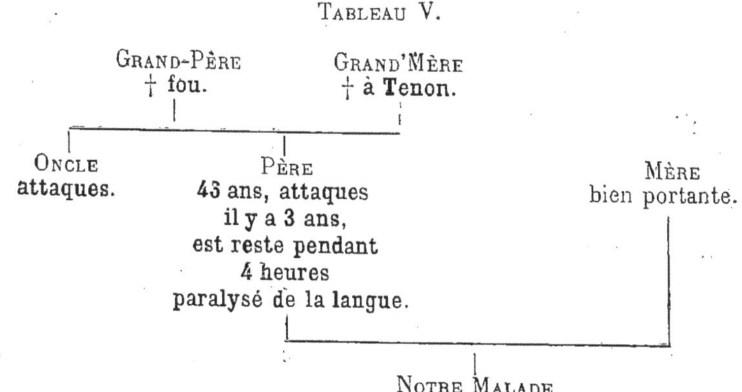

D..., 21 ans.
Réglée à 15 ans.
Hémianesthésie droite. Ovarie gauche.
Oreilles sessiles. Asymétrie faciale.

Ch..., 19 ans.
Mère, frère et sœur hystériques.
Hémianesthésie droite. Ovarie gauche. Zone hystérogène entre les deux omoplates.
Voûte palatine ogivale. Dents irrégulières, mal plantées.

F..., 18 ans et demi.
Réglée à 15 ans. Attaques depuis l'âge de 17 ans.
Hémianesthésie droite. Ovarie gauche.
Asymétrie faciale très nette. Oreilles sessiles.

Ajoutons qu'il y avait parmi les mêmes malades 2 épileptiques, et un certain nombre de dégénérées héréditaires, facilement reconnaissables à leurs stigmates physiques accentués.

DEUXIÈME PARTIE

Hystérie et Aliénation mentale

CHAPITRE I

Quelques considérations sur la Dégénérescence mentale.

On n'attend pas de nous ici une étude complète sur la folie des héréditaires dégénérés; outre que ce serait là une œuvre beaucoup trop vaste à entreprendre dans un travail de ce genre, le sujet a été traité et bien traité à plusieurs reprises.

Nous renverrons donc le lecteur à l'œuvre de Morel[1], aux travaux d'ensemble qui ont été publiés à ce propos dans ces dernières années, à l'étude de M. Saury[2], à la thèse de M. Legrain[3], au mémoire de M. Ballet[4], aux leçons faites par M. Magnan à l'asile Sainte-Anne, enfin aux discussions de la Société médico-psychologique (*Annales méd.-psych.*, années 1885-1886).

Quant aux dissidences qui se sont produites au sein de la Société médico-psychologique, M. Magnan les a lui-même exposées en quelques lignes :

« En résumant les diverses opinions émises sur l'étiologie des dégénérescences mentales, nous voyons que la question a été étudiée sous tous ses aspects.

« Pour M. Falret, c'est l'influence héréditaire des ascendants dont il faut tenir compte.

1. Morel. *Traité des maladies mentales*, 1860, et *Traité des dégénérescences physiques, morales et intellectuelles de l'espèce humaine*. Paris, 1857.
2. Saury. *Étude clinique sur la folie héréditaire*. Paris, 1886.
3. Legrain. *Du délire chez les dégénérés*. Paris, 1886.
4. Ballet. *État mental des héréditaires dégénérés*. Arch. de médecine, 1888.

CHAPITRE I

Quelques considérations sur la Dégénérescence mentale.

On n'attend pas de nous ici une étude complète sur la folie des héréditaires dégénérés; outre que ce serait là une œuvre beaucoup trop vaste à entreprendre dans un travail de ce genre, le sujet a été traité et bien traité à plusieurs reprises.

Nous renverrons donc le lecteur à l'œuvre de Morel[1], aux travaux d'ensemble qui ont été publiés à ce propos dans ces dernières années, à l'étude de M. Saury[2], à la thèse de M. Legrain[3], au mémoire de M. Ballet[4], aux leçons faites par M. Magnan à l'asile Sainte-Anne, enfin aux discussions de la Société médico-psychologique (*Annales méd.-psych.*, années 1885-1886).

Quant aux dissidences qui se sont produites au sein de la Société médico-psychologique, M. Magnan les a lui-même exposées en quelques lignes :

« En résumant les diverses opinions émises sur l'étiologie des dégénérescences mentales, nous voyons que la question a été étudiée sous tous ses aspects.

« Pour M. Falret, c'est l'influence héréditaire des ascendants dont il faut tenir compte.

1. Morel. *Traité des maladies mentales*, 1860, et *Traité des dégénérescences physiques, morales et intellectuelles de l'espèce humaine*. Paris, 1857.
2. Saury. *Étude clinique sur la folie héréditaire*. Paris, 1886.
3. Legrain. *Du délire chez les dégénérés*. Paris, 1886.
4. Ballet. *État mental des héréditaires dégénérés*. Arch. de médecine, 1888.

« M. Christian insiste plus particulièrement sur l'état des parents au moment de la conception.

« M. Bouchereau s'arrête exclusivement aux affections développées pendant la vie fœtale.

« M. Cotard incrimine les maladies du jeune âge.

« Pour ma part, je reconnais l'existence de toutes ces causes; mais, d'après les faits, je ne puis m'empêcher d'attribuer la plus large part aux influences héréditaires. »

Inutile de dire que nous nous rangeons complètement à ce dernier avis. Oui, il y a des individus sur lesquels l'hérédité pèse de tout son poids, d'une façon inéluctable. L'hérédité, c'est l'expression moderne du *fatum*, du destin antique. C'est une loi implacable à laquelle on ne peut échapper, et dont l'expérience quotidienne nous démontre tous les jours les effets.

Mais c'est surtout dans les affections du système nerveux que cette loi manifeste sa puissance, et les malheureux qui la subissent constituent bien pour tout observateur impartial la famille neuropathologique. « Cette grande famille, dit éloquemment Ch. Féré [1], n'est point complètement isolée des autres groupes pathologiques; mais ses alliances avec les dégénérescences et les maladies de la nutrition ne font qu'accentuer la fatalité inexorable de son évolution. »

Chose extraordinaire, cette vérité qui éclate aux yeux, pour ainsi dire, n'a été entrevue que très tardivement. Pour la masse, elle est encore lettre morte. Et pourtant il suffit d'avoir fréquenté pendant un certain temps un asile, d'avoir visité une prison, pour voir qu'il y a des individus qui fatalement, — de par leurs antécédents, de par leurs parents, — sont voués d'une façon inévitable au crime et à la folie. Comme le dit encore excellemment M. Féré (*loc. cit.*, p. 15), le vice, le crime et la folie ne sont séparés que par les préjugés sociaux.

Mais c'est surtout lorsqu'il s'agit des héréditaires dégénérés qu'on voit se manifester l'hérédité dans tout ce qu'elle a d'implacable et pour ainsi dire de fatal. « Il existe bien réellement, dit M. Paul Garnier, en pathologie mentale, des individualités psychopathiques qui se différencient nettement des autres formes d'aliénation, par le carac-

1. Féré. *La famille névropathique*. Arch. de Neurologie, 1884, nos 19 et 20.
2. Garnier (Dr Paul). *La folie à Paris*, 1890, p. 152.

tère de leurs dispositions natives, la désharmonie fondamentale de leurs facultés, les étranges anomalies de leurs tendances, et, *épisodiquement*, par leur servitude morale, du fait *d'obsessions, d'impulsions conscientes, d'idées fixes, véritables tics moraux* d'une importance diagnostique capitale ; par la facile et soudaine explosion de *troubles délirants*, à marche heurtée, paroxystique, à distribution incohérente et désordonnée, à manifestations protéiformes, à ressauts et à modifications brusques, échappant presque à toute prévision. »

Ceux-ci sont véritablement imprégnés d'hérédité, suivant l'expression de Morel. — Et ici nous n'entendons pas par hérédité l'hérédité similaire, — bien qu'on trouve encore plus souvent qu'on ne pourrait le croire la similitude des syndromes chez les ascendants. Mais la recherche de l'hérédité similaire a été un écueil sur lequel sont tombés une foule d'auteurs et en particulier Lucas; actuellement encore c'est ce qui fait rejeter par quelques-uns le groupe des dégénérés héréditaires. Pour quiconque a suivi un service de maladies nerveuses ou d'aliénation mentale, il est évident que dans la majorité des cas, les affections nerveuses se transforment, se transmettent au descendant sous une modalité différente de l'affection initiale. — On a ce qu'on est convenu d'appeler l'hérédité de transformation.

Élargissons encore le cadre avec MM. les professeurs Charcot et Bouchard. Nous voyons alors qu'il existe une affinité toute particulière entre les affections arthritiques et les maladies nerveuses. Toutes les deux, suivant l'expression imagée de M. Charcot, sont « deux arbres voisins, ils communiquent par les racines, et ils ont des relations tellement intimes, qu'on peut se demander quelquefois si ce n'est pas le même arbre ». (Leçons du mardi 1887-1888, p. 39).

L'hérédité forme la base de toute affection mentale, cela va sans dire; mais, comme l'a fait remarquer M. Magnan, « l'influence de l'hérédité s'exerce à des degrés différents dans la folie héréditaire, la folie intermittente, le délire chronique ».

En résumé, on peut dire qu'il y a tout un groupe de malades fortement entachés d'hérédité morbide, se reconnaissant à des stigmates psychiques et physiques certains, dont le délire évolue toujours de la même façon, qui sont reliés entre eux par mille liens communs quelle que soit la diversité des différents symptômes qu'ils peuvent présenter, et que ces malades sont les héréditaires dégénérés.

Le mot est mauvais, nous n'y contradisons pas, et le plus grand reproche qu'on puisse lui faire est de prêter à la confusion, en ce sens que dire aliéné ou nerveux c'est dire héréditaire. On peut lui préférer celui de déséquilibré, mais en somme l'appellation de dégénéré héréditaire est consacrée par l'usage, et il n'y a aucun inconvénient à la conserver, à la condition de bien définir sa signification et de ne l'employer qu'à l'égard de malades à symptômes bien et dûment déterminés (voyez le tableau synoptique de la folie des héréditaires dégénérés, à la fin de ce chapitre).

Nous n'examinerons pas ici les différents stigmates physiques ou psychiques que l'on rencontre chez les dégénérés héréditaires. Une telle description serait oiseuse, on la trouve faite dans tous les auteurs.

Au point de vue vésanique, cependant, M. Falret a bien résumé les caractères de la folie héréditaire; nous citerons de lui ces quelques paroles :

« Certains caractères généraux appartiennent à la folie héréditaire.
« Le contraste entre la lucidité et les troubles moraux existe des plus
« marqués. Ce sont des aliénés raisonnants, lucides.

« La rémittence est un second caractère essentiel de la folie héréditaire; parfois elle est très prolongée, et à ce moment ils ne sont
« qu'excentriques.

« Un troisième caractère sur lequel M. Magnan a insisté, c'est le
« développement subit de conceptions délirantes qui surgissent d'un
« jour à l'autre au milieu d'un état général qui ne paraît pas compor-
« ter un pareil élément. Ce sont des idées de grandeur absurdes.
« Ces idées, au lieu de se systématiser, ont une durée courte et dispa-
« raissent avec la même rapidité que celle de leur éclosion [1] »

Nous insisterons cependant sur un fait : à savoir la prédominance très fréquente des stigmates psychiques sur les stigmates physiques. C'est à ces stigmates psychiques que doit revenir la première place, ainsi que l'a démontré M. Magnan.

Un autre fait très important également, et qui montre bien l'unité, la réalité du groupe des héréditaires dégénérés, c'est la transformation des différents syndromes les uns dans les autres. Tantôt la clinique nous les montre superposés pour ainsi dire, tantôt au contraire

1. (*Annales Méd.-Psych.* 1885, t. II, p. 83.)

ils apparaissent successivement, se substituant les uns aux autres. Cela prouve surabondamment que ce sont des phénomènes du même ordre, chose absolument démontrée aujourd'hui et qui s'impose à tout esprit non prévenu.

Les lignes suivantes, empruntées à une leçon de M. Magnan, font bien ressortir la vérité de ce qui précède. On y verra que dès la plus tendre enfance, les héréditaires se signalent, se classent d'eux-mêmes. C'est pourquoi, étant imbu de ce principe, avons-nous toujours, dans nos observations, fouillé avec le plus grand soin le passé personnel de nos malades.

« Un point doit encore être établi; les stigmates psychiques de la folie héréditaire n'apparaissent pas tardivement. De très bonne heure, on peut les constater chez le jeune dégénéré; mais il faut les rechercher parfois, et les signes physiques de la dégénérescence, reconnaissables, ceux-là, pour tout le monde, ne sont que l'indice de troubles plus profonds qui n'attendent pas longtemps pour se manifester. C'est pour n'avoir pas analysé avec un soin méticuleux les antécédents personnels de leurs malades, que bon nombre de cliniciens s'en sont tenus aux troubles actuels présentés par ceux-ci, et qu'ils ont élevé au rang de maladie constituée, sous le nom de monomanie, ce qui n'était que de nombreuses et nouvelles manifestations d'une maladie remontant à la naissance. C'est pour le même motif, bien qu'à regret, que l'on doit adresser à Morel, qui a tant fait pour l'étude des dégénérescences, un reproche analogue, lorsqu'il accorde au délire émotif la valeur d'une entité; il n'a pas vu que ces émotifs étaient des héréditaires. Les exemples abondent pour démontrer l'éclosion, dès le jeune âge, des différents syndromes, dont l'ensemble constitue la folie héréditaire. M. Magnan rappelle l'histoire d'un malade qu'il observe depuis fort longtemps. Ce dernier, à cinq ans, était kleptomane; à six ans, il recherchait les nudidés masculines, et il ne pouvait repousser de lui ces obsessions; puis il devint arithmomane, etc.; et aujourd'hui, bien qu'occupant une belle position dans la société, il est encore en proie à des perversions sexuelles dont il souffre sans pouvoir s'en débarrasser[1]. »

Deux grands faits dominent toute l'existence du dégénéré héréditaire : l'obsession et l'impulsion, toutes deux irrésistibles.

1. Leçon recueillie par M. Legrain. *De la Folie héréditaire*, Journ. des conn. médicales, 1885, p. 377.

Comment expliquer la genèse de l'obsession? Pourquoi tel individu, sans raison aucune, est-il pris du désir impérieux de voler, de tuer, de se suicider, etc., etc., idée dont il se rend d'ailleurs très bien compte, qui le torture et l'exaspère?

Certains auteurs ont inventé, pour les besoins de la cause, une activité inconsciente de l'esprit, une personnalité vague s'agitant derrière la personnalité lumineuse qui constituerait, celle-ci, le *moi* conscient. Se fondant sur les phénomènes provoqués par l'hypnotisme, ils ont décomposé ainsi l'activité psychique en deux facultés, l'une consciente, l'autre inconsciente. Tantôt ces deux facultés collaborent, tantôt au contraire elles se combattent.

C'est à cette faculté inconsciente qu'ils ont donné le nom d'*Inconscient*; mauvais mot s'il en fut, reste d'un spiritualisme décadent, et dont le principal défaut est justement d'être inexact, puisqu'il s'agit dans l'espèce de phénomènes parfaitement conscients, à ce point qu'ils entraînent souvent à des impulsions irrésistibles et qu'on les désigne sous le nom générique de « *folie avec conscience* ».

C'est à cet inconscient que ces auteurs attribuent la genèse des différents syndromes épisodiques de la folie héréditaire, et il est curieux alors de les voir s'embrouiller comme à plaisir.

« Ce qui est caractéristique de ces formes de folie, dit M. Héri-
« court dans un article sur « *l'activité inconsciente de l'esprit* » où
« toutes les théories sont résumées (*Revue scientifique*, 31 août 1889),
« c'est la lutte qui se passe entre les deux personnalités, et surtout
« ce fait intéressant à noter, que *les deux personnalités sont simul-*
« *tanément conscientes*. En effet, l'individu qui est pris de l'envie
« de se jeter à l'eau, de couper la gorge de son voisin ou d'étrangler
« ses enfants, interprète fort bien ces impulsions comme des envies
« personnelles et il assiste à tous les détails de la lutte qui se passe
« en lui à ces occasions. — Ici donc l'inconscient s'est bien organisé
« en une personne secondaire, assez puissante pour se manifester à
« la conscience en même temps que la personne primaire, et pour
« lutter avec avantage contre celle-ci. »

Ce n'est pas fort clair comme explication, si même c'est une explication, car en somme on est conscient ou on ne l'est pas.

Ce n'est pas ainsi, croyons-nous, qu'il faut interpréter les faits.

Nous commencerons par affirmer la matérialité absolue des actes cérébraux et en même temps leur indépendance qui, contrairement à ce qu'a proclamé M. J. Falret[1] est pour nous démontrée par la clinique et l'anatomie pathologique.

Et ici, s'il est vrai que la pathologie doive être notre principal guide, en ce sens qu'elle exagère tous les phénomènes et les rend plus tangibles, il n'en est pas moins démontré qu'à l'état normal même, les idées obsédantes peuvent se produire.

Il nous est arrivé à tous d'avoir oublié un nom, une date, le souvenir d'une physionomie, et d'être tourmentés, obsédés par l'envie de les retrouver, de les ressaisir. Qui ne se souvient d'avoir été poursuivi, au milieu d'un travail absorbant, auquel on se livre tout entier, auquel on donne toute son intelligence, par une idée, le souvenir d'un événement, d'un air de musique, qui vous « trotte dans la tête », suivant l'expression populaire? Ce sont là des idées obsédantes au premier chef, et qui prouvent surabondamment qu'à côté du travail coordonné de nos cellules cérébrales, il se passe un travail tout différent, indépendant de notre volonté, mais en même temps parfaitement conscient.

Les cellules cérébrales, en somme, emmagasinent une foule d'impressions qu'elles nous rendent malgré nous, parfois sous la provocation d'une cause occasionnelle, très souvent aussi sans cause occasionnelle. Elles s'organisent en centres qui, lorsque la santé est intacte, peuvent bien manifester leur existence autonome d'une façon passagère, mais agissent toujours synergiquement pour produire cette résultante, l'acte intellectuel, l'acte intelligent.

L'intelligence en effet est une résultante; cela est si vrai qu'il suffit d'une lésion d'un centre pour la compromettre d'une façon irrémédiable. La clinique nous en fournit des exemples quotidiens chez les aphasiques, les hémiplégiques, les amnésiques, etc., etc.

Mais en même temps, ces centres, avons-nous dit, sont autonomes, et les auteurs qui se basent sur l'hypnotisme pour formuler une théorie d'un inconscient vague font fausse route. C'est qu'en effet les

1. Je crois fermement, théoriquement et pratiquement à la complète solidarité d'action des diverses facultés de l'âme, chez l'homme sain comme chez l'homme malade.... Les facultés (psychiques) ne peuvent pas plus agir isolément à l'état normal qu'elles ne peuvent être lésées séparément par la maladie. (J. Falret. *De la folie morale*, études cliniques sur les maladies mentales et nerveuses, p. 477).

phénomènes hypnotiques sont une preuve de la matérialité, de l'existence matérielle des centres autonomes. Que fait-on lorsqu'on hypnotise un malade? On ne supprime pas, comme le voudraient les partisans de l'inconscient, la personnalité consciente pour n'éveiller que la personnalité inconsciente. On opère une véritable *dissociation* des différents centres, à ce point qu'on peut les endormir ou les éveiller les uns après les autres. Et c'est justement cette dissociation de centres ayant chacun une fonction autonome, cette destruction de leur synergie en vue d'un effort intellectuel déterminé, qui supprime chez ces malades la volonté, et les met à la merci de l'expérimentateur.

Eh bien! cette dissociation qu'on peut produire expérimentalement, existe, croyons-nous, toute faite chez les dégénérés héréditaires.

Et ici qu'on me permette un rapprochement entre les différents stigmates physiques et les stigmates psychiques des dégénérés. Depuis longtemps M. Charcot a fait remarquer que ces stigmates de la dégénérescence par excellence, les tics, loin d'être déréglés, incoordonnés, contradictoires, sont en général, au contraire, systématisés, et représentent l'exagération de mouvements physiologiques appliqués à un but déterminé.

Tels sont, parmi les tics les plus fréquents, le clignement d'yeux (action de chasser un corps étranger, le haussement d'épaules). Certains tiqueurs semblent vouloir expulser à l'aide d'une brusque expiration nasale, un corps étranger engagé dans le nez; d'autres semblent se gratter, d'autres encore reniflent ou crachotent, se frappent le front, le visage, la poitrine, comme dans un acte de contrition, ou encore élèvent le bras comme dans un mouvement de défense[1].

Ce qui est vrai du tic moteur l'est fréquemment aussi pour le tic intellectuel, le tic psychique. Très souvent ici, l'obsession, l'idée bizarre, saugrenue ou dangereuse, n'est que l'exagération d'une idée normale et physiologique. Un tel voit un couteau et veut s'en servir pour tuer ses enfants; d'autres voient un objet et veulent se l'approprier; d'autres encore, une fois qu'ils ont commencé à boire, boivent sans pouvoir s'arrêter.

Tous ces phénomènes appartiennent au même ordre. « Il s'agit,

1. Voy. Charcot. *Leçons du mardi*, notes de cours de MM. Blin, Charcot, Henri Colin. Passim.

comme l'exprime si bien M. Magnan, il s'agit, dans tous ces cas, d'un centre surexcité réclamant le retour d'une sensation déjà connue. »

On me pardonnera cette digression peut-être un peu longue sur la pathogénie des idées obsédantes. Les idées soutenues plus haut se rapprochent d'ailleurs de celles émises par M. Magnan à la Société médico-psychologique sur le même sujet.

« Les centres de perception sont inégalement impressionnables, inégalement aptes à recueillir toutes les impressions; certaines impressions seulement s'enregistrent d'une façon régulière et laissent des images durables; d'autre part, certaines relations, certaines associations entre différents centres sont troublées ou même entièrement rompues; en un mot, il y a désharmonie, défaut d'équilibre, c'est-à-dire signe de dégénérescence[1] ».

Nous n'insisterons pas, nous le répétons, sur les stigmates physiques et psychiques des dégénérés héréditaires, nous contentant de renvoyer les lecteurs aux ouvrages récents parus sur la matière.

Mais dirons cependant quelques mots des troubles oculaires signalés par M. Magnan. Nous avons constaté ces stigmates de dégénérescence chez un assez grand nombre de malades dont on trouvera plus loin l'observation. Quant à l'énumération des divers phénomènes qu'on peut observer, nous ne pouvons mieux faire que laisser la parole à M. Magnan :

« Il n'est pas rare de trouver, chez des héréditaires à conformation « extérieure régulière, des anomalies du fond de l'œil, faciles à « constater avec l'ophtalmoscope; des pigmentations irrégulières, « des amas pigmentaires de la choroïde; l'insertion irrégulière de « cette membrane au pourtour du nerf optique ou des fissures cho- « roïdiennes donnant lieu à des colobomes qui laissent apparentes « des parties plus ou moins étendues de la sclérotique; on voit encore « l'émergence irrégulière de l'artère centrale de la rétine qui naît « parfois sur le limbe de la papille, et généralement, dans ces cas, « celle-ci est ovalaire et plus ou moins déformée. Enfin quelquefois « on aperçoit, munies de leur gaine de myéline, des faisceaux de « fibres qui s'épanouissent en forme d'aigrettes, d'un blanc nacré, « au delà de la papille. Ces anomalies n'entraînent pas habituellement

1. *Annales*, 1886, p. 99.

« de troubles sensibles de la vision, mais, de même que l'adhérence « du lobule de l'oreille, l'hypospadias ou le doigt palmé, elles sont la « traduction de déviations nutritives[1] ».

Plusieurs de nos malades nous ont présenté de ces lésions. Les huit planches que l'on trouvera à la fin du volume reproduisent les cas les plus intéressants.

Enfin, pour terminer ce chapitre, nous reproduisons ici la classification des dégénérés héréditaires dressée par M. Magnan.

Dans ce tableau on trouvera résumés tous les phénomènes psychiques qui peuvent se produire dans la dégénérescence mentale. Cela nous dispensera de plus longs commentaires, les lecteurs pouvant se reporter facilement des observations au tableau pour y trouver la preuve des faits avancés par nous.

1. Magnan, Soc. médico-psychol., *Annales*, 1886, t. I, p. 93.

LES HÉRÉDITAIRES DÉGÉNÉRÉS

(MAGNAN)

§ I. **Idiotie, Imbécillité, Débilité mentale.**

§ II. **Anomalies cérébrales.** } Défaut d'équilibre des facultés morales et intellectuelles.

§ III. A. **Délires multiples,** se développant d'emblée sans tendance à l'évolution systématique. } Délire ambitieux. — religieux. — de la persécution, etc.

B. **Manie raisonnante.** — Folie morale.

§ IV. **Syndromes épisodiques des héréditaires.**

1° Folie du doute.
2° Aichmophobie (αἰχμή, pointe).
3° Agoraphobie, Claustrophobie, Topophobie.
4° { *a.* Dipsomanie.
   { *b.* Sitiomanie (σιτία, aliments).
5° Pyromanie, pyrophobie.
6° { *a.* Kleptomanie, Kleptophobie.
   { *b.* Oniomanie (ωνία, achats).
7° Manie du jeu.
8° Impulsions, homicides et suicides.
9° Onomatomanie {
   1° Recherche angoissante du nom et du mot.
   2° Obsession du mot qui s'impose et impulsion irrésistible à le répéter.
   3° Crainte du mot compromettant.
   4° Influence préservatrice du mot.
   5° Mot avalé chargeant l'estomac.
10° Arithmomanie.
11° Echolalie, Coprolalie avec incoordination motrice.
12° Amour exagéré des animaux. — Folie des antivivisectionnistes.
13° Anomalies, Perversions, Aberrations sexuelles.
   A. Spinaux { Réflexe simple. Centre génito-spinal de Budge.
   B. Spinaux cérébraux postérieurs (réflexe cortical postérieur).
   C. Spinaux cérébraux antérieurs (réflexe cortical antérieur).
   D. Cérébraux antérieurs (érotomanes, extatiques).
14° Aboulie.

CHAPITRE II

De la « Folie hystérique ».

Les rapports qui unissent la névrose hystérique à la folie proprement dite ont frappé depuis longtemps les observateurs.

L'hystérie, en effet, est vieille comme le monde ; de tout temps on a remarqué ces malades étranges, à gestes désordonnés, qui se plaignaient d'une chose effrayante, indéfinissable en soi, qui leur remontait du bas-ventre à la gorge. Quoi d'étonnant que les anciens, frappés, d'autre part, par ce mystère de la génération dont la connaissance intime date à peine de 60 à 70 ans, — quoi d'étonnant, dis-je, que les anciens auteurs aient attribué aux organes génitaux, et surtout à l'utérus, un rôle prépondérant dans la genèse de cette affection extraordinaire, monstrueuse, ce Protée, comme l'appelait Sydenham, qui se manifestait sous des dehors terribles et mystérieux pour ensuite rentrer dans le calme, au point qu'on eût pu douter de son existence?

Aussi que d'opinions, que de controverses depuis les temps les plus anciens jusqu'à une époque toute récente, contemporaine pour ainsi dire !

Brachet[1] les résume d'une façon remarquable.

« 1° Les uns ont cru avec Hippocrate aux aberrations ou voyages de la matrice : tels sont Arétée de Cappadoce, Primerose, Holler, Duret et même Rivière ;

2° D'autres, en plus grand nombre, en plaçant le siège du mal

1. *Recherches sur la nature et le siège de l'hystérie et de l'hypochondrie*, Paris, 1832.

dans la matrice, ont supposé pour cause prochaine, tantôt la rétention, tantôt la putréfaction, ou toute autre altération du sperme ou du sang dans ce viscère; et de là, la distribution d'une vapeur maligne dans toutes les parties du corps pour y causer les phénomènes morbides, ou bien la simple réaction de l'utérus sur les autres organes. A cette opinion appartiennent Galien, Aétius, Fernel, Burnet, Baillou, Sennert, Mercatus, Chesneau, Rivière.

3° Un certain nombre d'auteurs un peu plus modernes ont continué à regarder la matrice comme le siège de l'hystérie; mais ils n'y ont supposé d'autre altération pathologique qu'une modification quelconque de son système nerveux, dont la réaction facile sur le système nerveux général devient cause déterminante des phénomènes. Nous trouvons dans cette croyance Cullen, Pinel, Lieutaud, Vigarous, Baumes, Louyer-Villermay, Rapon, et même Pujol qui admet l'inflammation chronique.

C'est à cette opinion que doit se rapporter tout ce qu'on a dit des appétits vénériens de la matrice et du clitorisme comme cause de l'hystérie; ce qui, selon Willis, faisait regarder avec horreur les personnes qui en étaient atteintes, *ut semi damnati instar*, et leurs souffrances n'étaient aux yeux du vulgaire qu'une anticipation du juste châtiment qu'elles avaient mérité.

4° Quelques-uns, en petit nombre, il est vrai, ont trouvé avec Barbeyrac un principe âcre et bilieux répandu dans le cerveau, ou un principe humoral mêlé dans le sang, ainsi que Cheyne et Perry le pensaient; ou des ferments dépravés, comme le disaient Lange et Chastelain; ou enfin des vapeurs avec Jean Maria.

5° Un assez grand nombre n'a vu dans cette maladie qu'une affection nerveuse générale, ou une viciation quelconque des esprits nerveux ou animaux, sans siège précis autre que les nerfs. Dumoulin, Loob, de Gorter, Raulin, Pomme, Lorry, Whytt, Tissot, Ridley, Boerhaave, Hoffmann, Pressavin, Sauvages, Linnée, Blackmore, Viridet, partagent cette opinion. Nous pouvons y joindre l'ataxie des esprits de Sydenham, et le désordre des forces centrales de Barthez.

6° Entre autres auteurs, Charles Le Pois, Willis, Barbeyrac, Schacht, Georget l'ont placée exclusivement dans le cerveau. M. Amard la place dans la partie inférieure de la moelle épinière.

7° Enfin, il en est qui l'ont placée ailleurs que dans ces deux principaux viscères, tels que dans l'estomac ou dans son voisinage, comme

Purcell, Pitcarn, Hunauld, Vogel; dans les poumons et le cœur, avec Hyghmor, et dans la veine porte, avec Stahl .»

Tout cela, d'ailleurs, n'a qu'une valeur purement historique. Il n'est pas besoin de remonter bien haut pour trouver des partisans de la doctrine utérine ou ovarienne de l'hystérie. M. Charcot ne cite-t-il pas tous les jours, dans ses cours, le cas de malades, retour d'Allemagne, qui, après avoir été se faire extirper les ovaires, n'en continuent pas moins à présenter les signes de la grande névrose!

En 1832, la Faculté de Bordeaux donnait comme sujet de concours les rapports de l'hypochondrie et de l'hystérie, et c'est à ce propos que Brachet écrivit le mémoire d'où est extrait le passage cité plus haut.

Sydenham, le premier, avait rapproché l'hypochondrie et l'hystérie. Mais, disons-le en passant, il serait bien difficile de démêler aujourd'hui ce que Sydenham voulait dire par hypochondrie et ce qu'il entendait par hystérie. Les affections les plus diverses se confondent ici en un lacis inextricable. Dubois d'Amiens, qui concourait avec Brachet, remporta le prix. Il est presque inutile de dire que, se conformant aux idées régnantes, malgré Willis, malgré Georget, il avait localisé le siège de l'hystérie dans l'utérus.

Mais, sans remonter jusqu'à Sydenham, combien de gens méconnaissent encore la grande névrose, même après les travaux de l'École de la Salpêtrière!

L'hystérie est un *caput mortuum* dans lequel on entasse tout ce qui semble étrange, tout ce que notre esprit, amateur de la théorie des causes finales, ne peut expliquer. C'est surtout lorsqu'il s'agit de malades « mentaux » que se dessine cette tendance. Qu'une malade étrange se présente, une déséquilibrée quelconque, une débile plus ou moins coquette, plus ou moins évaporée. C'est une hystérique, dit-on, et il semble qu'on ait tout dit. Bien souvent, on ne sait pas au juste ce que c'est que l'hystérie, mais le mot est là, magique, incompréhensible pour la masse générale, et qui explique tout. Ce qui prouve bien la réalité de ce que nous avançons, c'est qu'il est exceptionnel de voir cette qualification appliquée aux hommes, et pourtant, c'est par milliers que les malades se comptent du côté du sexe fort. Mais la notion est encore trop nouvelle et n'a pas encore pénétré dans le public.

Le but que nous poursuivons ici est le suivant. Nous prétendons et nous affirmons que toutes les fois que le désordre mental, le délire, entre en scène, les hystériques ne diffèrent en rien des héréditaires dégénérés.

Cela ne veut pas dire que tous les hystériques soient des dégénérés héréditaires. Les faits seraient là pour nous contredire, et nous sommes intimement convaincus du contraire. L'hystérie est une maladie ayant son cachet bien à elle, indépendante, une, et bien caractérisée. Mais lorsque à l'hystérie, maladie distincte, viennent se joindre des troubles mentaux, nous rentrons dans le domaine de la dégénérescence héréditaire.

Comme on le verra dans le chapitre suivant, ce sont alors des manifestations vésaniques de toutes formes survenant chez des hystériques, mais n'empruntant rien à la névrose, évoluant à côté d'elle. Ce sont des combinaisons qui se rapprochent de ces faits de coexistence de plusieurs délires chez un même aliéné, décrites par Magnan, et aussi de ces cas fréquents de coexistence de l'hystérie et de l'épilepsie.

Cela est si vrai que nous défions n'importe quel médecin de faire le diagnostic de folie hystérique, en examinant un malade exclusivement sous le rapport mental, et en écartant tous les anamnestiques, attaques, contractures, étouffements, maux de tête, et tous les stigmates actuels.

Sans stigmates somatiques, on doit le proclamer, il n'y a pas d'hystérie. Ces stigmates sont classiques, il est inutile d'y insister ; il faut ajouter cependant qu'ils peuvent disparaître momentanément.

Lorsque chez une hystérique se produit un accident grave (contracture permanente, attaque de chorée, etc., etc.), les stigmates peuvent disparaître. Mais alors ils sont remplacés par un stigmate qui, pour ainsi dire, est la synthèse de tous les autres, et d'ailleurs, les anamnestiques sont là pour nous remettre dans la bonne voie.

L'hystérie ne se crée pas de toutes pièces, c'est presque toujours une affection de longue date.

Aussi ne devra-t-on pas se laisser influencer par ces accidents, d'ailleurs assez rares, et faudra-t-il au contraire rechercher avec un soin scrupuleux, chez tous les malades, avant de les déclarer hystériques, les tares de la grande névrose.

Au point de vue mental d'ailleurs, la chose a peu d'importance, le délire des hystériques aliénés étant simplement une modalité du délire des dégénérés héréditaires.

Prenons en effet les différents auteurs qui ont écrit sur le délire, la folie hystérique, et leurs idées fixes, « véritable catalepsie de l'intelligence », suivant l'expression consacrée empruntée à Esquirol, et que tous les auteurs ne manquent pas de répéter, on ne sait trop pourquoi, étant donné surtout qu'au temps d'Esquirol le mot catalepsie avait un sens tout différent de celui qu'on lui prête aujourd'hui.

Georget[1] qui le premier a eu une idée nette de l'hystérie, qui en a même donné une description remarquable pour l'époque, qui après Willis d'ailleurs, mais en insistant au point qu'il l'a *appelée cérébropathie spasmodique*, l'a localisé dans le cerveau, Georget n'a pas manqué de noter l'hérédité nerveuse qui ne manque jamais chez ces malades; il signale comme accidents possibles de l'hystérie les « tics convulsifs, la danse de Saint-Gui, etc., etc. »

Briquet, dans son traité de l'hystérie, dit fort peu de chose au sujet des attaques de délire. Il se contente de signaler ce fait que le délire peut, ou bien accompagner les attaques comme phénomène secondaire, ou bien au contraire constituer le fait dominant.

« Le délire se voit assez fréquemment chez les hystériques ; on le trouve dans deux circonstances différentes. Le plus souvent il accompagne les autres formes d'attaque comme phénomène secondaire; quelquefois au contraire le délire est le fait dominant, il constitue l'attaque et ne s'accompagne que des accidents hystériques ordinaires[2]. »

Marcé[3] décrit un délire survenant au moment de l'accès convulsif et une folie hystérique.

Celle-ci comprend : une manie hystérique dans laquelle « l'accès seul est caractéristique », un « délire général mélancolique » rare d'ailleurs, un délire mélancolique partiel » plus fréquent, enfin un délire hypochondriaque.

Marcé insiste ensuite sur les hallucinations fréquentes, et sur les « impulsions irrésistibles » des hystériques. Il cite le cas d'une « dame

1. Georget, *Physiologie du système nerveux*. Paris, 1821, 2 vol.
2. Briquet, *Traité de l'hystérie*, p. 428.
3. Marcé, *Traité pratique des maladies mentales*. Paris, 1862.

qui, au milieu d'une conversation qui l'intéresse vivement, tout à coup, sans pouvoir s'en empêcher, interrompt ce qu'elle dit ou ce qu'elle écoute, par des cris bizarres et par des mots encore plus extraordinaires, qui font un contraste déplorable avec son aspect et ses manières distinguées. »

Tout commentaire, croyons-nous, est superflu : la description est suffisamment saisissante par elle-même, pour qu'on puisse aujourd'hui classer la malade de Marcé.

Morel[1], en esprit sagace, en clinicien consommé qu'il était, intitule le deuxième paragraphe de son chapitre de la folie hystérique : « *Folie hystérique dans ses rapports avec les prédispositions héréditaires léguées par les parents avec l'exagération du tempérament nerveux propre aux malades.* »

Malheureusement il n'a pas approfondi cette idée, et on éprouve une véritable désillusion lorsqu'on le voit décrire, dans un paragraphe spécial, avec un grand luxe de détails, une « *Folie hystérique dans ses rapports avec un amour trompé* », etc., etc.

La stupéfaction augmente encore lorsque le célèbre médecin de Saint-Yon nous déclare « qu'un mariage, fait en temps opportun, a plus d'une fois épargné à des hystériques les conséquences de leur triste maladie ».

M. J. Falret[2], dans un discours prononcé à la Société médico-psychologique, en 1886, consacre un important chapitre aux hystériques.

Les opinions de M. Falret ayant fait autorité sur ce sujet, nous lui emprunterons les parties principales de ce chapitre ; on ne manquera pas de voir par les extraits suivants, que si l'on supprime les mots *Hystérie* et *Hystérique*, qui reviennent de temps en temps, on a ici réunis tous les caractères des folies héréditaires.

« Quelques auteurs modernes, parmi lesquels nous citerons principalement Morel et ses élèves (MM. Bulart et Lachaux), donnant, selon nous, à cette expression une trop grande extension, ont compris dans sa description des états très divers, et l'ont presque fait synomyme de la folie étudiée chez la femme en général.... »

1. Morel, *Traité des maladies mentales*. Paris, 1860, p. 676.
2. J. Falret, *Études cliniques sur les maladies mentales et nerveuses*. Paris, 1890, p. 499. Ce travail date de 1866.

Voyons maintenant les caractères de la folie hystérique d'après M. Falret.

« C'est d'abord la grande mobilité de toutes leurs dispositions psychiques, selon le moment où on les observe. Elles passent alternativement, et à des intervalles très rapprochés, de l'excitation à la dépression, comme, au physique, elles passent tout à coup d'une crise de rire à une crise de larmes. Elles s'enthousiasment avec ardeur, avec passion, pour une personne ou un objet qu'elles veulent posséder à tout prix ; elles ne reculent devant aucun effort, devant aucun sacrifice pour arriver à leur but, et quand elles l'ont obtenu, quelquefois même avant de l'avoir atteint, elles passent brusquement d'un extrême à l'autre ; leur amour se transforme en haine, leur sympathie en antipathie, leur désir en répulsion, et elles mettent alors autant d'énergie à fuir, à éviter ou à repousser l'objet poursuivi qu'elles en avaient mis d'abord à le rechercher. Elles sont ainsi, en toutes choses, fantasques et capricieuses, et présentent une extrême mobilité d'idées et de sentiments. »

Nous n'insisterons pas sur ces soi-disant caractères. Tout le monde sait maintenant que les mêmes reproches peuvent être adressés aux dégénérés héréditaires, et que, d'autre part, ainsi que nous avons tâché de le démontrer dans la première partie de ce travail, il est une foule d'hystériques qui sont loin de répondre à cette description.

M. Falret continue :

« En un mot, la vie des hystériques n'est qu'un perpétuel mensonge ; elles affectent des airs de piété et de dévotion, et parviennent à se faire passer pour des saintes, alors qu'elles s'abandonnent en secret aux actions les plus honteuses, alors qu'elles font, dans leur intérieur, à leur mari et à leurs enfants, les scènes les plus violentes, dans lesquelles elles tiennent des propos grossiers et quelquefois obcènes, et se livrent aux actes les plus désordonnés, pour reprendre ensuite en public leurs airs de réserve, de modestie et de décence affectées.

Un dernier trait également caractéristique et propre aux hystériques, c'est la rapidité et même l'instantanéité de production des idées, des impulsions et des actes. »

Retenons cette dernière phrase ; on le sait, l'*obsession* et l'*impulsion* constituent la caractéristique de l'état mental des dégénérés héréditaires. Cela, croyons-nous, nous dispense d'insister davantage.

C'est bien encore de dégénérés que parle M. Falret dans les lignes suivantes :

« Les hystériques s'abandonnent instantanément aux impulsions qui surgissent spontanément chez elles, sans cause connue et sans réflexion préalable. Sous l'influence de ces impulsions non motivées et auxquelles elles ne songent même pas à résister, elles arrivent immédiatement à l'action, à moins qu'un motif puissant ne vienne tout à coup les arrêter au moment du passage à l'acte; car ces impulsions, quoique assez impérieuses et agréables à satisfaire, ne sont pourtant pas irrésistibles, et les malades peuvent ou s'y abandonner, ou y résister, selon leur caprice. »

La possibilité de résistance à l'impulsion signalée ici par M. Falret outre qu'elle est assez rare, se rencontre également chez les dégénérés héréditaires. Tout le monde sait que des malades nettement dégénérés, obsédés par l'idée du meurtre par exemple, peuvent fort bien résister à leur obsession. Cette obsession les rend malheureux, les martyrise, mais il est bien rare qu'ils en arrivent à l'acte. Au contraire, ils viennent eux-mêmes réclamer l'appui du médecin et demandent à être protégés contre leurs funestes tendances.

« Enfin, dit encore M. Falret, les hystériques sont généralement romanesques et rêveuses, disposées à laisser prédominer les fantaisies de leur imagination sur les besoins et les nécessités de la vie réelle; ont fréquemment aussi des tendances érotiques prononcées, quoique l'on ait beaucoup exagéré cette disposition ordinaire de leur nature; car elles sont plus souvent coquettes et vaniteuses que vraiment ardentes et passionnées. »

Il semblerait d'ailleurs que M. Falret ait senti lui-même la fragilité des caractères qu'il énumère dans la description de la « Folie hystérique ». La preuve en est qu'il a intercalé ce chapitre dans un mémoire sur la « Folie raisonnante ou Folie morale » qui, comme chacun sait, fait partie intégrante du grand groupe des folies héréditaires.

Si l'on fait rentrer la soi-disant folie hystérique dans le groupe des folies héréditaires, il est inutile de s'étendre à perte de vue sur les modalités de cette folie. On peut voir en effet survenir toutes les formes de délire. Les tendances érotiques, les nymphomanies qui ont été et sont encore la marque de l'hystérie pour beaucoup de gens, et même pour des médecins, n'ont aucune raison de subsister au premier rang de la scène morbide. On ne les rencontrera pas plus souvent qu'on ne les rencontre chez les dégénérés ordinaires.

Nous renvoyons le lecteur, sur ce sujet, à ce que nous avons dit dans la première partie de ce travail, de l'hystérie dans les prisons et en particulier chez les prostituées.

Voici venir maintenant un auteur que l'on cite toutes les fois qu'il s'agit des hystériques et de leur état mental. Nous voulons parler de Legrand du Saulle[1].

Pour lui, il faut admettre quatre degrés dans les troubles intellectuels (p. 200).

« Chez les malades du premier degré, l'hystérie est légère, les facultés affectives sont un peu diminuées, mais non encore profondément troublées; c'est du nervosisme plutôt que de l'hystérie proprement dite.

« Au degré suivant, le trouble est plus prononcé, la façon de percevoir les impressions du dehors et de réagir contre elles trahit une équilibration vicieuse des facultés, une perturbation déjà profonde du caractère, du moi pensant, et surtout du moi sentant. La malade ne jouit plus d'une entière liberté dans ses déterminations; et, si la responsabilité ne fait pas complètement défaut, elle est tout au moins atténuée à certains moments et à l'occasion de certains actes.

« Un pas de plus, et c'est déjà l'hystérie grave, l'hystérie avec impulsions irrésistibles, parfois avec hallucinations passagères, dans tous les cas avec dérangement marqué des facultés. La malade est conduite aux actes les plus étranges et les plus audacieux, aux accusations les plus odieuses, aux dénonciations les plus fausses.

« Le quatrième degré enfin constitue la folie hystérique. »

Nous ferons remarquer tout d'abord que cette division est parfaitement arbitraire, et ne répond pas à la réalité. D'autre part, on ne

1. *Les hystériques*, état physique et état mental. Paris, 1883.

comprend pas très bien cette démarcation entre des états de déséquilibration accentuée et un quatrième état appelé « folie », à moins d'entendre le mot folie à la façon des gens du monde, c'est-à-dire dans un sens qui n'est rien moins que scientifique.

Mais M. Legrand du Saulle, cela est visible, n'a certainement observé que des hystériques aliénés. Cela ressort de la façon dont il en parle. Or qui dit hystérique aliéné dit dégénérescence mentale avec hystérie, et en faisant cette réserve sa description est de tous points exacte.

Le malheur, c'est qu'il l'ait appliquée aux hystériques sans correctif. Il a même des mots regrettables, lorsque par exemple il désigne sous le nom d'*ataxie morale* leurs facultés affectives. Cette expression a fait fortune, et on ne sait trop pourquoi, on la retrouve reproduite à satiété par tous les auteurs. Et pourtant elle est parfaitement injuste pour un grand nombre de malades.

C'est bien encore à des dégénérés héréditaires que s'appliquent les passages suivants :

« Les exemples sont nombreux d'hystériques s'accusant de crimes imaginaires, entourant leur récit d'un luxe de péripéties, de détails circonstanciés tout à fait propres à égarer la justice. — Telle, il y a peu de temps, cette jeune fille qui se dénonce et s'accuse d'avoir tué un jeune homme sur le bord d'une pièce d'eau où il était ensuite tombé. On ne retrouve pas le cadavre; pourtant le procès allait commencer, lorsque, grâce à l'intervention officieuse d'un médecin familiarisé avec les simulations de cette nature, les magistrats acquièrent la certitude qu'il s'agissait d'une hystérique et d'une histoire forgée par elle de toutes pièces.... »

« Mais l'hystérie a fait des progrès, le trouble cérébral est plus marqué; le besoin de réclame et de tapage devient tellement impérieux que la malade ne recule pas devant les mensonges les plus éhontés, les plus abominables calomnies. Elle se dit victime d'attentats, accuse avec une inconcevable audace, et sans hésitation, les personnes les plus recommandables et les plus innocentes, affiche des menaces de suicide, d'homicide même, ourdit avec une habileté étonnante les plus étranges complots, se livre aux plus infernales machinations. Il faut qu'elle mente, qu'elle trompe, qu'elle compromette ceux qui vivent autour d'elle. A ce degré l'hystérie constitue un danger réel, surtout si un médecin éclairé n'est pas là pour faire la lumière sur ces agissements et déjouer des mensonges auxquels se laissent trop souvent prendre les magistrats, peu habitués à observer ces étranges dépravations du caractère et de l'intelligence. »

Venons maintenant à la description de ce que M. Legrand du Saulle appelle la folie hystérique. Chose étrange chez un médecin aussi compétent dans cet ordre de choses, l'auteur s'empresse de retomber ici dans les vieux errements. Il s'en tient aux anciennes descriptions, et fait abstraction des signes somatiques pourtant indispensables. L'état mental si vague, lui suffit. Voici en effet comment il s'exprime (p. 292) :

« Les désordres cérébraux qui constituent la folie hystérique s'accompagnent souvent des symptômes d'ordre somatique, que nous avons précédemment décrits et dont le fâcheux cortège relève de la grande hystérie; les anesthésies, — anesthésie généralisée ou hémianesthésie — les zones d'hyperesthésie, la douleur ovarienne, les grandes attaques coïncident fréquemment en effet avec la folie hystérique.

« Ces phénomènes, il faut bien le savoir, n'en sont pas cependant un accompagnement obligé. Comme l'a justement fait remarquer Briquet, le délire peut être le fait dominant et constituer en quelque sorte à lui seul toute l'hystérie. Morel va même plus loin. D'après lui, la folie hystérique a d'autant plus de chance de s'établir que les autres phénomènes morbides propres à la maladie sont moins saillants.

« Dans les nombreuses observations de folie hystérique que je possède, dit-il, il a suffi de quelques crises hystériques, qui se sont produites dans le jeune âge, pour faire naître une fatale prédisposition à délirer ultérieurement dans le sens des actes extravagants que je vais signaler comme formant un des caractères essentiels de la folie hystérique. »

« Peu importe d'ailleurs qu'on observe ou non, en même temps que les troubles intellectuels, le cortège symptomatique de l'hystéro-épilepsie; les désordres psychiques se présentent toujours avec la même physionomie générale.

« Ils consistent en accès de manie, de mélancolie, en hallucinations, en impulsions irrésistibles. Tous ces accidents se combinent le plus souvent; l'incoordination maniaque par exemple, s'accompagne habituellement d'hallucinations, d'impulsions. Mais ils se spécifient, se distinguent assez nettement des désordres analogues relevant d'une autre cause que l'hystérie, par certains caractères que nous mettrons bientôt en relief. »

Comme simplicité d'allures, c'est déjà assez compliqué; en tous cas cela n'a rien de caractéristique et ne peut autoriser la création d'une subdivision nouvelle. Quant aux caractères que l'auteur nous promet de mettre en relief, nous les avons vainement cherchés dans son livre.

Rien de plus faux enfin que le passage suivant, relatif aux tendances au suicide des hystériques. On voit que l'auteur est dominé ici encore par cette idée que la simulation est partout présente lorsqu'il s'agit des malades qui nous occupent. On verra plus loin par les observations que nous rapportons que l'idée de suicide est parfois autrement sérieuse chez ces malades que ne le supposait M. Legrand du Saulle.

« Chez les hystériques, la tendance au suicide est assez commune, mais elle se présente, dans l'espèce, avec certains caractères spéciaux. Dans les formes les plus habituelles de l'aliénation, les idées de suicide sont, en quelque sorte, des déductions logiques de convictions fausses (mélancolie, persécution, crainte du déshonneur, peur de la ruine); dans l'hystérie, elles apparaissent tout à coup sans motif. Elles ne se rattachent à rien : c'est une secousse, une sorte de vertige accidentel, une impulsion, dans toute l'acception du mot. Du reste, le plus souvent, l'hystérique s'arrête en route et le suicide est rarement consommé. On retrouve habituellement dans les préparatifs qui précèdent la mise à exécution de l'acte, ce continuel besoin qui obsède l'hystérique d'occuper de sa personne le monde qui l'entoure. Quand elle tente de se suicider, elle ne procède pas comme les autres : celle-ci cherchera à se pendre avec les faveurs roses d'une boîte à bonbons; celle-là essaiera de s'empoisonner publiquement, ostensiblement. La mise en scène ne fait généralement pas défaut. »

Nous n'insisterons pas sur le lyrisme de ce dernier passage, qui reflète bien exactement les idées et les tendances de certains médecins.

De cette longue dissertation sur la folie hystérique, nous ne voyons en somme rien à retenir, rien qui autorise la création d'une espèce nouvelle de délire, quand nous avons là, bien établie, l'existence du groupe des dégénérés héréditaires.

M. Grasset, dans son article du dictionnaire Dechambre (1889), donne comme caractères une réaction psychique exagérée, la tendance à la simulation, l'aberration, etc., etc.

Le délire, dit-il, est souvent religieux, parfois érotique, parfois aussi mélancolique.

Au point de vue moral, il y a ce que l'on est convenu d'appeler de l'*ataxie morale*, le désir de se rendre intéressante, etc., etc.

Tout ceci est bien vague, bien en l'air, pour employer une expression vulgaire. Pour Huchard[1], « l'hystérique ne sait pas, ne peut pas, ne veut pas vouloir ».

Schüle dans son traité[2], après avoir donné sur le tempérament hystérique des aperçus dont le principal défaut est l'obscurité, après avoir, à la façon des anciens, disserté sur les appétits sexuels de ces malades, — appétits qui ne sont rien moins que prouvés, — et sur leurs brillantes fonctions intellectuelles, — supposition qui, elle aussi, est parfaitement gratuite — arrive à décrire une folie hystérique.

Elle est, dit-il, *infiniment variable*, aiguë ou chronique, passagère ou durable. Toutes les formes mentales peuvent, paraît-il, s'y rencontrer, mais elle « a toujours une physionomie spéciale; les folies hystériques constituent un groupe *étiologique* ».

Voilà certes une assertion bien téméraire, mais que dire de l'auteur lorsqu'il fait une distinction entre la *folie hystérique* et la *folie hystéro-épileptique*?

Cela se passe de commentaires, aussi nous n'insistons pas. Nous dirons simplement que dans les formes décrites par l'auteur, mélancolie hystérique, manie hystérique, délire systématisé hystérique, l'auteur n'a rien trouvé d'original ou de nouveau, et que pour ce qui est de la paranoia hystérique, « développement naturel et complet de la folie hystérique », la description de l'auteur présente une accumulation de types et d'idées contradictoires, dans lesquelles il est à peu près impossible de se reconnaître.

Krafft Ebing[3], suivant en cela les auteurs français, après avoir donné

1. Huchard, *Archives de Neurologie*, 1882, et *Traité des névroses d'Axenfeld*.
2. *Traité clinique des maladies mentales*, trad. Dagonet et Duhamel. Paris, 1888.
3. *Lehrbuch der Psychiatrie*, 3te Auflage. Stuttgart, 1888.

les caractères ordinaires de l'état mental des hystériques, décrit un délire transitoire, puis un délire hystérique prolongé, et enfin des psychoses hystériques (Hysteriche Psychosen).

Il divise ces dernières en deux classes, suivant qu'elles apparaissent sur un terrain hystérique simple ou qu'elles sont une marque de la « dégénérescence hystérique ». Dans le premier cas, ce sont, dit-il, des psychonévroses (mélancolie, manie) d'un pronostic favorable, se différenciant des psychoses correspondantes non hystériques par une évolution en général plus rapide, et un mélange de symptômes appartenant à la grande névrose.

Dans le second cas, les psychoses hystériques révèlent l'existence d'une « dégénérescence » fonctionnelle progressive, constitutionnelle ou héréditaire...... Elles représentent alors les *formes dégénératives* de la Folie raisonnante ou *moral insanity* ».

Krafft Ebing insiste enfin sur les stigmates qui donnent à ces psychoses leur caractère hystérique.

On voit par ce qui précède combien vagues sont les données sur ce genre de psychose qu'on persiste à conserver dans les ouvrages classiques sous le nom de folie hystérique.

Nous croyons qu'il est temps de réagir contre cette tendance.

Pour nous, avec Féré, avec Déjerine [1], nous pensons qu'il faut séparer absolument, dans la soi-disant folie hystérique, deux formes de manifestations délirantes.

La première forme appartient en propre à l'attaque, dont elle constitue la quatrième période. Parfois même elle constitue à elle seule l'attaque

1. Les relations de l'aliénation mentale et de l'hystérie sont donc évidentes, elles existent non seulement entre ascendants et descendants, mais peuvent coexister dans le même malade. Legrand du Saulle a bien étudié les manifestations psychiques de l'hystérie, mais je crois avec Féré qu'elles doivent être séparées en deux groupes. Les unes, en effet, font partie de la névrose; elles surviennent pendant la grande attaque constituant la forme délirante telle que la décrit M. Charcot; les autres, au contraire, se montrent chez les hystériques, en dehors des manifestations convulsives propres aux névroses. Déjerine, th. d'agrég., p. 123

« Les manifestations psychiques de l'hystérie méritent d'être séparées en deux groupes bien distincts. Les unes qui ne sont qu'un épisode, une phase de l'attaque d'hystéro-épilepsie. telle que l'a décrite M. Charcot, et qui se traduit par un délire variable suivant les sujets, mais toujours identique, en ce sens qu'il a une place chronologique fixe dans l'attaque, dont il ne peut être séparé. Ce délire, qui fait partie de l'attaque, est le seul auquel appartienne légitimement la qualification d'hystérique. Quant aux troubles psychiques qui se montrent chez les hystériques en dehors des manifestations convulsives propres à cette névrose, ils ne doivent pas lui être attribuées. Ch. Féré, *La Famille névropathique*, Archives de Neurologie, 1884, t. VII, p. 11.

d'hystérie tout entière, de même que souvent une contracture, une paralysie représentent à elles seules tout l'appareil hystérique. C'est cette variété que nous avons étudiée rapidement dans la première partie de ce travail.

La seconde variété, au contraire, à l'encontre de la première, qui a des caractères nettement hystériques, n'a rien de spécial, rien d'autonome, comme nous le disions en commençant ce chapitre.

Il est impossible de lui assigner des caractères et des limites propres, de même qu'il est impossible de décrire d'une façon complète les délires des dégénérés.

Les diverses modalités « morales », le fameux « tempérament hystérique », que tous les auteurs décrivent en se copiant les uns les autres, disparaissent dès qu'on entre dans le domaine mental. Et cela est si vrai que, lorsqu'on considère l'hystérie, non plus chez la jeune fille ou chez la jeune femme, mais chez la femme âgée ou chez l'homme, on ne retrouve plus ce fameux tempérament tant vanté et tant décrit par les auteurs. Il est de connaissance vulgaire actuellement que, chez la vieille femme et chez l'homme hystérique, ce n'est plus ce tempérament fou, cette exubérance de sentiments et de passions auxquels on nous a habitués. C'est, au contraire, la neurasthénie, la dépression mélancolique qui entrent en scène, et cela avec une ténacité peu commune.

Et pourtant la névrose est là, toujours la même, avec les mêmes accidents convulsifs, sensitifs et sensoriels.

Ce que nous venons de dire suffit, croyons-nous, à démontrer ce que nous avancions au début, à savoir que les actes délirants de quelque durée qui se produisent chez les hystériques relèvent directement de la folie héréditaire.

Cela ne veut pas dire, bien entendu, qu'il ne faut pas rechercher les stigmates d'hystérie chez les malades. Il est, au contraire, indispensable de les constater. Rien de plus faux à ce propos que l'assertion répétée par tous les auteurs depuis Morel, et d'après laquelle, chez les hystériques délirantes, l'hystérie serait larvée [1].

1. Les hystériques héréditaires, au point de vue de leurs ascendants, rentrent dans la loi de Morel (hystérie larvée, — « l'épilepsie larvée, a dit Morel, est toujours de l'épilepsie héréditaire »), et présentent aussi la prédominance des formes délimitées, vertigineuses, frustes, sur les phénomènes convulsifs, et ne présentent que des caractères isolés de l'hystérie : clou, ovaries (Falret, *Annales méd.-psych.*, 1885, II, p. 85).

On verra dans les observations que nous rapportons combien sont persistants, au contraire, non seulement les phénomènes convulsifs, mais encore les phénomènes somatiques de l'hystérie.

Il s'agit en somme d'une combinaison de deux maladies conservant leur autonomie

Il y a plutôt addition que combinaison de symptômes. En pathologie nerveuse, il n'y a pas d'hybrides[1].

1. BALLET. État mental des héréditaires dégénérés, *Archives gén. de Méd.*, 1888, p. 257. Un des élèves de M. Ballet, M. Tabaraud, a fait sous son inspiration une excellente thèse sur « Les rapports de la dégénérescence mentale et de l'hystérie », Paris 1888. Il est dommage que M. Tabaraud ait cru devoir reproduire une phrase de M. Legrain où il est dit que « la majeure partie des hystériques, pour ne pas dire tous sont des dégénérés ». M. Tabaraud ajoute : « De là à dire que l'hystérie fait en quelque sorte partie de la dégénérescence, qu'elle doit en être considérée pour ainsi dire comme un des syndromes, il n'y a qu'un pas à franchir. » (p. 28). Ceci est contradictoire avec les idées énoncées par M. Ballet.

CHAPITRE III

Les diverses modalités délirantes des hystériques dégénérés.

D'après ce que nous venons de dire dans les deux chapitres précédents, le lecteur a pu déjà se douter de ce que seront les manifestations délirantes chez les malades qui nous occupent. On sait que la folie héréditaire des dégénérés figure, pour ainsi dire, la synthèse de l'aliénation mentale; toutes les formes en effet s'y trouvent représentées, depuis la paralysie générale avec ses idées ambitieuses et sa mégalomanie jusqu'à l'alcoolisme, en passant par la mélancolie, la manie et le délire des persécutions. Mais à toutes ces formes elle imprime un cachet indélébile, cachet qui permet au clinicien de faire un diagnostic certain et, dans bien des cas, de formuler un pronostic précis et souvent consolant.

Aussi, nous allons retrouver dans les observations qui suivent tous les genres de folies ou à peu près, comme ce serait le cas d'ailleurs si nous nous occupions des dégénérés ordinaires. Ce que nos malades auront en plus, ce sera l'hystérie, bien et dûment constatée, manifestant sa présence par des stigmates physiques, ou des phénomènes psychiques bien à elle, mais n'intervenant en rien dans les manifestations délirantes de nos malades, l'hystérie en un mot à titre de combinaison.

Étant donné ce que nous venons de dire, nous ne pouvons mieux faire évidemment que de prendre comme guide l'excellente classification de M. Magnan sur la folie des héréditaires dégénérés. — Il nous sera facile de ranger dans chacun des cadres ainsi tracés les différents malades soumis à notre examen. Chez certains d'entre eux, cependant, on pourra parfois hésiter entre telle ou telle subdivision. C'est qu'en effet chez ces héréditaires il existe souvent une complexité de symptômes très grande. Les uns auront, en même temps que des idées ambitieuses ou de persécution, des impulsions homicides et suicides, seront dipsomanes, etc., etc. ; dans quelle subdivision les ranger? Cela, nous l'avouons, nous a paru d'une importance secondaire. Cette complexité de symptômes est justement une preuve de l'existence du groupe morbide dont nous nous occupons et dont les différents syndromes ou les diverses manifestations sont toujours prêts à se transformer les uns dans les autres ou à s'allier entre eux. Le type est là, essentiel, fondamental, c'est lui qui domine toute la scène.

« La méthode de *l'étude des types* — dit M. le professeur Charcot auquel il faut toujours avoir recours lorsqu'il s'agit de ces problèmes de philosophie médicale — est fondamentale en nosographie. Duchenne de Boulogne la pratiquait instinctivement, bien d'autres l'ont pratiquée avant et après lui : elle est indispensable et seule efficace pour faire sortir du chaos des notions vagues une espèce morbide déterminée. L'histoire de la médecine, qui représente une longue et grande expérience, le démontre. Mais, le type une fois constitué, vient le tour de la seconde opération nosographique : il faut apprendre à décomposer le type, à le morceler. Il faut, en d'autres termes, apprendre à reconnaître les cas imparfaits, frustes, rudimentaires ; alors la maladie créée par la méthode des types apparaît sous un jour nouveau. Le champ s'élargit ; elle prend plus de place dans la pratique et, pour le plus grand bien des malades eux-mêmes, le médecin s'efforce de la reconnaître alors même qu'elle en est à ses premiers rudiments[1]. »

Voilà pour le type et les formes qui en dérivent. Mais à ces formes qui toutes gardent l'empreinte ineffaçable du type primitif dont elles démontrent d'ailleurs la fixité, viennent s'allier d'autres espèces morbides, des modalités de types pathologiques voisins mais différents, autonomes. Ici encore le maître nous indique la bonne voie[2].

« Je voudrais relever une fois de plus ce grand fait nosologique,

1. *Leçons du mardi à la Salpêtrière*. Policlinique 1887-1888. Notes de cours de MM. Blin, Charcot, Henri Colin. 15e leçon, p. 278.
2. *Leçons du mardi*. Policlinique 1888, 1889, 8e leçon, p. 151.

que même, et peut-être surtout en pathologie nerveuse, les espèces ou types morbides offrent, dans la combinaison de leurs caractères cliniques, une véritable fixité, une originalité réelle qui permettra à peu près toujours de les reconnaître, ou de les séparer par l'analyse, alors même que plusieurs de ces espèces coexisteraient sur un même individu où elles peuvent former des complexus très variés. La doctrine que nous voudrions faire prévaloir en pareille matière est, vous le savez par ce que nous avons dit maintes fois sur ce sujet, que les complexus nosologiques dont il s'agit ne représentent pas en réalité des formes hybrides, produits variables et instables, d'un mélange, d'une fusion intime, mais plutôt le résultat d'une association, d'une juxtaposition dans laquelle chacun des composants conserve son autonomie. Et, à ce propos, je vous ferai remarquer, messieurs, qu'il est fort heureux, en pratique, que les choses soient réellement ainsi; car autrement, comment le clinicien pourrait-il apprendre jamais à s'orienter, au milieu de groupes symptomatiques innombrables n'offrant pas de cohésion mutuelle, et toujours prêts au changement, à la métamorphose? Je compte d'ailleurs, messieurs, m'attacher désormais, dans mes leçons à l'étude de ces cas complexes espérant y trouver l'occasion de vous bien convaincre que le déterminisme règne dans le domaine des associations d'espèces morbides, tout aussi bien que partout ailleurs en pathologie. »

Donc, voilà qui est bien établi, nous aurons affaire, dans les observations qu'on lira plus loin, à des malades, d'une part rentrant dans le groupe des héréditaires dégénérés, d'autre part étant atteints de la névrose hystérique.

Nous nous attacherons dans les pages suivantes à faire ressortir les caractères de l'une et l'autre des affections qui les dominent.

Mais auparavant il est quelques points sur lesquels nous voulons insister en passant.

C'est d'abord l'hérédité qui domine pour ainsi dire l'existence de tous nos malades, qui pèse sur eux de tout son poids. C'est qu'en effet ici nous avons pour ainsi dire une accumulation de tares héréditaires. D'une part, en effet, nous trouvons l'hystérie, affection héréditaire par excellence, qu'il s'agisse d'hérédité similaire ou d'hérédité de transformation. C'est là un point sur lequel les auteurs n'ont pas varié depuis Willis, et que Georget, Briquet surtout, ont bien établi. Déjerine y insiste avec raison dans sa thèse.

D'autre part nos malades sont des dégénérés héréditaires; ce mot seul suffit pour indiquer que chez eux les antécédents seront plus ou moins viciés au point de vue nerveux.

On devine sans peine quel sera le résultut de la rencontre de ces deux éléments morbides. On devine aussi à quelles familles tarées jusqu'aux moelles, si l'on peut s'exprimer ainsi, on aura affaire en étudiant les ascendants de nos malades.

C'est pour rendre ce fait plus éclatant qu'à chacune de nos observations nous avons joint un tableau généalogique aussi complet que possible. On trouvera dans ces tableaux la démonstration de ce que nous avançons. Il serait difficile, croyons-nous, de rencontrer chez les nerveux ordinaires, chez les hystériques non aliénés, une accumulation morbide aussi écrasante parmi les ascendants.

Le second point sur lequel-nous voulons insister a trait à ce qu'on pourrait appeler la « loi d'attraction » chez les nerveux. « Les nerveux se recherchent », dit souvent M. le professeur Charcot. Rien de plus vrai, de plus humain pour employer une expression courante. Et chose bizarre, ce n'est pas seulement dans leurs alliances, dans leurs mariages que se manifeste la puissance de cette loi d'attraction. C'est encore elle qui règle leurs amitiés et les dirige dans les différentes étapes de leur vie, lorsqu'il s'agit des héréditaires.

C'est la loi d'attraction qui nous donne l'explication de ces existences bizarres, incompréhensibles pour quiconque n'a pas fait une étude approfondie de ce genre de malades. Il semble qu'ils aient le monopole des aventures étranges extraordinairement compliquées, de ces choses qui « n'arrivent qu'à eux ». Témoin ce malheureux inventeur, X...[1], qui tirait dernièrement sur le Président de la République pour attirer l'attention, et qui a certes l'histoire la plus confuse qu'il

1. X... est un débile, avec idées ambitieuses, inventeur d'une foule de choses et entre autres, de chaussures chauffées et d'un lit spécial où matelas et sommier étaient supprimés. Il expose ses inventions avec le plus grand sérieux et, souvent d'ailleurs, ses découvertes sont parfaitement raisonnées et raisonnables. Simple garçon de café et sans ressources, il fut mis en rapport, dans un grand café de Paris, avec un gentleman des plus distingués « qui changeait de costume trois fois par jour ». Celui-ci l'invite à sa campagne, lui glisse cinq francs dans la main « pour donner aux domestiques parce que c'est l'habitude de la maison. » Il lui fournit de l'argent pour ses inventions, puis un beau jour, à brûle-pourpoint, il lui déclare que devant partir en voyage le lendemain matin, il couchera à Paris. « Je ne suis pas fier, dit-il à X..., je coucherai chez vous, ce sera une occasion d'essayer le lit de votre invention. » Le malade racontait toutes ces choses naïvement, ainsi que sa résistance aux propositions plus que risquées de ce grand seigneur.

soit possible d'imaginer. Témoin tant d'autres, et en particulier les malades dont on va lire l'histoire plus loin.

Enfin un dernier trait suffit à rapprocher encore ces malades les uns des autres, c'est leur susceptibilité très grande pour les boissons alcooliques. C'est d'ailleurs un très bon signe de diagnostic chez les dégénérés héréditaires.

§ 1. — Imbécillité chez les hystériques dégénérés

L'imbécile, on le sait, se place immédiatement au-dessus de l'idiot dans l'échelle des dégénérescences. — Susceptible d'un certain discernement, il lui est possible d'associer quelques idées; il peut même apprendre à lire, à écrire, à compter, mais cela encore dans une mesure fort restreinte. La réflexion chez lui est très élémentaire; la perversion et l'impulsion le dominent, bien que ce ne soit plus déjà un automate comme l'idiot. — Avec un pareil état mental on devine sans peine avec quelle facilité les conceptions délirantes pourront éclore, mais jamais d'ailleurs elles ne se systématiseront.

Les signes physiques de dégénérescence sont toujours nombreux et accentués. — Le cas suivant est un bon exemple du genre.

Obs. XVII. Imbécillité. Hystérie. Impulsions homicides. Tares physiques nombreuses

L....e (Émilie), 23 ans, nous est amenée à l'Infirmerie spéciale du Dépôt le 4 juin 1890.

Elle présente au plus haut degré le type de la dégénérescence mentale. Ici tout se trouve au complet. Hérédité accumulée d'une façon formidable ; stigmates physiques nombreux, stigmates psychiques, impulsions, mauvais instincts, enfin attaques hystériques.

Jetons d'abord un coup d'œil sur le tableau généalogique. On y verra encore une fois la confirmation éclatante de cette vérité que M. Charcot ne cesse de proclamer, à savoir que « les nerveux se « recherchent. »

Voici d'abord le grand-père paternel qui, ayant un fils aliéné, se marie avec une autre femme pour donner naissance au père de notre malade. Voici, d'autre part, la grand'mère maternelle, une prostituée, qui, ayant eu un fils qui s'est suicidé, s'allie avec un individu pour procréer la mère de notre malade qui est une buveuse.

La rencontre de ces deux produits d'une hérédité convergente ne pouvait donner que des résultats déplorables. Aussi le tableau généalogique des enfants est-il d'un intérêt tout particulier. La mère, on le remarquera, s'est mariée deux fois.

(Voir le tableau page suivante.)

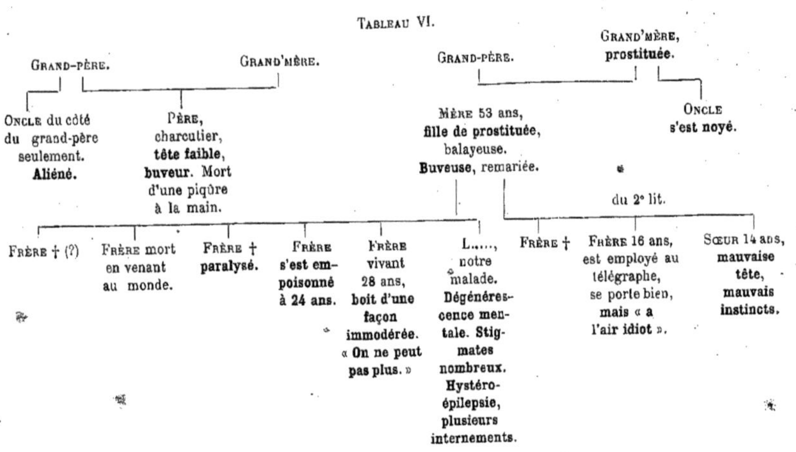
Tableau VI.
Grand-père.
Grand'mère.
Grand-père.
Grand'mère, prostituée.
Oncle du côté du grand-père seulement. Aliéné.
Père, charcutier, tête faible, buveur. Mort d'une piqûre à la main.
Mère 53 ans, fille de prostituée, balayeuse. Buveuse, remariée.
Oncle s'est noyé.
du 2e lit.
Frère † (?)
Frère mort en venant au monde.
Frère † paralysé.
Frère s'est empoisonné à 24 ans.
Frère vivant 28 ans, boit d'une façon immodérée. « On ne peut pas plus. »
L....., notre malade. Dégénérescence mentale. Stigmates nombreux. Hystéro-épilepsie, plusieurs internements.
Frère †
Frère 16 ans, est employé au télégraphe, se porte bien, mais « a l'air idiot ».
Sœur 14 ans, mauvaise tête, mauvais instincts.

Inutile d'insister, croyons-nous. Venons de suite au sujet de notre observation.

C'est une grande fille, fortement taillée, d'un blond fadasse, d'une laideur repoussante.

Aucune instruction d'ailleurs : elle a bien été à l'école, mais très irrégulièrement, paraît-il. Elle ne sait ni lire ni écrire.

Elle prétend avoir été très maltraitée chez elle. C'était, paraît-il, le souffre-douleur de la maison. Sa mère la maltraitait à ce point qu'un jugement aurait été rendu contre celle-ci lorsque la malade avait 10 ans.

A partir de 16 ans, elle a travaillé, d'un travail d'ailleurs peu difficile ; elle empilait dans des boîtes des bûchettes allume-feu. Elle est restée dans la même place environ 2 ans, rapportant chez elle tout ce qu'elle gagnait.

A l'âge de 19 ans, en 1886, a lieu le premier placement. Poursuivie sous l'inculpation de « coups à un ascendant » (sa mère), on l'enferme à Saint-Lazare.

La mère dans sa plainte dépose que la maladie de sa fille s'est déclarée à la suite d'une fièvre typhoïde qu'elle aurait eue à l'âge de 14 ans. « Elle déraisonne fréquemment, dit-elle, insulte tous ceux « qu'elle rencontre, court de côté et d'autre, s'absente souvent de mon « domicile, est dangereuse pour ses frères et sœurs. Elle me frappe, a « des accès de colère, des exigences très grandes. Elle m'a même menacée d'un couteau. »

Notre malade bénéficie d'une ordonnance de non-lieu à la suite d'un rapport de M. A. Voisin, dont voici la conclusion : « En résumé. la « nommée L... est atteinte d'une forme d'idiotie, caractérisée par des « arrêts multiples du développement et des fonctions, par l'insuffisance des facultés intellectuelles, une mobilité incessante, la diminution très grande du raisonnement et, par suite, par la résistance « à tout frein, à toute discipline, et par des violences qui sont parfois « dangereuses.... Elle doit être placée dans un asile d'aliénés. »

A la suite de ce rapport M. Paul Garnier l'examine le 14 août 1886 et lui délivre le certificat suivant : « Débilité mentale. Agitation « semi-maniaque. Désordre dans les actes et les idées ; n'a jamais pu « apprendre à lire. Mobilité très grande, discernement très incomplet.

« Irritabilité, impulsions, violences. Inculpation de coups portés à « sa mère. Non-lieu. Anémie. Malformation cranio-faciale. »

Transférée à Sainte-Anne, elle passe de là à la Salpêtrière, où M. Féré note chez elle de l'hémiatrophie faciale droite et des anomalies de développement du système pileux (absence de poils au pubis).

Elle reste à la Salpêtrière dans le service de M. Voisin jusqu'au 22 octobre 1887.

Le 7 novembre on est obligé de l'enfermer de nouveau. — Rentrée chez elle, elle divaguait, paraît-il, courait sur la voie publique « comme un enfant », et aurait même cherché à s'empoisonner. Il est probable qu'à ce moment elle a eu quelques attaques d'hystérie avec délire qui auraient été méconnues.

Ce qui nous autorise encore à penser ainsi, c'est qu'après avoir passé à Sainte-Anne et à Vaucluse, où on note chez elle de la débilité mentale avec dépression mélancolique et excitation passagère, on la retrouve le 16 novembre nettement hystérique dans le service de M. A. Voisin.

Voici en effet ce que porte le certificat de M. Voisin : « troubles « mentaux et moraux, perversion instinctive de nature hystérique. Signes de dégénérescence héréditaire. » A la Salpêtrière elle a eu des idées de suicide.

Le 6 juin 1889, elle est transférée à Saint-Venant. Elle en sort à la fin du mois de mai 1890.

Huit jours après sa sortie de Saint-Venant la mère réclame de nouveau son placement. Sa fille, paraît-il, divague, dit que tous ceux qui l'entourent sont des assassins et des voleurs. Elle cherche à mettre le feu, déchire tous ses vêtements, parle de se suicider.

C'est alors que nous la voyons au Dépôt, très excitée, furieuse de se voir de nouveau enfermée. Elle déclare — ce qui est peut-être vrai, étant donnée la déséquilibration mentale de toute la famille — qu'on lui rendait la vie insupportable chez elle. Son frère l'appelait la folle, ne voulait pas manger « de la soupe d'une folle », lui disait : « Tu ne vas pas bientôt retourner là-bas? ».

Ici, elle se met dans des colères furieuses, crie, tempête, est impossible à maîtriser. Elle a des attaques d'hystérie très nette. Elle a d'ailleurs fort bonne mémoire, et raisonne d'une façon très convenable, dans l'intervalle de ses accès d'excitation.

A Sainte-Anne, dans le service de la clinique, elle a des attaques fréquentes, ainsi que l'atteste ce certificat de quinzaine du docteur Rouillard :

« Débilité mentale, hystéro-épilepsie. Attaques fréquentes. Violente attaque hier même. »

Mais son caractère emporté, ses accès de violence, ses impulsions, la rendent bientôt insupportable pour les autres malades, et on se

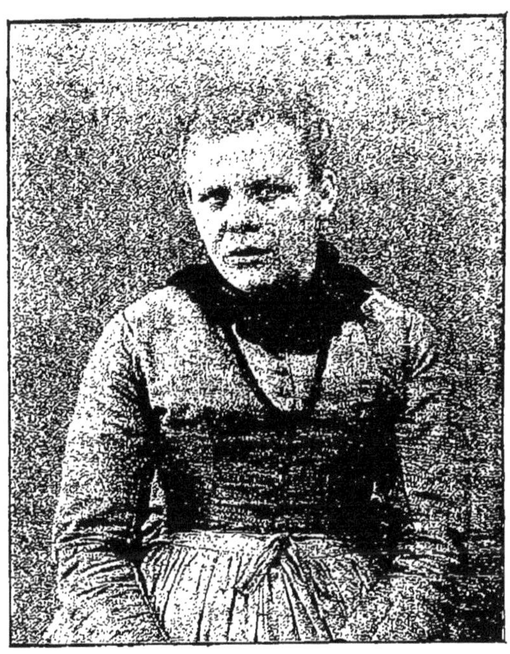

Fig. 1.

voit forcé de l'envoyer à Villejuif, dans le service de M. Briand (quartier des hystériques et des épileptiques), où elle est encore.

Tout ce qui précède montre bien, croyons-nous, la déséquilibration mentale de notre sujet. — Elle n'a aucune affection pour aucun des siens, et bien qu'il soit fort possible que quelques-uns de ses sujets de plainte envers sa famille soient très fondés — de par l'accumulation de l'hérédité morbide — elle exagère certainement. Elle ne cesse de récriminer contre sa mère qui, paraît-il, la traitait de v..., de p....

Elle prétend que sa petite sœur qui a 14 ans est extrêmement vicieuse et se conduit mal. Il y a trois ans, cette dernière aurait été emmenée avec quatre ou cinq gamines de son âge par un individu qui en aurait défloré plusieurs et aurait été condamné.

Les stigmates de dégénérescence physique sont nombreux. Il y a une asymétrie faciale très nette. La gravure ci-contre en donne une idée assez exacte. La voûte palatine est ogivale. Les cheveux sont de

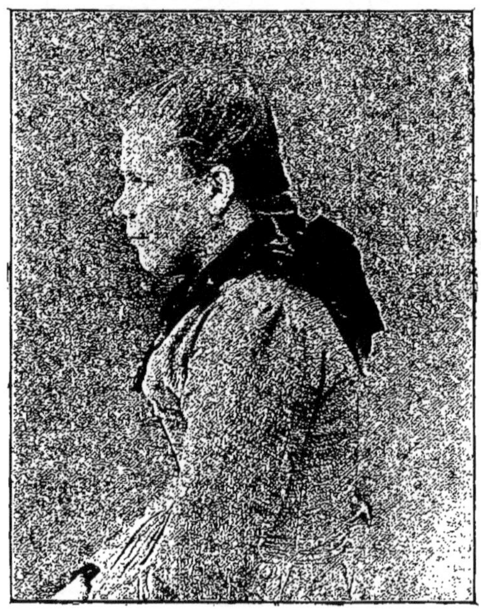

Fig. 2.

deux nuances différentes — phénomène assez commun chez les dégénérés. — Blonds filasse à la surface, ils sont châtains plus profondément. Les dents sont mauvaises, cariées, mal implantées.

Du côté des organes génito-urinaires les malformations sont très accentuées.

Les grandes lèvres manquent ou sont absolument rudimentaires, les petites lèvres au contraire sont très développées, et, vu l'absence des grandes, sont procidentes. Le clitoris est normal, l'hymen est intact.

Au pubis, quelques poils rares et pâles. Les poils sont également très peu nombreux sous les aisselles.

Les seins ont subi un arrêt de développement très remarquable. Ils sont très petits et en même temps piriformes.

Les règles, maintenant très abondantes, sont survenues très tar-

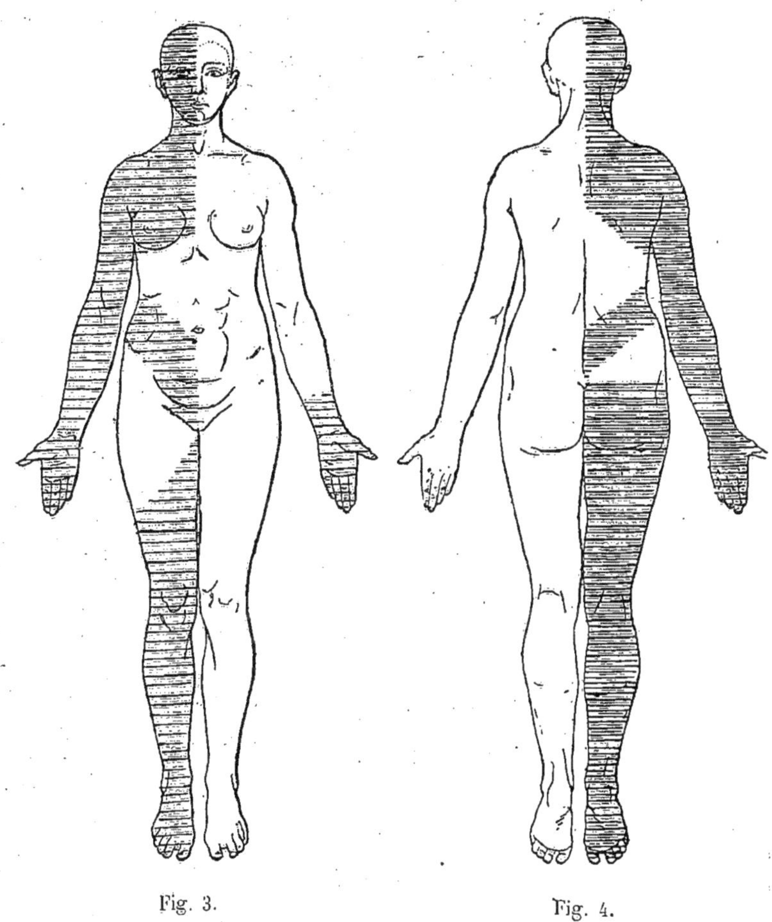

Fig. 3. Fig. 4.

divement, à dix-neuf ans et demi, après son entrée à la Salpêtrière.

Si nous en venons aux stigmates hystériques, nous trouvons une hémianesthésie droite presque généralisée, une anesthésie du bras gauche jusqu'à deux travers de doigt au-dessus du poignet.

Le goût, l'odorat, l'ouïe sont diminués surtout à droite. Le champ visuel est rétréci concentriquement à gauche. A droite il y a de l'amblyopie.

Voici, d'ailleurs, l'examen complet de la vision :

O. D. V = 1/160 s. a. (sans amélioration par des verres).
O. G. V = 1/4 s. a. (sans amélioration par des verres).

A l'éclairage latéral, pupilles petites, régulières, iris bleuâtre. Strabisme convergent de l'œil droit (10°), qui aurait été plus considérable dans l'enfance. Cornée et conjonctive en bon état.

A l'image droite fond d'œil éclairable; à l'ophthalmoscope, papilles de volume normal, allongées dans l'axe oblique interne, symétriquement; du côté droit, émergence anormale de l'artère centrale de la rétine (voy. planche I à la fin du volume); du côté gauche, disposition normale de l'émergence de celle-ci.

Les vaisseaux de la rétine présentent un volume normal et une distribution également normale.

La vision, malgré cet ensemble ophthalmoscopique presque régulier, est cependant presque nulle à droite et mauvaise à gauche.

Cet état est dû à deux causes :

L'examen kératoscopique, fait avec le miroir plan de l'ophthalmoscope, montre que les yeux sont atteints d'astigmatisme hypermétropique, c'est-à-dire que, tandis que les autres axes cornéens sont sensiblement *emmétropes*, l'axe oblique 45° interne est hypermétrope de 3 D, ce qui peut se figurer de la façon suivante :

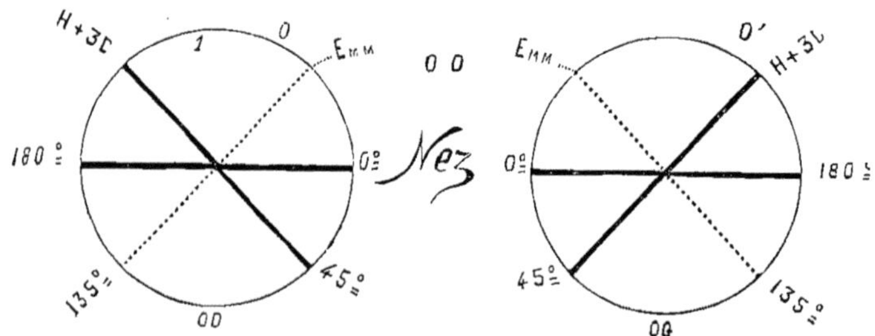

Fig. 5.

Cet astigmatisme a comme conséquence la déformation papillaire signalée plus haut, déformation par allongement qui s'est produit précisément dans l'axe perpendiculaire à celui qui est astigmate, ce qui, du reste, est la règle.

La preuve de cet astigmatisme est donnée par ce fait qu'un verre cylindrique convexe de 3 D, c'est-à-dire un verre dont la convexité n'existe que dans l'axe, astigmate placé du côté gauche, détermine une amélioration sensible de la vision, qui de 1/6 devient égale à 1/3 de la normale.

Du côté droit il existe un astigmatisme symétrique de 3 D, mais la correction par un verre cylindrique ne peut s'effectuer par suite de l'amblyopie de cet œil.

Or, cette amblyopie est due à l'état strabique de l'œil droit, état qui est en voie d'amélioration pour ce qui concerne la direction de l'axe visuel, mais qui a laissé, conformément aux lois ophthalmologiques, une amblyopie dite *par défaut d'usage* de ce côté.

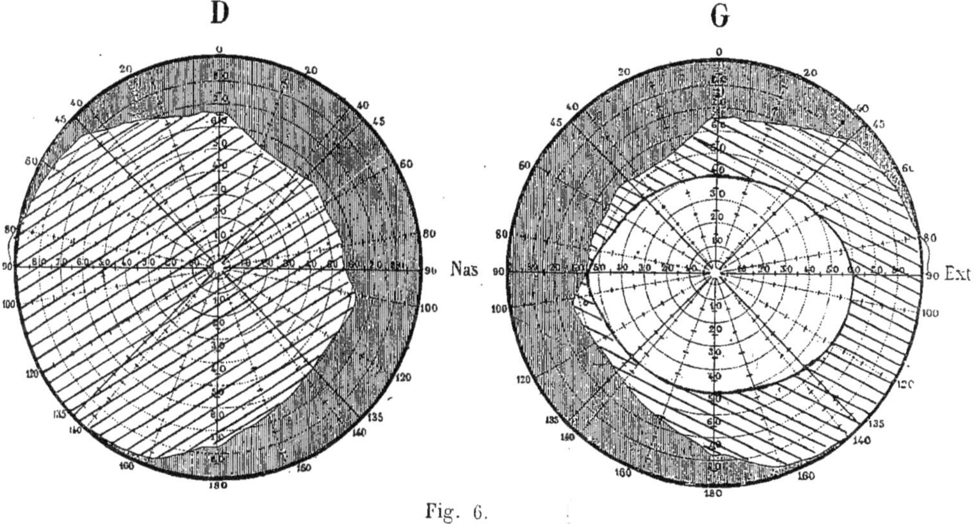

Fig. 6.

Les attaques sont assez fréquentes. Elle en a eu plusieurs à Villejuif.

La malade est facilement hypnotisable. Petit hypnotisme. Suggestion facile même à l'état de veille. Un peu de délire après le sommeil : la malade s'écrie : « La misérable, elle m'a tuée avec un bâton! »

Notons, en terminant, une sensibilité extrême pour l'alcool. Un verre de vin la rend malade.

Nous pouvons rapprocher le cas suivant de celui qui précède :

X., Louis-Hippolyte, vingt-six ans, infirmier, est amené à l'Infirmerie spéciale le 20 septembre 1890. Obs. XVIII. Hystéro-épilepsie. Imbécillité.

Tableau VII.

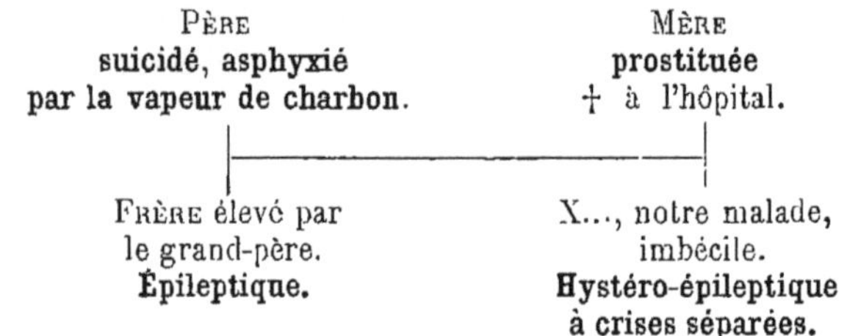

Abandonné par sa mère à l'âge de cinq ans, il a été élevé par

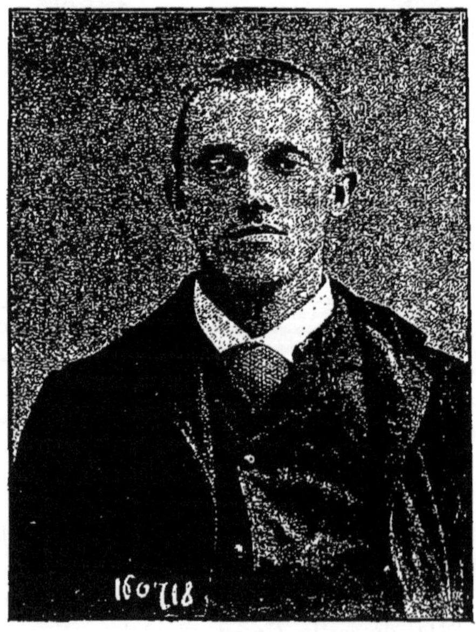

Fig. 7.

l'Assistance publique. — Plus tard on le place comme infirmier à

Bicêtre. Mais là il est pris de crises convulsives qui déterminent le certificat suivant :

« Attaques convulsives hystéro-épileptiques avec troubles intellectuels consécutifs. » Dr Déjerine.

Il passe comme aliéné dans le service de M. Féré et de là il est transféré à Yzeure, d'où il n'est sorti que le 17 juillet 1890.

La première attaque est survenue à l'âge de huit ans. Les attaques

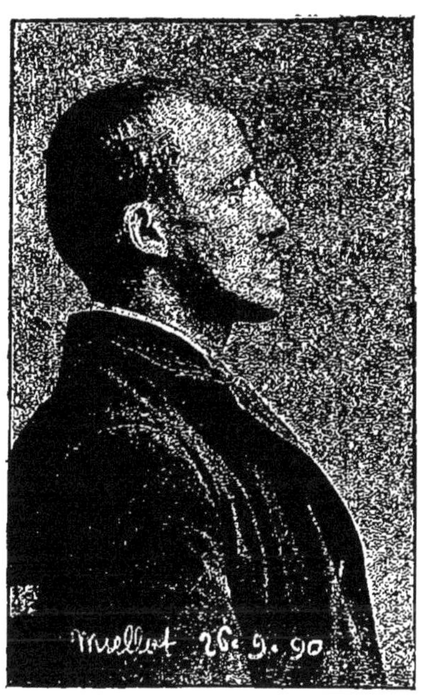

Fig. 8.

se divisent en deux catégories : tantôt il sent venir la crise et fait de grands mouvements, se débat au point qu'on est obligé de l'attacher. D'autres fois, au contraire, il tombe brusquement, se mord la langue, laisse aller ses urines sous lui.

Ce malade est un imbécile. Il ne sait ni lire ni écrire ; il est facilement impressionnable, rit, pleure sans motif, se conduit comme un enfant.

Les stigmates physiques de dégénérescence sont nombreux. Le sujet est microcéphale et acrocéphale. Il existe un prognathisme accentué. Les oreilles, petites sont sessiles, écartées, mal ourlées. La face est asymétrique, le nez est dévié à droite.

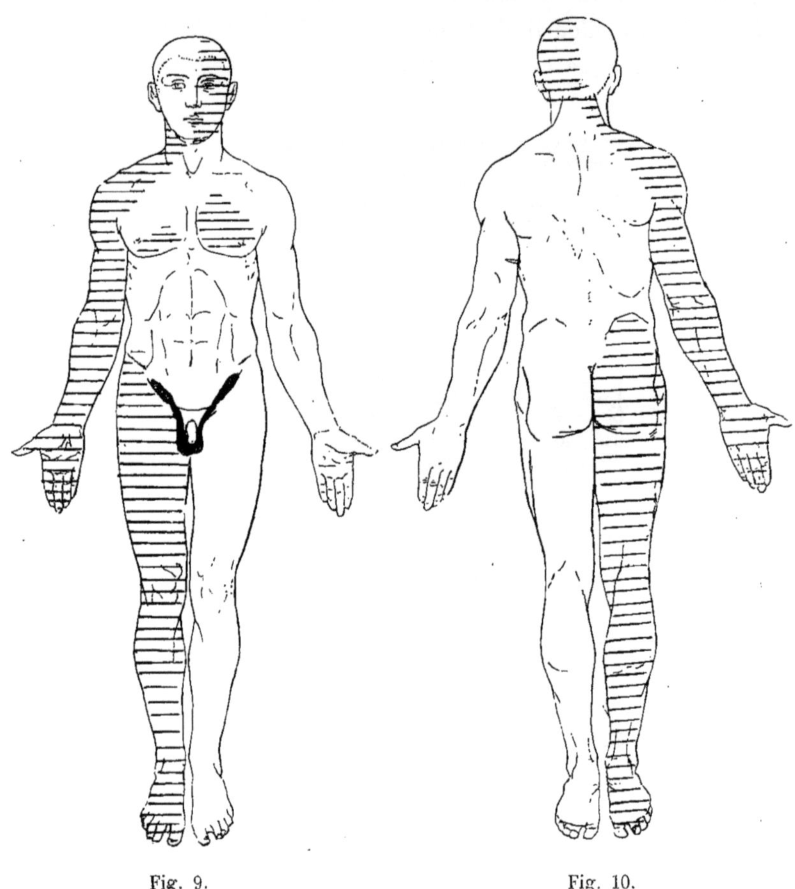

Fig. 9. Fig. 10.

Les dents sont bien rangées, la voûte palatine est ogivale. Enfin le malade bégaye.

Comme stigmates hystériques nous trouvons de l'anesthésie disposée par plaques, mais prédominant du côté droit. Nous n'avons pu mesurer le champ visuel, qui est rétréci.

§ 2. — Débilité mentale chez les hystériques dégénérés.

Avec les débiles nous arrivons à un genre beaucoup plus élevé au point de vue mental. C'est à eux que convient surtout le nom de déséquilibrés. Les débiles se font remarquer par la désharmonie de leurs facultés. A côté de qualités souvent fort brillantes, ils ont en effet les défauts les plus choquants, ou manifestent une faiblesse intellectuelle frappante. Le plus souvent la volonté est lésée d'une façon irrémédiable; l'obsession et l'impulsion sont toutes-puissantes.

« Cette classe comprend une quantité innombrable de dégénérés appartenant à toutes les classes de la société. Ce sont tous des types différant les uns des autres, mais ces individualités, en apparence si disparates, se ressemblent toutes quant au fond; un caractère commun les unit : la faiblesse du jugement et l'inégal développement des facultés intellectuelles.... Entre le débile le plus proche de l'imbécile et le débile le plus rapproché de l'homme intelligent, il y a place pour un nombre incalculable d'intermédiaires, nombre précisément en rapport avec les modalités innombrables de déséquilibration intellectuelle que l'on peut observer[1] ».

L'observation suivante est un bon exemple de débile peu intelligente, avec accidents hystériques extrêmement variés. On remarquera ici encore la réalité de la loi d'attraction. La mère, aliénée, épouse en secondes noces un héréditaire avec tendance au suicide. Au point de vue hystérique, la malade parcourt toute la gamme des accidents ordinaires.

1. Legrain, *Du délire chez les dégénérés*. Paris, 1886, p. 24.

Obs. XIX. Dégénérescence mentale. Chorée hystérique. Spasme glosso-labié, etc.

D..., couturière, née le 26 juillet 1858, entrée à l'Asile de Villejuif le 2 mai 1886.

TABLEAU VIII.

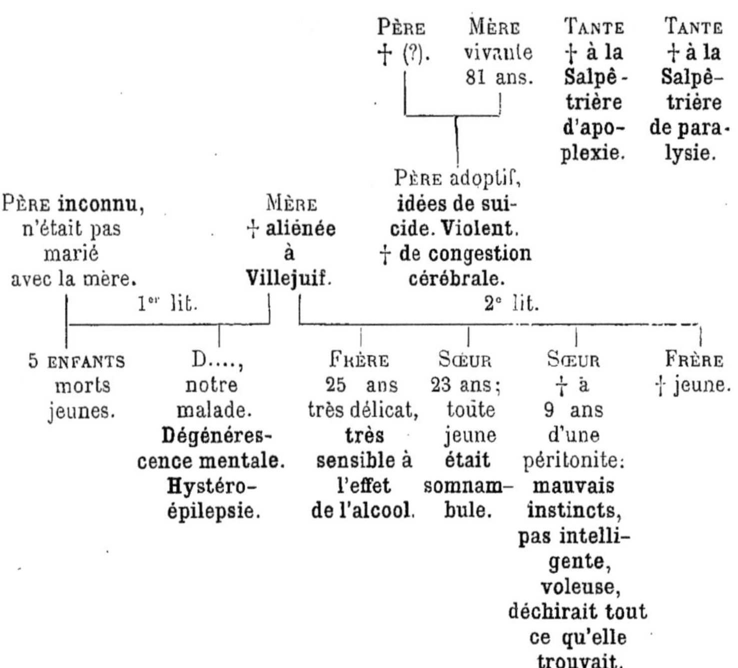

La mère était entrée à Villejuif quelques mois avant sa fille. Elle était atteinte d'affaiblissement des facultés mentales avec aphasie. Elle y est morte en 1889, à l'âge de soixante et un ans. Elle n'avait d'ailleurs plus aucune conscience de ce qui se passait autour d'elle et ne reconnaissait pas sa fille qui lui servait d'infirmière.

Pour ce qui est de notre malade, elle n'a jamais été bien portante. A trois ans, paraît-il, elle avait des tics, faisait des grimaces. Sa mère la corrigeait, sans résultats, bien entendu.

Réglée à quatorze ans, fort mal d'ailleurs, elle est prise à ce moment de chorée hystérique. Peu intelligente, continuellement malade, c'était, paraît-il, le souffre-douleur de la maison. Sa mère, qui d'ailleurs est devenue plus tard aliénée, ne pouvait pas la sentir. Elle la brutalisait continuellement, la laissait sans manger, ou ne lui donnait que du pain et de l'eau. Placée en apprentissage chez une couturière, elle se trouve en contact avec des gens qui ne lui ménagent ni les coups, ni les reproches. Aussi ne s'étonnera-t-on pas qu'elle ait eu à cette époque des accès de mélancolie, de « maladie noire », comme elle dit.

Elle abandonne son ouvrage et se trouve de nouveau en butte aux brutalités de sa mère, qui, remariée, essuyait à cause d'elle les reproches de son second mari. Aussi ne lui ménageait-elle ni les injures, ni les coups. Elle la frappait avec tout ce qui lui tombait sous la main, lui disait : « Tu t'en iras, tu f... le camp : va donc te f... à l'eau, idiote, bonne à rien; si j'étais comme toi, j'irais me f... à l'eau », etc., etc.

Malgré ces mauvais traitements notre malade n'a jamais eu d'idées de suicide.

Vers l'âge de seize ans, les attaques d'hystérie ont débuté; en même temps elle avait des tics; elle a été soignée alors aux Enfants-Malades par M. J. Simon. Elle présentait aussi des troubles circulatoires, de la cyanose des extrémités et des sueurs profuses de la paume des mains, à ce point qu'elle ne pouvait tirer l'aiguille dans les ateliers où elle travaillait. La cyanose remontait jusqu'à 2 centimètres environ au-dessus du poignet. Il n'y avait rien du côté des pieds.

Les contractures étaient fréquentes après les attaques : elle a même été soignée pour ce fait à la Salpêtrière.

A dix-huit ans elle est reprise de chorée et entre à la Charité; pendant son séjour à l'hôpital elle contracte une fièvre typhoïde extrêmement grave, et dont elle a failli mourir.

Les attaques à la suite de cette affection ont subi un temps d'arrêt. Elle retourne chez elle, commence à travailler, mais bientôt les phénomènes morbides reparaissent et on la place à Sainte-Anne, d'où elle est envoyée à Ville-Évrard.

Elle en sort après un séjour de quelques mois et revient chez elle, mais la chorée reparaît, et c'est elle-même qui demande à rentrer dans les asiles.

Au moment de sa deuxième entrée à Sainte-Anne, nous trouvons le certificat suivant du Dr Gilson :

« Chorée, débilité mentale ; perte de la mémoire, incapacité de se diriger. » (11 août 1885.)

Depuis ce temps elle n'a jamais quitté l'Asile d'aliénés. Elle a

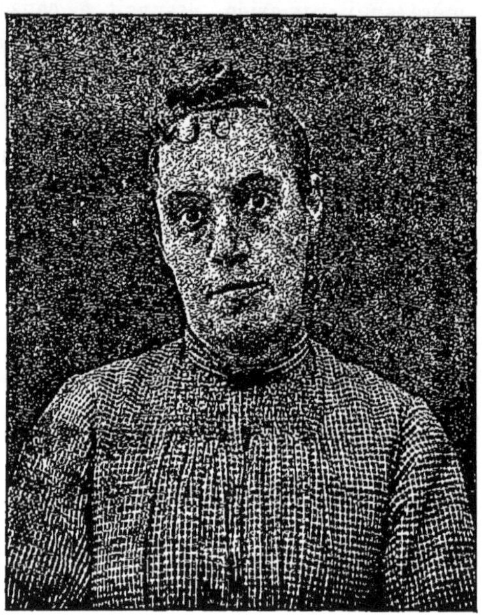

Fig. 11.

d'ailleurs des attaques fréquentes et très violentes, en même temps qu'une foule de manifestations hystériques.

C'est ainsi que le 7 août 1887 on trouve dans son observation la note suivante :

« Imite les aboiements du chien, se met à quatre pattes et se mord, depuis trois jours.

« Le 10 août 1887, au moment de la visite, elle recommence à japper et à montrer les dents dès qu'on s'approche d'elle. Cela se renouvelle encore le 29 août. »

Le 4 septembre 1888, pendant notre internat à Villejuif, nous la trouvons avec un hémispasme glosso-labié des plus nets du côté gauche. Elle s'est réveillée le matin avec des douleurs d'oreilles. La parole est très embarrassée, comme si la bouche était remplie de bouillie. Si on fait souffler la malade, le côté du spasme se soulève

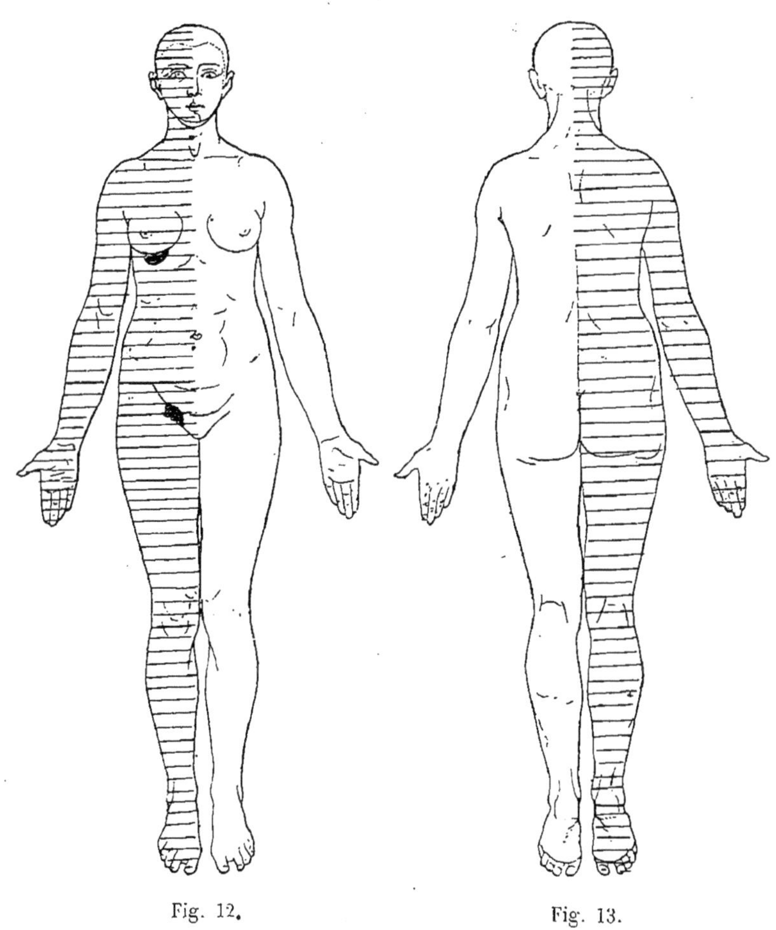

Fig. 12. Fig. 13.

fortement, le côté sain reste normal. Il existe des plis sur la joue et le menton du côté gauche. La langue présente à gauche un crochet des plus nets. La moitié gauche de la langue est plus large, plus épaisse, dure. Rien du côté des yeux.

Les attaques suivies de contracture étaient en même temps très fréquentes chez notre malade.

En 1889, au mois de juillet, elle est prise d'endocardite avec phénomènes très graves. Cette maladie dure environ un mois et demi.

Au point de vue mental, notre malade est une débile avérée. Elle n'a pas la moindre fixité dans les idées, est capricieuse, fantasque, tantôt travaillant très bien, tantôt au contraire refusant de s'occuper. Elle a des accès de violence pendant lesquels elle se livre à des voies de fait sur les autres malades. Bien entendu aussi le côté étrange ne fait pas défaut à son histoire, déjà compliquée. C'est ainsi qu'elle

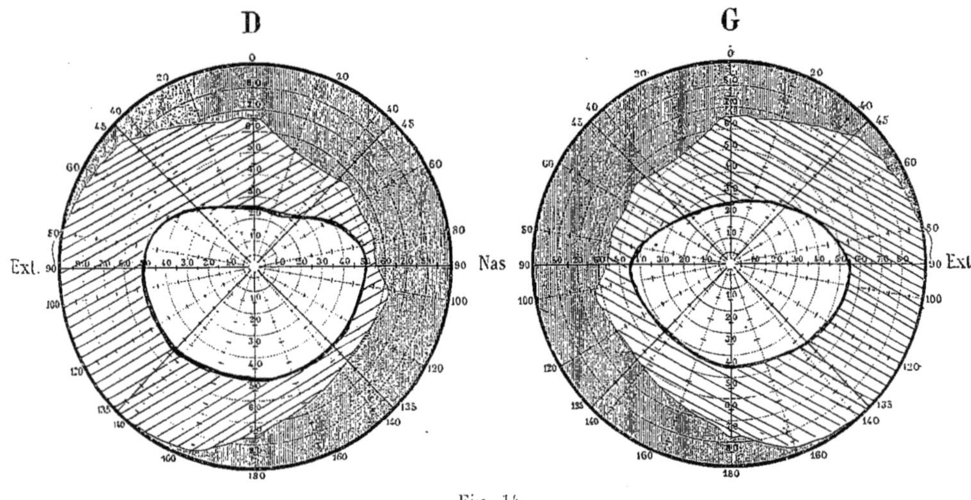

Fig. 14.

aurait été violée pendant une attaque par l'ami d'un de ses cousins.

Elle est restée à l'école jusqu'à treize ans, sait lire et écrire mais non compter.

Comme stigmates physiques, nous trouvons des oreilles sessiles; les dents, assez régulières, sont gâtées. La face est asymétrique, les rides précoces sont très accentuées, comme cela arrive souvent chez ce genre de malades.

Au point de vue hystérique il y a de l'hypoanesthésie droite. Zones hystérogènes ovarienne et sous-mammaire à droite. Les sens sont un peu affaiblis du même côté.

Le champ visuel est rétréci concentriquement, mais il existe sous ce

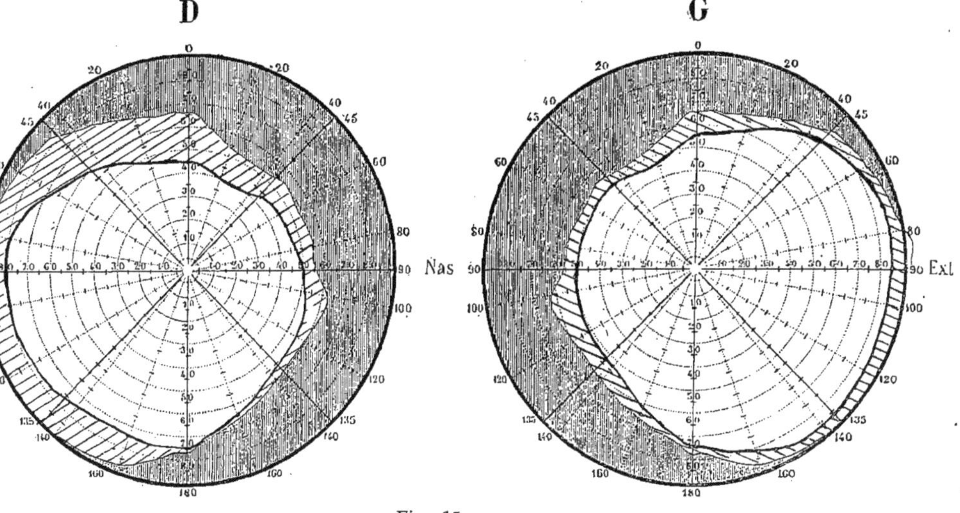

Fig. 15.

rapport une amélioration notable depuis notre premier examen en 1888. Voy. fig. 14 et 15.

OD V = 1/3
OG V = 2/3.

Fond d'œil normal.

L'observation suivante est curieuse au point de vue de l'hérédité similaire.

XX. Ey...r (Eugénie), 26 ans, entrée à Villejuif le 4 février 1889.

Tableau IX.

Grand-père.

Grand'mère
épileptique
† à Sainte-Anne en 1888.

Tante
épileptique.

Tante
épileptique.

Père
† après une maladie de 8 jours.

Mère
bien portante.

Ey...z, notre malade.
Hystéro-épilepsie à crises séparées.

Sœur
† écrasée par une voiture.

Cette malade, au dire de la mère, n'aurait des attaques que depuis dix ans. A cette époque, elle a manqué être écrasée. Ces accès survenaient à peu près tous les mois vers 2 heures du matin. La mère entendait sa fille râler; en même temps se produisaient quelques

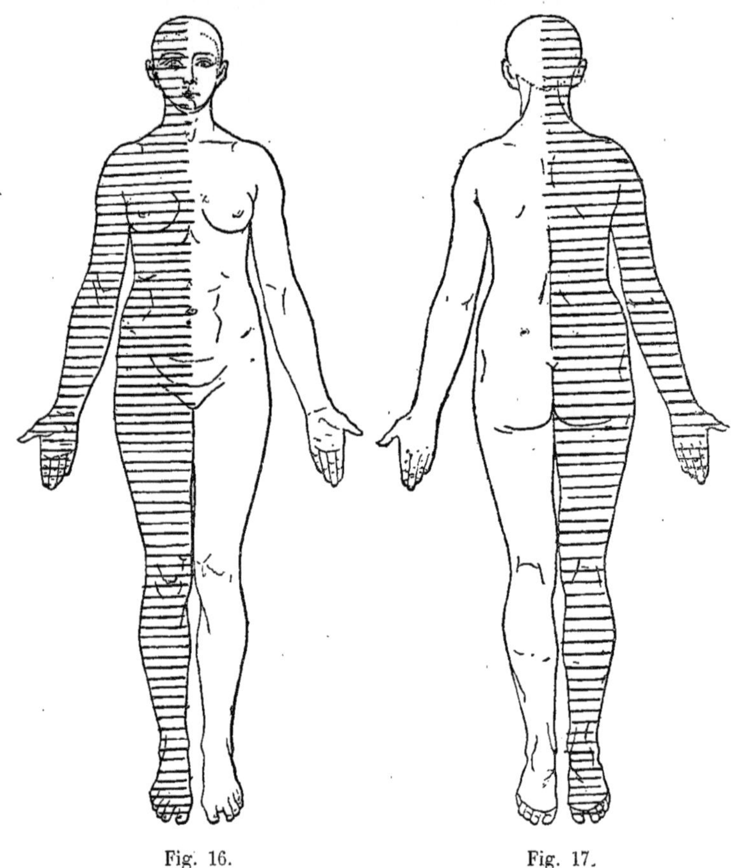

Fig. 16. Fig. 17.

mouvements convulsifs; un peu de bave lui venait à la bouche, il y avait émission involontaire des urines. Le lendemain, elle était obligée de rester au lit, car elle était comme anéantie. Depuis quelque temps les attaques sont moins fortes mais plus fréquentes. Une nuit la malade manqua être brûlée, le feu ayant pris à ses vêtements pendant un accès.

A Villejuif à l'entrée, anesthésie cutanée presque généralisée.

Le 13 février, pendant la nuit, accès d'épilepsie.

Le 19 février au matin, attaque d'hystérie franche. La malade se roule à terre demandant de l'air, du poison. Elle se déchire la poitrine avec les ongles.

Stigmates hystériques. — Hémianesthésie droite complète, sensibilité très obtuse avec plaques d'anesthésie du côté gauche. Odorat,

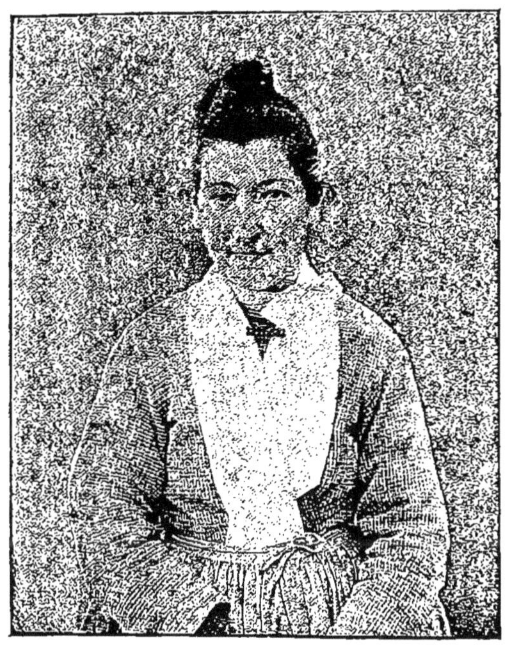

Fig. 18.

goût, ouïe, abolis à droite. Champ visuel très rétréci à gauche; amblyopie totale à droite.

Stigmates nombreux de dégénérescence. Intelligence très affaiblie, déséquilibration morale, colères violentes au sujet de la moindre contrariété.

Nous n'aurions pas rapporté cette observation, cas vulgaire de dégénérescence mentale avec hystéro-épilepsie à crises séparées, si en examinant la malade dernièrement nous n'avions constaté chez elle le retour complet de la sensibilité. La vision a partiellement reparu à droite; mais il existe de ce côté un rétrécissement du champ visuel beaucoup plus considérable qu'à gauche, où au contraire il a augmenté depuis le dernier examen.

Nous joignons à l'appui de notre thèse l'examen complet de la vision chez cette malade.

Acuité visuelle :

OD. V = 1/100.
OG. V = 1/4 1 D = 2/3.

Strabisme divergent léger de l'œil droit.

Pupilles normales, iris bleuâtre.

A l'ophthalmoscope : du côté droit, papille volumineuse, blanche, présentant au côté externe un large croissant pigmentaire, artères déliées, de volume petit; artère centrale de la rétine rectiligne peu ramifiée; veine centrale grosse, variqueuse, contournée, ramifications volumineuses et nombreuses; le tissu de la papille est d'un blanc nacré et ne présente pas de capillaires.

Du côté gauche, papille rosée normale dans sa forme; les vaisseaux (artères et veines) sont de calibre normal. A l'image droite, hypermétropie de 3 D; astigmatisme léger dans l'axe horizontal (voir planche II).

Voici maintenant un type de débilité mentale. L'instruction est assez cultivée. l'intelligence assez vive, mais la malade est continuellement dominée par ses impulsions.

XXI. Ch....r (Marie), née le 23 août 1861, entrée à Villejuif le 20 avril 1885.

escence
ale.
érie.
hythmée.
ns homi-
suicides.

TABLEAU X.

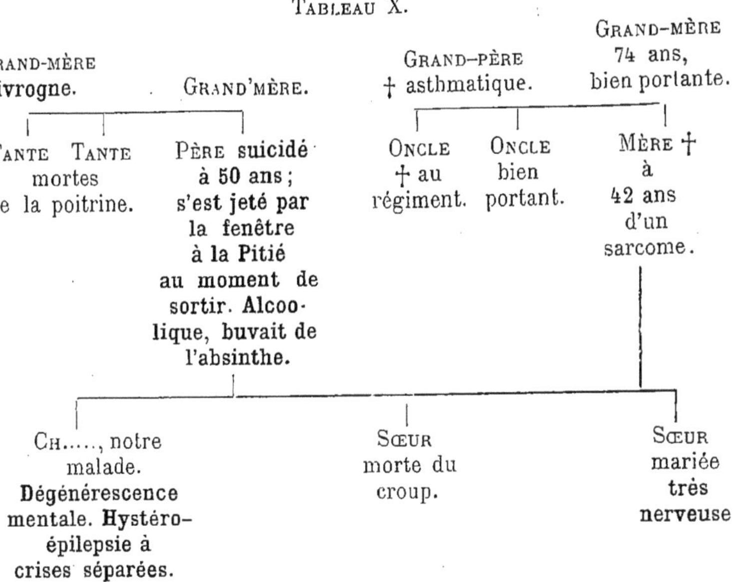

Ch....r entre avec le certificat suivant :

Hystéro-épilepsie avec trouble mental consécutif aux attaques et incapacité de pourvoir à son existence (Dr Marcel Briand).

Tous les phénomènes morbides se sont développés, dès l'âge de 10 ans. Auparavant, pas de maladies, mais des maux d'yeux. A 10 ans, maladie accompagnée de vomissements qui dure un mois.

Attaques d'hystérie et accès d'épilepsie.

Quand elle tombe *sans se sentir*, elle se mord la langue.

Quand elle *se sent*, elle ne se mord pas la langue.

Ovarienne droite. Diminution de la sensibilité généralisée. Hémi-anesthésie droite.

Nous devons à l'obligeance de M. le Dr Briand les renseignements suivants sur les deux premières années de son séjour à l'asile.

23 avril. Toux hystérique remontant à plusieurs années. Mouvements choréiformes généralisés depuis huit jours.

Deux attaques en se rendant à Sainte Anne.

Préoccupation mélancolique.

Toux et chorée hystériques.

27 avril. A déclaré qu'en ayant assez de la vie, elle choisirait le moment le plus favorable pour se suicider, soit en se jetant par la fenêtre, en s'étranglant ou en se coupant le cou.

A surveiller activement.

C. quinzaine. Hystéro-épilepsie avec trouble mental consécutif aux attaques et idées mélancoliques confuses.

Toux et chorée hystériques.

2 juin 1885. Agitation extrême.

Gambetta veut l'empêcher d'épouser *Ferdinand*, mais elle prétend que personne ne l'aura (*Ferdinand*, son prétendu).

3 juin. Continuation de la période d'excitation pendant toute la matinée. Attaques convulsives. — Dans l'après-midi, la malade revenue au calme ne se souvient de rien.

4 juin. Attaque le soir.

27 juillet. Excitation très grande, casse quatorze carreaux.

3 septembre. Excitation ; veut tuer la surveillante de son quartier. Casse des carreaux.

22 septembre. Alternatives d'excitation et de calme. Se croit un homme, un étudiant. Le soir, après l'accès, ne se rappelle plus rien.

23 septembre. Excitation. Attaque hystérique.

5 novembre. Excitation. Hallucinations.

3 janvier 1886. La malade, qui était calme depuis quelques jours, s'est excitée subitement. Elle était assise derrière la porte de la salle et a été involontairement poussée par une gardienne qui entrait ; menaces violentes, cris, injures.

15 janvier. De nouveau excitée, à la vue de deux malades se disputant ; elle prend une chaise et frappe la malade B....

25 janvier. Excitée. Reste en cellule toute nue et refuse aucun vêtement. Apercevant le médecin et les internes qui viennent, elle veut sauter, dit-elle, sur ces sales m.... qui ne respectent pas les femmes et qui veulent la tuer. L'agitation tombe dans la journée.

6 février. La malade est calme depuis dix jours environ. Elle a eu subitement quelques moments d'emportement passagers. Elle est très jalouse de l'attention des hommes et ne supporte pas qu'on parle aux autres malades. Le jour de la visite des médecins-inspecteurs,

elle a frappé avec une chaise la malade M..., uniquement par ce que celle-ci l'empêchait d'apercevoir ce qui se passait et causait avec le médecin. En ce moment elle est calme, s'occupe.

14 février. Restée calme depuis plusieurs jours, elle s'est excitée aujourd'hui et a menacé de tuer deux personnes, entre autres la malade P.., qui était hier sa meilleure amie et dont elle n'a pas eu lieu de se plaindre.

Ce soir, la malade est plus calme et couche dans le dortoir, mais elle a excité la malade P..., dont les crises convulsives et les hallucinations ont reparu.

15 mars. Assez calme. Attaques rares, une environ tous les quinze jours. Impulsions inconscientes au moment des crises; facilement hypnotisable. Elle passe par les phases ordinaires de l'hystéro-épilepsie.

5 avril. S'excite violemment parce qu'on joue du piano dans la salle. Casse des carreaux avec une chaise, — passe en cellule, — y reste toute la nuit.

6 avril. Aux douches, veut frapper l'interne qui l'a envoyée en cellule. — Voyant qu'elle n'y peut réussir, elle se précipite sur la gardienne qui suit la visite, laquelle faisait, la veille, fonctions de surveillante dans son quartier. Elle lui arrache une poignée de cheveux, la frappe à coups de poing et la renverse. — Retourne en cellule sans prendre sa douche.

Le soir, à la contre-visite, elle est calme et se déclare très satisfaite de sa situation.

19 avril. Retourne, sur sa demande, au troisième quartier. — Il a fallu l'hypnotiser pour l'empêcher de se jeter sur la gardienne C..., qu'elle accuse d'être la cause de tout ce qui est arrivé. — A pris régulièrement sa douche depuis qu'elle était en cellule.

20 avril. Calme; travaille.

4 juin. Se plaint d'un employé de la buanderie qui lui aurait fait des attouchements.

3 juillet. La malade a ses règles en ce moment. Aujourd'hui elle s'est excitée tout à coup en apprenant qu'on donnait à une autre malade un rôle auquel elle tenait. Après avoir cassé des carreaux, elle en tenait des morceaux dans ses mains et menaçait d'en frapper quiconque s'approchait; on n'a pu les lui retirer que très difficilement. Au moment où on la conduisait en cellule, elle s'est échappée

des gardiennes et s'est dirigée vers la salle où les malades répétaient une pièce. Croyant que la malade G... était la cause de ce qui lui arrivait, elle s'est jetée dessus et l'a frappée et renversée. — Essaye de

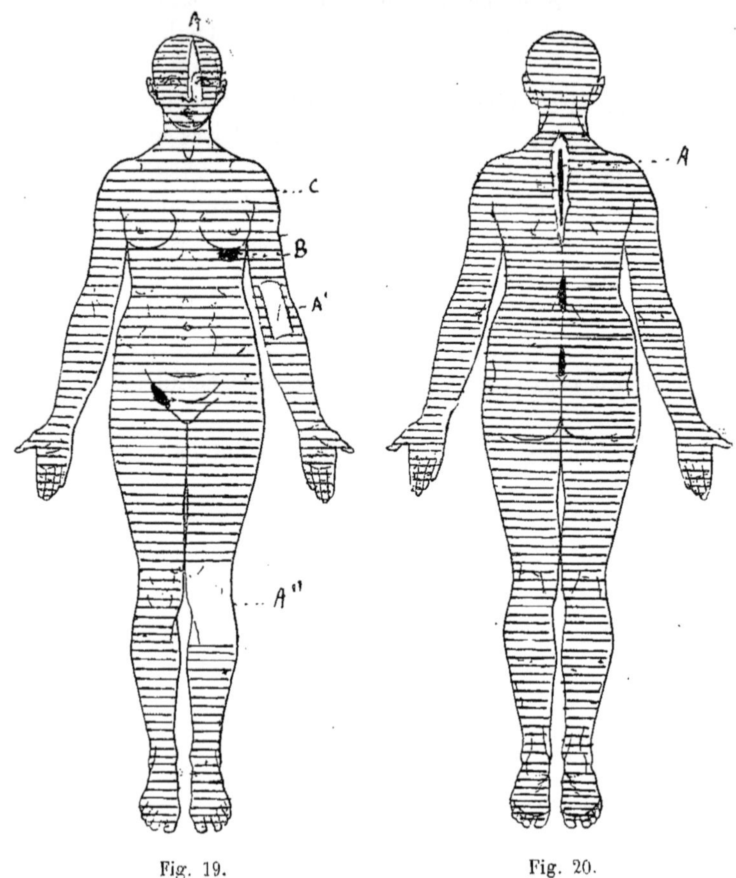

Fig. 19. Fig. 20.

mordre ceux qui la tiennent et tente de s'étrangler, profère des menaces de mort contre Mme G....

Une heure après on lui suggère pendant le sommeil l'idée qu'elle n'en veut pas à Mme G.... « Si, répète-t-elle, je lui en veux, je la tuerai. »

Nouveau sommeil de dix minutes, nouvelle suggestion : vous me demanderez au réveil d'aller embrasser Mme G....

Au réveil, elle se réconcilie avec la malade.

29 juillet. — Réglée depuis le matin; a eu une forte crise en voyant revenir dans le quartier la malade Th..., à laquelle elle en veut depuis peu, sans raison sérieuse.

Tentatives répétées de strangulation; il faut plusieurs personnes pour la tenir. Séries d'attaques de trois heures environ. On ne parvient pas à l'hypnotiser.

Lorsque nous avons examiné cette malade en juin 1888, nous avons constaté :

1° Une anesthésie complète de tout le corps à la douleur, au froid et à la chaleur. Quelques parties sont cependant demeurées sensibles.

Il existe une zone de sensibilité à la partie antérieure du genou gauche. Cette zone s'étend à 3 travers de doigt environ au-dessus et au-dessous de l'articulation. Enfin, à la face à gauche on constate une zone de sensibilité ayant la forme d'un triangle à sommet supérieur, dont la base correspond à l'aile du nez et dont le sommet répond au sinciput. Cette zone a environ 3 centimètres de large.

Une quatrième bandelette sensible existe au niveau du coude gauche en avant, s'étendant à deux travers de doigt au-dessus et au-dessous de l'articulation (voy. fig. 19, 20).

Point ovarien droit.

Point sous-mammaire gauche.

Points hystérogènes disséminés le long de la colonne vertébrale.

Perte du sens musculaire des deux côtés.

Rétrécissement considérable du champ visuel. (Fig. 21). Au point de vue visuel le malade présente peu d'intérêt; voici cependant à titre de renseignement l'état de sa vision :

$$O.D.V = 1/3 - 1D = 1/2$$
$$O.G.V = 1/3 - 1D = 1/3$$

Myopie simple, fond d'œil normal.

Strabisme divergent léger du côté gauche (4°).

Attaques d'hystérie classiques. — Mais avec cette particularité que la quatrième phase ou phase de délire, si rare d'ordinaire, est ici extrêmement prononcée, et offre une durée de plusieurs heures et parfois d'un jour ou deux.

Enfin, la deuxième phase ou phase des grands mouvements a ceci de remarquable de présenter une phase de chorée natatoire extrêmement nette. La malade se couche à plat ventre et fait des mouvements de natation très réguliers. En même temps, elle parle et se figure être dans l'eau, etc., etc. La durée de cette phase est de cinq à six minutes, puis l'attaque continue son cours.

La malade est d'ailleurs assez intelligente, et se rend fort bien compte de sa situation. On en jugera par cet exposé de sa maladie

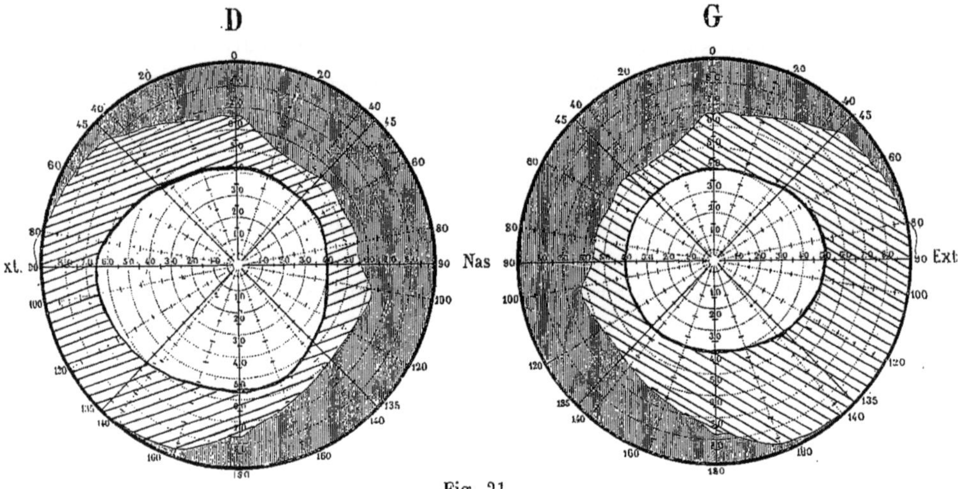

Fig. 21.

que nous l'avons priée de nous rédiger, et qui est, on en conviendra, d'une rigoureuse exactitude clinique.

« Vers les quatorze ans, j'ai commencé à avoir des malaises con-
« tinuels, j'avais des inquiétudes; toujours impatientée, il m'était
« impossible de faire un travail continu, je pleurais, je riais
« malgré moi. Je ne pouvais pas rester en place, je continuais
« toujours à avoir des cauchemars; ma mère a dit au Dr Onimus
« que j'avais des hallucinations toutes les nuits, que je me levais,
« que j'avais un sommeil très agité; qu'il m'était impossible de
« digérer. J'avais des bâillements continuels, des soupirs, tellement
« j'étouffais, et, quand j'avais ces étouffements-là, je perdais connais-
« sance et je tombais, et quand je revenais de mes attaques, j'étais
« toute contracturée; il fallait me faire manger. Je tombais comme cela

« aussitôt que j'avais une émotion de chagrin ou de joie; la moindre « des choses m'émotionnait. J'avais beaucoup d'impulsions. Ma mère « me menait tous les jours chez le docteur, et quand l'on m'élec- « trisait, ça m'endormait; je tombais souvent à la suite d'une colère, « d'une contrariété. Je ne pouvais pas toucher le cuivre, sans cela je « restais après le bouton. Je perdais la mémoire de plus en plus, « et j'en ai encore très peu; je n'avais aucune conversations suivie. « J'avais des attaques très fréquentes, j'avais des accès, trois et « quatre la nuit; j'avais des contractures continuelles, le docteur « disait à ma mère que j'avais de la tétanie, de la catalepsie; dans « mes contractures, je faisais des cris de souffrance nuit et jour.

« J'avais toujours mal dans le bas-ventre, dans les reins, je sentais « comme une boule qui montait à la gorge. J'avais toujours mal à la « tête, et j'ai toujours mal, surtout la nuit. Je ne me suis jamais fait « aucunes contusions en tombant dans mes attaques; à la suite de « mes attaques, ma mère disait au docteur que j'avais quelquefois « trois et quatre heures de délire, ou des fureurs terribles.

« J'ai toujours eu des goûts coquets, et même des fois excen- « triques; mais quand j'étais dans mes idées noires, j'étais négli- « gente, aucun goût à m'habiller. J'avais des petits moments d'agi- « tation et des secousses nerveuses, de quatorze à seize ans. J'ai eu « de la paralysie dans les jambes; de la paraplégie.

« J'étais insensible, insensibilité complète; quand j'ai perdu « mes parents, il y a cinq ans, — ma mère est décédée au mois de « janvier en 1883, — au mois de mai suivant, j'ai tombé dans des « attaques terribles, des accès d'épilepsie, deux et trois par nuit.

« Au mois de juin suivant : je perds mon père; je suis restée seule, « j'ai été six semaines dans le délire nuit et jour (mon délire s'est « passé). J'ai été mieux : et dans mon délire je me croyais un porc. « Et je me voyais comme cela dans mon imagination; l'on m'a gavée « tous les jours pendant six semaines; dans l'intervalle de ce délire « (j'ai eu deux jours de léthargie) et pendant cette folie, je gâtais « sous moi, l'on ne faisait que me changer; j'avais deux et trois « attaques par jour, j'étais comme un rouleau de contractures. J'avais « la langue comme paralysée, j'étais comme un nœud; ensuite j'ai « été de mieux en mieux. Je suis partie à la campagne, j'y suis « restée trois mois, et j'ai eu une fois des attaques dans cette limite « de temps; et une fois des accès dans la nuit; en 1884 mes agita-

« tions m'ont repris à la fin du mois de mai; des rages effrayantes, « je me dévorais les bras; délire continuel, mais je ne me souviens « pas de cela, au bout de six mois, j'ai été bien, je suis repartie « à la campagne pour deux mois et demi. L'année d'ensuite, je suis « encore retombée dans des attaques épouvantables, je suis retombée « folle, vers la même époque, et j'étais ici. Je ne me rappelle pas « du tout mes agitations, et je cherche à me rappeler, mais il « m'est impossible de me souvenir; j'ai encore par moment des « idées tristes, encore quelquefois l'idée de me tuer, pas envie « de travailler, envie de me négliger; j'ai toujours des migraines. « A présent je suis malade deux et trois fois par mois en moyenne, « et quand je suis rentrée ici, j'avais des dix heures d'attaques tous « les jours, j'en ai eu jusqu'à cent vingt dans un jour. J'avais des « accès toutes les nuits; et à présent je n'en ai pas eu depuis le « 10 mars; cette nuit-là j'ai eu des accès toute la nuit; seulement « j'ai souvent des étouffements, et j'ai encore des petits moments « d'excitation; voilà quinze jours que je n'ai pas eu de grandes « colères, et mon caractère s'adoucit beaucoup, en comparaison de « ce qu'il était. J'ai encore souvent des cauchemars. »

La malade qui va suivre est une tiqueuse coprolalique, ce qui suffit à la classer au point de vue mental. C'est aussi une grande hystérique.

Br....r (Alphonsine, 16 ans) entre à l'Asile de Villejuif le 10 mars 1890.

Obs. XX
Dégénéresc
mentale
Tic convul
Coprolali
Hystérie

TABLEAU XI.

ONCLE	PÈRE IVROGNE,		MÈRE
† **de mort subite à 45 ans.**	**boit de l'absinthe, battait sa femme qu'il a abandonnée.**		† à 47 ans. Bronchite chronique.

FRÈRE,	SŒUR,	SŒUR,	BR...R,
23 ans, bien portant.	**se trouve mal à la moindre contrariété.**	20 ans, **tiqueuse**	notre malade. **Dégénérescence mentale. Hystéro-épilepsie Tic. Coprolalie.**

En octobre 1889 elle était chez sa sœur, blanchisseuse à Puteaux, en train de repasser, lorsqu'un mendiant est subitement apparu à la fenêtre. Elle a eu peur, est tombée raide, paraît-il. Deux ou trois jours après, les attaques ont apparu. Elle avait des étouffements et une céphalée hystérique violente, à ce point qu'on ne pouvait même toucher ses cheveux.

Les attaques survenaient le jour ou dans la soirée mais jamais la nuit. Elle a été consulter à la Salpêtrière, M. Charcot d'abord, puis M. Voisin. Plus tard, elle s'est rendue chez M. Luys, qui l'a prise dans son service. Il l'endormait, paraît-il.

C'est pendant son séjour chez M. Luys qu'elle a eu une nuit un accès de délire, ou peut-être de somnambulisme, dont elle ne conserve nul souvenir.

Elle a voulu se précipiter par la fenêtre, ce qui a motivé le certificat suivant :

« Attaques d'épilepsie fréquentes, avec hallucinations nocturnes et « inconscience de ses actes. Hier, elle a fait une tentative de suicide « en cherchant à se précipiter par la fenêtre d'un second étage. « J'estime qu'elle est dangereuse pour elle-même et qu'il y a lieu de « la placer dans un asile d'aliénés. » (Luys, 3 mars 1890.)

« M. Magnan, qui l'examine, la déclare atteinte « d'hystéro-épilepsie avec délire accompagnant les attaques. » (4 mars 1890.)

A Villejuif on la trouve facilement hypnotisable et l'on constate chez elle des attaques de sommeil.

Au point de vue des stigmates, on ne trouve pas d'hémianesthésie. Mais il y a des zones hystérogènes au niveau de l'ovaire gauche et de la région sous-mammaire gauche. Il existe à droite un point phrénateur ovarien.

Rétrécissement peu considérable du champ visuel, mais surtout marqué à droite. Acuité visuelle normale pour les deux yeux.

Pour ce qui est des stigmates de dégénérescence, nous trouvons chez la malade un tic du cou et de l'épaule analogue au mouvement qu'on effectue lorsque quelque chose vous démange dans le dos. Ce tic s'accompagne de coprolalie. Il arrive souvent à la malade de dire « m... » malgré elle.

Enfin la vue d'une araignée suffit chez elle pour provoquer une attaque.

Voici maintenant une débile avec perte complète des sentiments affectifs, mauvais instincts et perversion sexuelle.

F...d (Marie), née le 5 avril 1872, entrée dans le service de M. Briand, à Villejuif, le 6 août 1888. Obs. XXIII. Dégénérescence mentale. Mauvais instincts. Hystérie.

Au point de vue des antécédents, nous avons peu de renseignements.

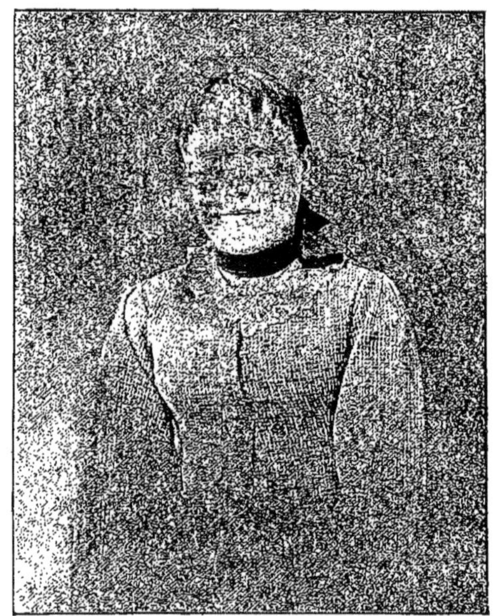

Fig. 22.

Nous savons seulement qu'il existe une cousine hystérique, et qu'un des frères de la malade a eu des convulsions

La première attaque remonte au mois d'août 1887. Elle a été soignée pendant quelque temps à la Salpêtrière.

A sa sortie de l'hôpital, les attaques ont repris de plus belle : en même temps, ses habitudes déplorables ont forcé sa mère à la faire admettre dans un asile. C'est ainsi que la malade se déshabillait dans la rue, était une cause de scandale pour tout le monde.

C'est d'ailleurs une déséquilibrée dans toute l'acception du terme. Il y a chez elle absence absolue des sentiments affectifs en même temps qu'une perversion extrême du sens moral.

Elle aime à employer les mots les plus grossiers, dit continuellement m...., etc., etc. Elle nous raconte qu'on l'a envoyée à l'école à

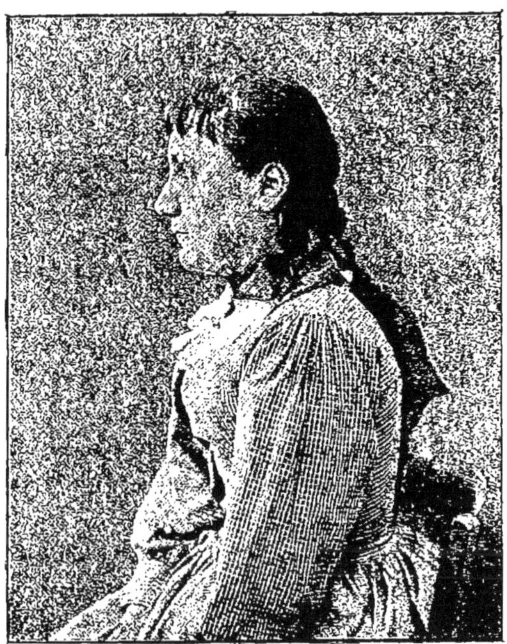

Fig. 23.

l'âge de huit ans, mais qu'elle n'y « fichait rien ». Cependant elle sait lire, écrire et compter. — Elle n'a pas appris de métier.

Elle se rendait insupportable chez elle. Lorsqu'elle restait seule avec son frère, elle prenait plaisir à le frapper, à l'ennuyer pour le faire pleurer. Surprise une fois et corrigée par sa mère, elle s'était avisée de se labourer la tête à coups de couteau.

Une de ses grandes distractions consistait à attraper des souris et à leur crever les yeux. Lorsque cela l'avait « énervée », elle les tuait.

Extrêmement violente, elle cassait et brisait tout chez elle. Cela lui arrive encore à l'Asile.

Au point de vue génital, elle est parfaitement dépravée. Réglée à treize ans, assez mal du reste, elle a été déflorée à quinze ans et demi.

Nous ne trouvons pas chez elle de stigmates hystériques. Elle n'a ni anesthésie ni rétrécissement du champ visuel. Mais, par contre, les attaques sont extrêmement fréquentes, presque quotidiennes. Ce sont des attaques d'hystérie classiques.

Au point de vue de la dégénérescence, outre les phénomènes psychiques relevés plus haut, on constate quelques stigmates physiques. La tête est assez symétrique, mais les oreilles sont sessiles, mal ourlées. Les dents de la mâchoire supérieure sont mal plantées, écartées, celles de la mâchoire inférieure, assez régulières. Enfin la malade blèse (voy. fig. 22, 23).

Peu de chose également du côté des yeux.

OD. V. = 2/3.
OG. V. = 1/2.

Fond d'œil normal.

L'observation suivante est intéressante surtout au point de vue de l'hérédité.

B.... seize ans, entrée à Villejuif le 11 juin 1890. Obs. XXIV.

Tableau XII.

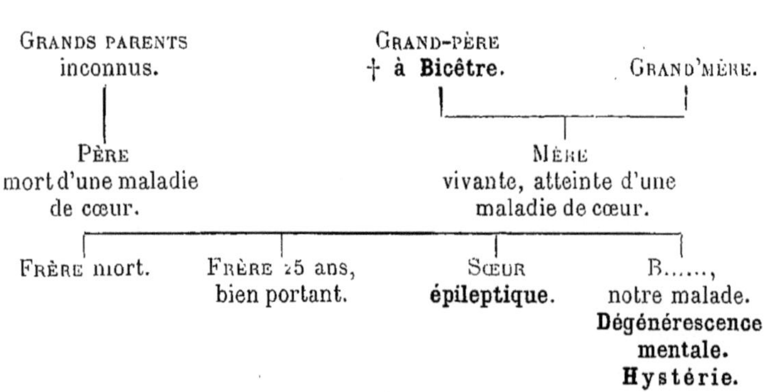

Les attaques ont débuté au mois d'avril dernier. A ce moment elle ne perdait pas connaissance. Elle se plaignait seulement de palpitations et d'une douleur de la région cardiaque. Entrée à la Charité

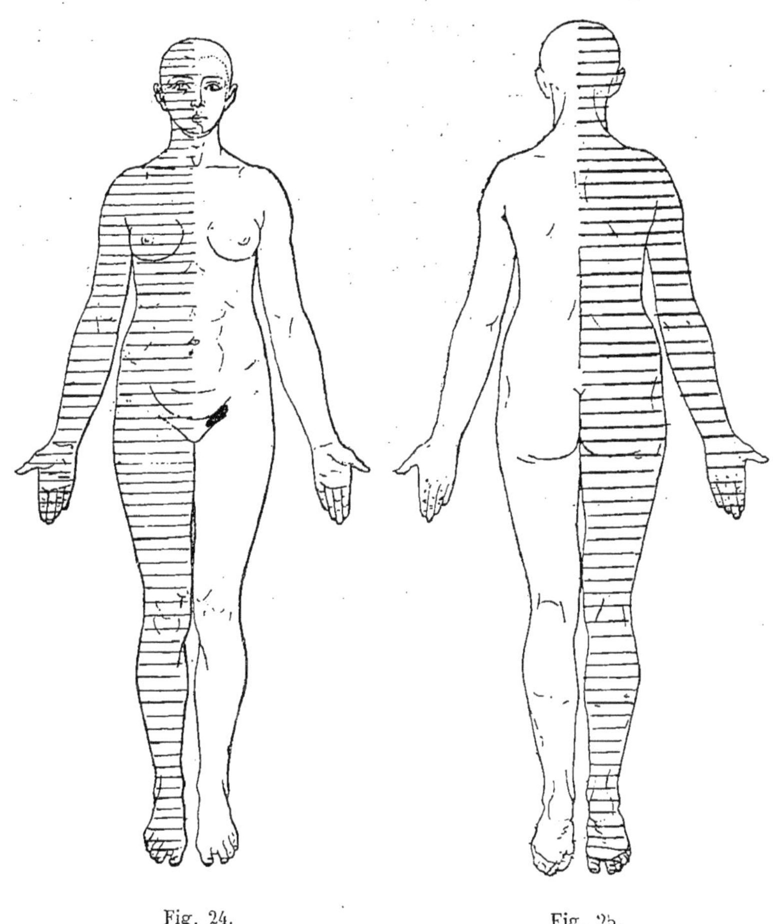

Fig. 24. Fig. 25.

pour cette maladie de cœur, elle présente bientôt de grandes attaques d'hystérie qui motivent le certificat suivant :

« Grandes crises hystéro-épileptiques, trouble le repos de la salle ; son état nécessite son transfert dans un asile spécial. » Dr Potain.

Toutes les attaques commencent par une douleur dans la région cardiaque. « C'est comme si on lui arrachait la poitrine. » En même temps elle a la sensation de boule, des battements dans les tempes, etc., etc. Elle a de violents maux de tête, à ce point qu'on ne peut même pas toucher l'extrémité des cheveux. »

Comme stigmates elle présente une hémianesthésie sensitive et sensorielle droite et un rétrécissement concentrique double du champ visuel, plus prononcé à droite.

Au point de vue de la dégénérescence il existe un développement

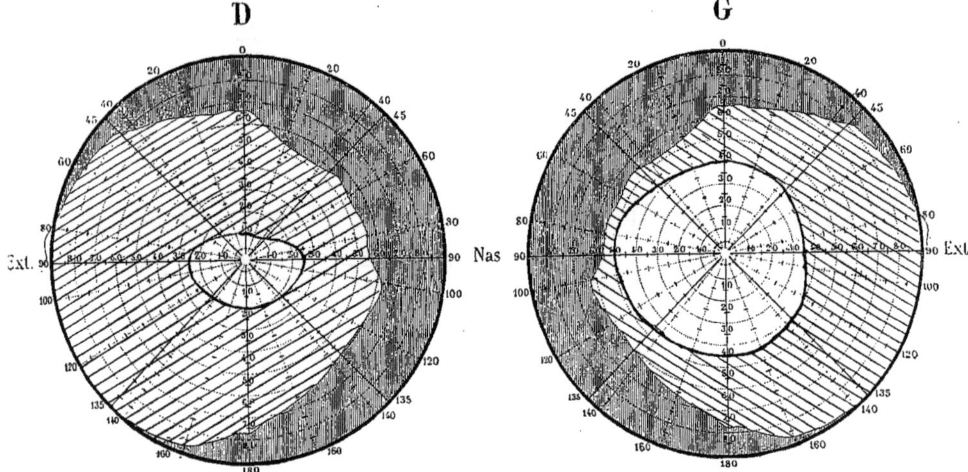

Fig. 26.

un peu exagéré du système pileux : les dents répondent au type d'Hutchinson. Voûte palatine ogivale. Examen de la vision :

OD V = 1/4 sa
OG V = 2/3 sa.

A l'ophthalmoscope, papilles petites, blanchâtres, aspect congénital, ne correspondant pas à une lésion oculaire.

Diminution de l'acuité visuelle à droite, due seulement à l'anesthésie de ce côté.

§ 3. — Des délires multiples.

On sait que chez les dégénérés il est très fréquent de voir apparaître d'emblée des idées délirantes extrêmement accusées. Ces idées, avons-nous dit, peuvent prendre toutes les formes. En général, et c'est là la caractéristique du genre, les idées les plus diverses se confondent en un lacis inextricable, et le délire offre un mélange d'idées ambitieuses, de persécution, de tendances mystiques.

Cependant, comme il faut un ordre dans la description, nous avons classé les observations suivantes d'après la nature de l'idée délirante prépondérante.

A. — *Délire mélancolique.*

Le cas suivant est un bel exemple de la façon dont s'installent chez les dégénérés les idées mélancoliques. Nous ferons remarquer que cette malade a fait une tentative de suicide.

Autre fait intéressant à signaler, à savoir la dissociation chez elle de la sensibilité, simulant la syringomyélie.

XXV.
érescence
ntale.
ncolie.
dances
uicide.
e tardive.
ciation
myélique
sensibilité.
sthénie.

Le 28 février 1890, est amenée dans le service de M. Paul Garnier, à l'infirmerie du Dépôt, une femme qui semblait en proie à un délire mélancolique. Ce délire s'accompagnait de divagations incohérentes et d'hallucinations de la vue. En outre, on constatait chez le sujet un tremblement généralisé, insolite, et, chose bizarre, une dissociation de la sensibilité comparable à celle qui se rencontre dans la syringomyélie.

La malade, arrivée le 28 février dernier, prétend se nommer Decaige (Agathe), veuve Rochet ; on l'a retirée de l'eau à Ivry.

Son aspect est mélancolique, bizarre, égaré, elle a des divagations incohérentes. Un des traits les plus caractéristiques — et non des moins difficiles à expliquer, — est un tremblement continu, presque généralisé, mais surtout marqué dans les membres supérieurs et dans les mains, tremblement anormal, mais qu'avec un peu d'attention on peut décomposer de la façon suivante :

1° Un tremblement du type intermédiaire entre le tremblement à

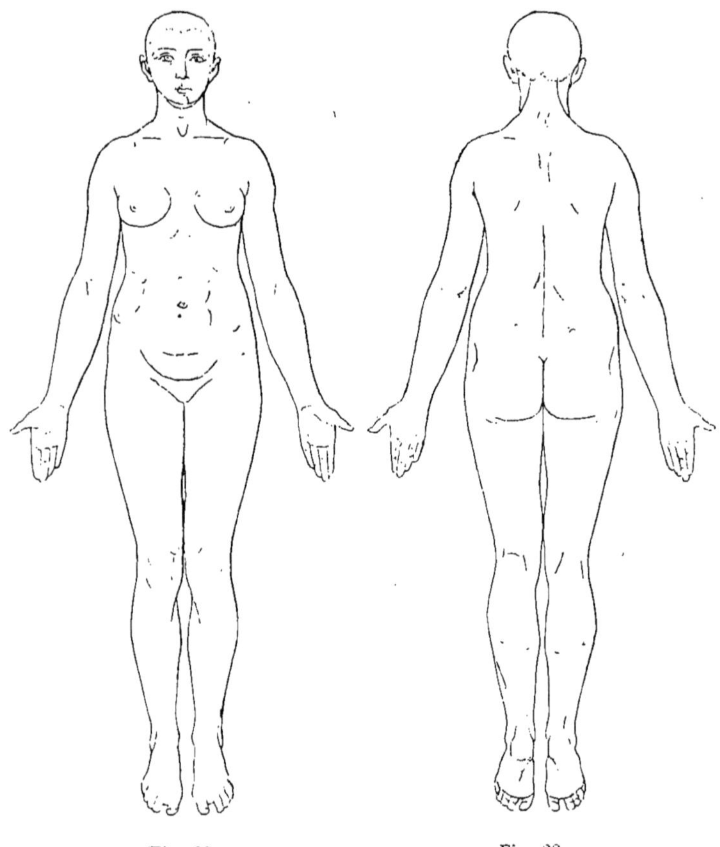

Fig. 27. Fig. 28.

oscillations lentes et le tremblement à oscillations rapides ; 2° un tremblement à oscillations rapides, le tremblement vibratoire par excellence, le tremblement alcoolique[1].

1. Voir la Division des tremblements, dans les Leçons du mardi de M. Charcot, 1887-1888, p. 368.

Ce phénomène insolite nous frappa, M. Garnier et moi, et nous mit en partie sur la voie du diagnostic. Ne pouvait-il s'agir en effet d'un mélange d'hystérie et d'alcoolisme?

Cette maladie nous réservait bien d'autres surprises :

En effet, un examen attentif, pratiqué à des reprises différentes, le

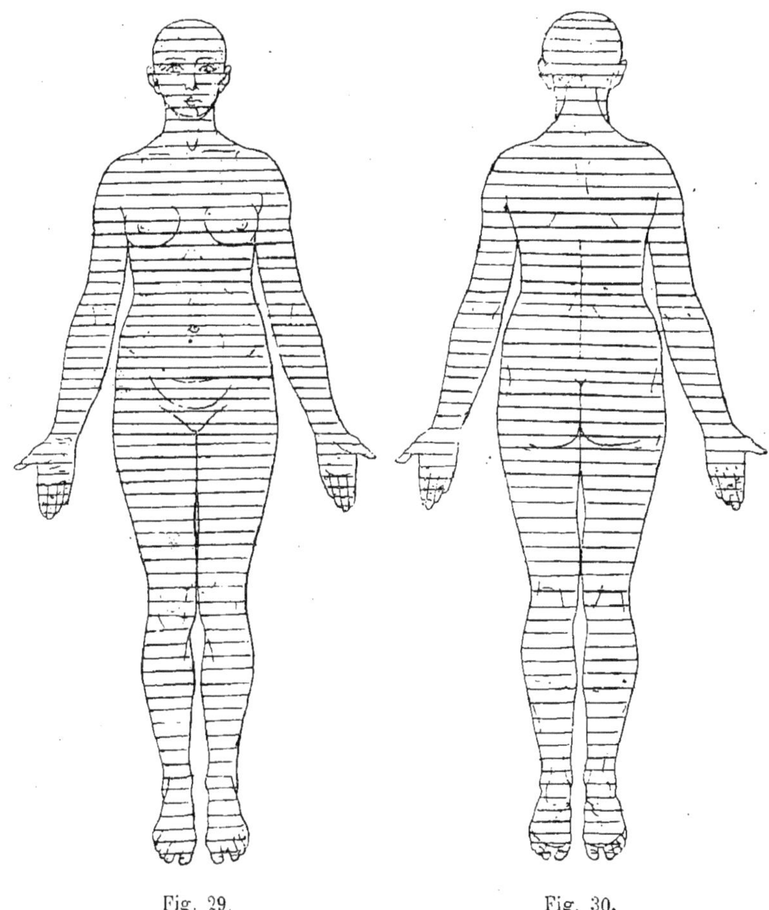

Fig. 29. Fig. 30.

2, le 5 et le 6 mars, nous permit de constater les symptômes suivants :

La sensibilité tactile est conservée partout ; la malade sent fort bien et indique clairement lorsqu'on la touche, mais elle ne perçoit que le contact simple (voy. fig. 27, 28). Il existe une analgésie absolue, répandue sur toute la surface du corps. On peut piquer profondément, tirailler la peau sans provoquer la moindre douleur ou le moindre réflexe. Elle ne souffre pas quand on lui tord les doigts ou les poignets. Il y a une abolition complète sur toute la surface du corps de la sensibilité au froid. Le jour où nous l'examinons, la température extérieure étant à 0 degré, la malade, déshabillée complètement, ne manifeste pas le moindre malaise. Elle prétend même avoir trop chaud; cependant ses mains sont froides, violacées. On peut impunément lui promener sur le corps une compresse trempée dans de l'eau à 1 ou

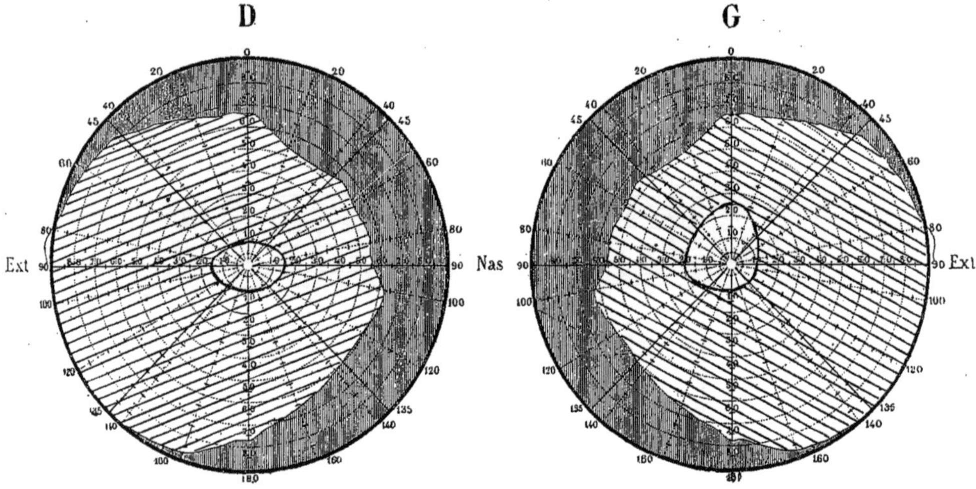

Fig. 31.

2 degrés. Il y a de même abolition complète et aussi généralisée de la sensibilité à la chaleur. On peut impunément lui toucher le corps avec un fer chauffé à 100 degrés environ (fig. 29, 30). Il y a perte du sens musculaire, chose anormale en elle-même, étant donnée l'intégrité du tact. Enfin on trouve une anesthésie pharyngée complète.

Nous n'avions pas là l'hémianesthésie hystérique, classique. Du côté des organes des sens, au contraire, bien que les facultés sensorielles soient émoussées d'une façon générale, on remarque une notable différence entre le côté droit et le côté gauche.

Et d'abord, il existe un rétrécissement concentrique énorme du champ visuel, rétrécissement plus marqué à droite qu'à gauche. Il nous a été impossible, à notre grand regret, d'explorer le champ visuel des couleurs et de voir s'il y avait transposition. Au point de vue des couleurs elles-mêmes, la notion est suffisamment conservée, bien qu'affaiblie, à gauche. A droite, il y a une altération complète de la sensibilité. De ce côté le rouge paraît jaune, le bleu paraît également jaune, le jaune semble blanc et le vert donne l'impression du bleu. On remarquera que, pour la couleur bleue, la malade perçoit la couleur complémentaire, le jaune.

Le *goût* est aboli complètement à droite, diminué à gauche.

De même pour l'odorat, il y a abolition complète du côté droit et diminution notable à gauche.

Enfin, il existe un affaiblissement de l'ouïe plus considérable du côté droit que du côté gauche.

La malade est bien conformée; il n'y a pas d'atrophie musculaire, pas de troubles trophiques, pas de scoliose. Un peu d'asymétrie faciale. Il y a bien une légère faiblesse musculaire, mais cette faiblesse tient à l'état de dépression dans lequel se trouve le sujet, et en tous cas, il n'y a pas la moindre différence, sous ce rapport, entre les deux côtés du corps. Cette faiblesse et cette dépression sont en somme des symptômes de l'état neurasthénique.

Il y a, en effet, une céphalée occipitale, une sensation de constriction dans les tempes. La tête tout entière lui fait mal, comme si elle avait reçu des coups de marteau, et cette douleur s'accompagne de fourmillements. Elle interprète cette céphalée dans le sens de son délire et elle se plaint d'avoir reçu un coup de bâton sur la tête. Enfin, tandis que nous n'avons trouvé ni zone hystérogène, ni point ovarien, nous trouvons des plaques douloureuses neurasthéniques, l'une au niveau de l'appendice xiphoïde, l'autre à la région sacrée.

La langue est trémulante, mais il n'y a ni tremblement de la parole, ni inégalité pupillaire. Les réflexes rotuliens sont un peu exagérés.

Pendant les 4 jours que cette femme est restée au Dépôt, il y a eu *anurie* complète et rétention des matières fécales. La percussion de la vessie n'a pas révélé une quantité d'urine considérable. Cette anurie a été interrompue dans l'intervalle par voie réflexe. On dut employer la force pour lui retirer des épingles de la bouche, et c'est au milieu des efforts provoqués par ces manœuvres que la miction s'effectua. L'anurie reparut ensuite comme auparavant.

La malade, ajournée le premier jour, se présente le lendemain dans le même état mental, mais le tremblement s'est considérablement atténué.

Sa sœur nous fournit alors quelques renseignements sur son compte. Elle s'appelle en réalité V...az, 47 ans. Au point de vue des antécédents, le père est mort tuberculeux, la mère asthmatique. Grand-père et oncles paternels morts d'attaque d'apoplexie. 17 enfants dans la famille. Sur les quatre qui restent, un frère est asthmatique, une sœur — celle qui nous fournit ces renseignements — a des crises d'hystérie depuis un an. Elle perd connaissance, a la sensation de boule et de constriction de la gorge, et présente de l'hémianesthésie droite et des points ovarien et sous-mammaire droits.

Rien de particulier sur le passé de notre malade, qui est à Paris depuis 1861 et qui exerçait jusqu'à ces derniers temps l'état de concierge. Elle a eu quatre enfants ; il reste deux garçons, l'un de 19, l'autre de 23 ans. En 1883, elle perd son mari ; en 1884, fièvre typhoïde. A partir de cette époque, outre le chagrin, outre la maladie, il y a un véritable surmenage. Il lui faut en effet travailler énormément pour subvenir à ses besoins et à ceux de son garçon qui est d'une mauvaise santé. Son autre garçon de 23 ans — détail intéressant à noter — l'avait quittée il y a 3 ou 4 ans, et l'année dernière, après plusieurs condamnations, on l'envoyait à la Nouvelle-Calédonie comme récidiviste. Notons encore parmi les antécédents une attaque de nerfs dont elle n'a pu préciser la date, et une tentative de suicide.

Quoi qu'il en soit, elle était devenue dans ces derniers temps fort bizarre et buvait un peu. Aussi a-t-elle dû quitter son dernier patron, après un mois de service. Elle s'est alors rendue chez sa sœur et c'est de là, qu'au bout de huit jours, après une discussion futile, elle est partie vers une heure et demie du matin, disant qu'elle allait se jeter à l'eau.

La malade présente un aspect mélancolique, mais en même temps son attitude est étrange, bizarre ; on sent qu'on n'est pas là en face d'une mélancolique ordinaire. Elle cause volontiers, proférant d'ailleurs des paroles le plus souvent incohérentes, mais, lorsqu'on l'interroge, répond assez correctement aux questions qu'on lui pose tout en y mêlant des idées délirantes. Elle a en même temps des hallucinations de la vue et croit voir des voleurs partout.

Parfois ces hallucinations prennent un caractère plus terrifiant.

Cependant ce délire n'a rien de continu, de systématisé, et elle entremêle ses lamentations et ses plaintes de réponses suffisamment correctes aux questions qu'on lui pose.

Les idées délirantes reparaissent encore lorsqu'on lui demande des renseignements sur son mari. Celui-ci, dit-elle, est mort, enterré, à Ivry, ce qui est exact, mais il est ressuscité et fait bâtir une maison pour elle et pour lui. C'est pour cela qu'elle a été le voir, mais il n'est pas venu. La même incohérence se retrouve lorsqu'on l'interroge sur sa tentative de suicide. Elle se figure avoir été retirée de l'eau par un cheval noir, dont elle parle sans cesse, et qui l'a ensuite menée très loin. Elle interprète ainsi son voyage en voiture, d'Ivry au Dépôt.

Par moments, la conscience revient complètement. Elle se demande où elle est, et, lorsque le 8 nous l'avons revue à Sainte-Anne, fort améliorée déjà, elle disait fort bien avoir été malade, mais elle sentait qu'elle allait mieux.

Il est encore deux faits sur lesquels nous nous permettrons d'attirer l'attention.

Le premier est relatif à une amnésie bizarre, qu'on constate chez la malade.

Interrogée sur l'emploi de la nuit du 26 au 27 et de la journée du 27, elle répond qu'elle a beaucoup marché. Mais tous ses renseignements sont extrêmement vagues.

Cette amnésie se retrouve d'une façon frappante dans ses rapports avec sa sœur, qui assiste à l'examen.

On pourrait presque dire que c'est une amnésie « visuelle », car la malade tutoie sa sœur, lui répond très correctement, et comme elle répondrait à une parente, et, malgré cela, se refuse à la reconnaître.

Le deuxième fait à signaler est la susceptibilité de la malade pour l'alcool. Nous avons assisté, à la suite de l'ingestion de deux verres de vin pur, à un accès d'excitation d'une violence extrême.

On le voit par l'exposé qui précède, le cas est complexe et certes le diagnostic devait être hésitant.

Pourtant, nous croyons qu'en examinant les choses de près, on peut formuler le diagnostic ainsi : *hystéro-neurasthénie avec accès délirant, chez une dégénérée alcoolique.*

1° La malade est une hystérique. Laissons de côté les antécédents héréditaires, si importants cependant, et considérons seulement les symptômes ou mieux les stigmates.

Il n'y a guère que l'hystérie qui puisse nous donner cette analgésie absolue, avec thermoanesthésie, ce rétrécissement du champ visuel, et enfin les autres stigmates sensoriels signalés plus haut.

Nous ne parlerons que pour mémoire, ici, de l'hémiplégie capsulaire ou de l'hémichorée post-hémiplégique, à laquelle on pourrait penser en invoquant le tremblement. Mais si l'on réfléchit qu'il n'y a jamais eu chez elle de paralysie ou même de parésie à un degré quelconque, on aura bien vite écarté ces deux affections, sans même avoir besoin de faire intervenir le caractère bien différencié du tremblement dans notre cas. S'il fallait encore une preuve à l'appui de ce diagnostic, nous la trouverions dans l'*anurie*, phénomène hystérique par excellence, lorsqu'elle s'accompagne, comme c'est le cas ici, d'absence d'urine dans la vessie. L'amnésie est encore un argument en notre faveur. On connaît la fréquence de ce symptôme dans l'hystéro-neurasthénie. On sait que, non seulement ces malades oublient ce qu'ils ont fait tout dernièrement, mais qu'il leur arrive souvent de ne pouvoir donner ni leur nom ni leur adresse. Une foule de cas d'amnésie traumatique rentrent dans cette catégorie. Ces détails, on l'a vu, ont été relevés dans le cas actuel.

2° Notre malade est donc hystérique, mais en même temps elle est neurasthénique. Et, à ce propos, il est peut-être intéressant de faire remarquer la fréquence de l'union des deux névroses chez les femmes âgées. A ce point de vue on peut presque dire que l'hystérie des vieilles femmes se rapproche de l'hystérie mâle. Rien de plus différent en effet, comme manifestation extérieure, que l'hystérie de l'homme et de la femme, ou de la vieille femme et de la jeune fille; même absence chez l'homme et chez la femme âgée, de ces manifestations extérieures bruyantes qui sont encore pour beaucoup de médecins le signe extérieur unique de l'hystérie.

Notre malade est neurasthénique, cela n'est pas douteux. Outre les signes physiques, qui ne font pas défaut, nous trouvons ici, comme cause occasionnelle, des chagrins violents et justifiés, et enfin le surmenage physique et intellectuel que nous sommes habitués à rencontrer en pareil cas, surtout chez l'hystéro-neurasthénique mâle, où les faits de ce genre sont fréquents.

3° Enfin, c'est une dégénérée.

Nous avions donc chez V...az, en admettant que les trois propositions énoncées plus haut soient exactes, un terrain admirablement préparé pour l'évolution d'idées délirantes.

Rien de plus fugace, de plus irrégulier que le délire mélancolique de cette malade, qui, sous ce rapport, se rapproche beaucoup du cas rapporté par M. Legrain à la Société médico-psychologique, le 24 février dernier. Il est une chose qui cependant ne doit pas être oubliée ici, à savoir l'influence de l'alcool sur l'évolution de la maladie. Nous voyons dans l'observation à quel point la malade est sensible à l'alcool, ce qui nous prouve bien une fois de plus que nous avions raison tout à l'heure d'en faire une dégénérée héréditaire.

D'autre part, nous nous trouvons en présenee d'un tremblement alcoolique très net, associé à un tremblement hystérique, et d'idées délirantes professionnelles et terrifiantes qu'on trouve aussi bien dans l'hystérie que dans l'alcoolisme.

Que faut-il en conclure? Pour nous, nous croyons que ces faits viennent encore à l'appui de notre thèse, à savoir qu'il n'y a pas de délire hystérique proprement dit, mais simplement un délire des dégénérés, chez lesquels l'alcool est une cause occasionnelle aussi active que puissante.

Nous insistons, en terminant, sur la dissociation de la sensibilité si nette chez notre malade. Cela ressemble, en effet, d'une façon frappante, à ce qui se voit dans la syringomyélie, et l'existence d'une syringomyélie est la première idée qui vient à l'esprit non prévenu; mais nous n'avons ici ni atrophies musculaires ni troubles trophiques, ni scoliose. Nous trouvons là une confirmation éclatante de ces paroles de M. le professeur Charcot :

« Parmi les membres de la grande famille neuropathologique, il en est un qui n'appartient pas au groupe des affections organiques, et qui peut cependant simuler la syringomyélie.

« Vous avez compris que ce membre de la famille auquel je fais allusion, toujours un peu négligé et repoussé même parfois du foyer, bien qu'il réclame cependant, chaque jour, de plus en plus impérieusement et légitimement du reste, sa place au soleil, n'est autre que la névrose hystérique, cette grande simulatrice, comme je l'ai dit ailleurs, des maladies organiques des centres nerveux[1]. »

Dans l'observation qui suit, ce n'est plus la syringomyélie, mais le tabes que va simuler l'hystérie, cette grande simulatrice.

C'est en même temps un beau cas de mutisme hystérique.

Au point de vue mental, la tendance hypochondriaque et mélancolique est des plus nettes.

Y..., 30 ans, entrée, le 30 décembre 1889, dans le service de de M. Briand, à Villejuif. Obs. XXVI. Délire mélancolique. Mutisme hystérique. Apparence de tabes.

Tableau XIII.

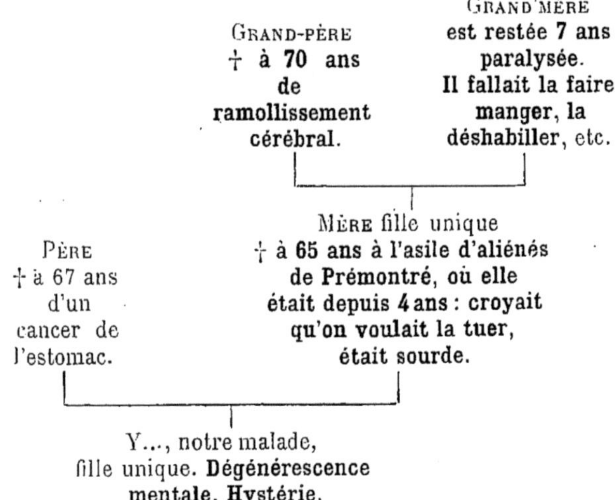

Cette malade, élevée par son père, a commencé à avoir des attaques de nerfs de l'âge de 15 ans.

Restée orpheline à l'âge de 17 ans, elle vient à Paris, se place comme bonne chez un médecin qui en fait sa maîtresse et lui fait commencer ensuite des études de sage-femme.

Cela ne lui ayant pas convenu, elle a abandonné ses études, a vécu

1. (Leçons du mardi 1888-1889, p. 489).

maritalement avec quelqu'un pendant six ans. Au bout de ce temps, elle s'est retrouvée seule, sans ressources. Elle a eu des idées noires, mélancoliques.

Trois mois après le départ de son amant, le feu a pris chez elle (elle logeait en garni), sans qu'elle sache comment. Elle a manqué d'être asphyxiée. A partir de ce moment, elle ne se rappelle plus ce qui

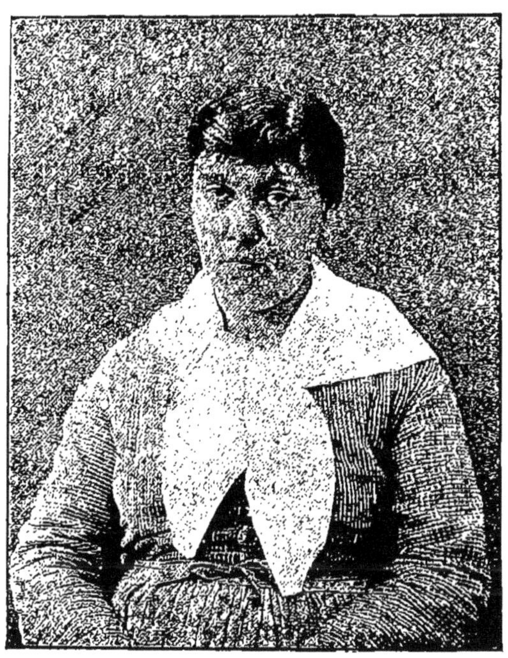

Fig. 32.

s'est passé. Toujours est-il qu'elle s'est retrouvée à Sainte-Anne, et dans l'impossibilité absolue de proférer une parole. Au bout de trois mois de séjour à Sainte-Anne, on la transféra à l'Asile d'Agen, où elle est restée vingt mois sans parler. *Elle écrivait.* Une nuit, elle s'est réveillée en sursaut et a recouvré l'usage de la parole.

On la met alors en liberté (en décembre 1889); elle revient à Paris cherche à se placer, sans succès, et quelques jours après sa sortie de l'Asile on la ramenait à l'Infirmerie spéciale. Elle semble avoir eu un accès délirant, peut-être à la suite d'une attaque. Voici en effet ce que nous lisons sur le certificat du médecin de la Préfecture :

« Hystéric. Demi-mutisme. Divagation. Accès délirants. Anesthésie, cutanée. Alternatives d'agitation et de dépression. S'est rendue au

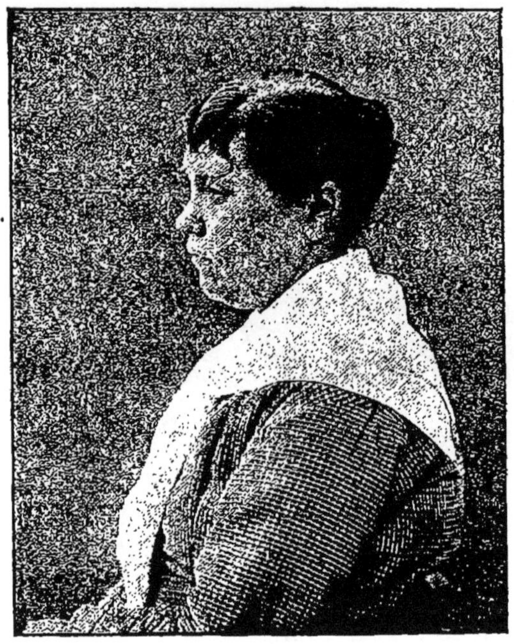

Fig. 33.

commissariat de police, demandant qu'on la mène à l'Exposition. » Dr Legras, 19 décembre 1889.

Transférée à Villejuif, M. Briand constate chez elle « de l'hystéro-épilepsie avec idées mélancoliques vagues ». C'est également ce que nous relevons en l'examinant un peu plus tard.

La malade a l'air apathique, triste. Elle ne parle presque pas, semble indifférente à ce qui se passe autour d'elle.

Le facies est peu intelligent, sans expression. La figure bouffie est asymétrique (fig. 32, 33).

Les oreilles sont grandes, bien ourlées; le lobule non adhérent est très volumineux; le tragus est absent.

La voûte palatine est ogivale; les dents sont mauvaises, mal plantées, chevauchant les unes sur les autres. Les bords en sont dentelés.

Au point de vue hystérique, la malade nous dit avoir été complètement anesthésiée à un moment donné. Actuellement, il existe de l'hémi-anesthésie cutanée à droite.

Il y a en même temps des troubles trophiques. La malade a des sueurs profuses. La sueur coule littéralement comme de l'eau, inon-

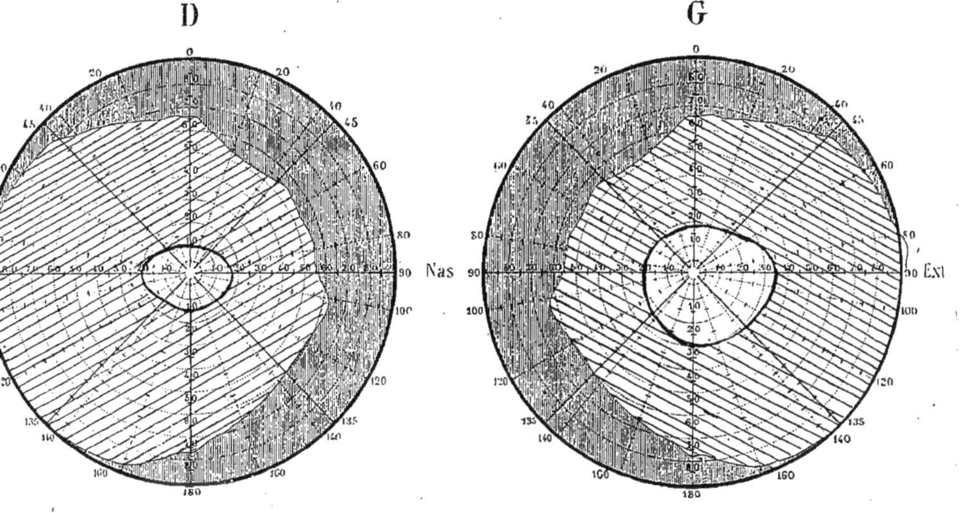

Fig. 34.

dant la paume des mains de la malade qui est continuellement humide.

Rien du côté de l'odorat et du goût. L'ouïe est extrêmement mauvaise. La mère de la malade était sourde; elle-même n'entend pas du tout de l'oreille droite, cela, paraît-il, depuis l'âge de dix-huit ans. A gauche l'audition se fait mal également; la malade n'entend la montre que jusqu'à 10 centimètres de l'oreille.

Les réflexes rotuliens sont complètement abolis. Cela, joint à des troubles accentués de la vision, nous a fait penser tout d'abord au tabes ; mais il n'existe pas de signe de Romberg, pas de crises viscérales ou laryngées, pas d'incoordination motrice. Ajoutons que la malade, ainsi qu'on a pu le voir, est bien nettement hystérique. Outre les phénomènes caractéristiques cités plus haut, elle a eu des vomissements qui étaient nettement de nature hystérique.

Toutefois il aurait pu s'agir dans ce cas d'une combinaison de l'hystérie avec le tabes. Aussi avons-nous examiné les yeux avec le plus grand soin.

Il existe un rétrécissement concentrique double du champ visuel, rétrécissement considérable, mais plus prononcé à droite (fig. 34).

$$\left.\begin{matrix}\text{O D}\\\text{O G}\end{matrix}\right\} V = 1/3 \text{ s. a.}$$

A l'ophthalmoscope, papilles petites, blanches; diminution du calibre des vaisseaux; cependant il n'y a pas lieu de penser à une atrophie tabétique des papilles, la malade ne présentant aucun des symptômes de l'atrophie. Il y a plutôt lieu de croire à un aspect congénital des papilles analogue à celui présenté par la malade B.... (obs. XXIV) (voy. planche III).

B. — Excitation maniaque.

Chez les dégénérés se produisent fréquemment des accès d'excitation maniaque apparaissant d'emblée sans la moindre préparation; c'est là un caractère absolument spécial aux héréditaires.

Tantôt aussi l'accès d'excitation maniaque apparaît également, brusquement, au milieu d'un appareil délirant qu'on aurait pu croire chronique, d'un délire de persécution par exemple, et vient fournir le diagnostic et le pronostic de l'affection au milieu de laquelle il évolue.

Nous donnons ici un exemple de l'une et l'autre de ces modalités.

Dans le premier cas, il s'agit d'un accès d'excitation maniaque d'emblée.

)bs. XXVII.
·générescence mentale.
Hystérie.
ès maniaque.
Idées
persécution.

L...l (Hélène), née le 26 février 1871, entrée à Villejuif à 18 ans, le 23 octobre 1889.

TABLEAU XIV.

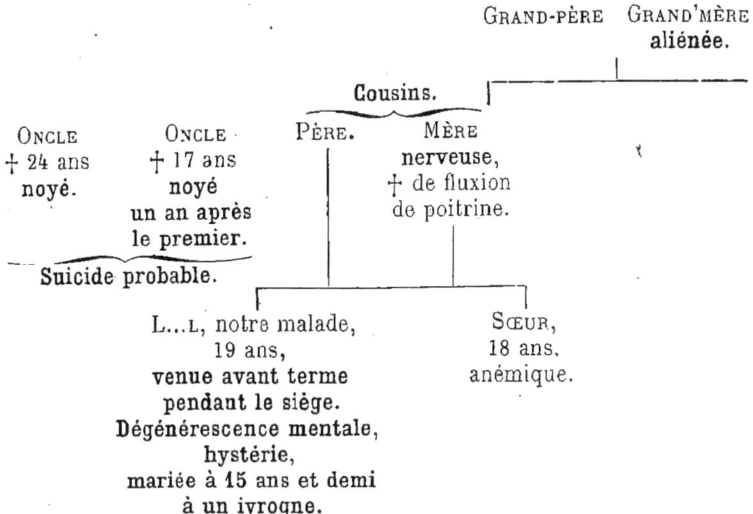

Étant enfant elle était chétive, mais malgré cela n'a jamais fait de maladies. Certificat d'études à 11 ans. Réglée à 14 ans, elle se marie à 15 ans et demi avec un maréchal ferrant âgé de 22 ans. Celui-ci était ivrogne, brutal, dépensier. Il buvait de l'absinthe. Il lui a mangé sa dot (2000 francs) en six semaines, et l'a ensuite rendue très malheureuse. Toujours ivre, il l'insultait, la frappait à coups de pied, à coup de poing, sans le moindre motif.

Au bout de deux mois de mariage, elle le quitte et se réfugie chez ses parents. Ceux-ci la ramènent le soir chez son mari qu'on trouve couché ivre-mort au milieu de ses déjections.

Au bout de deux ans de ménage, ne pouvant plus y tenir, elle se sépare de son mari et demande le divorce (2 juillet 1888). Après deux mois de séjour chez ses parents, elle loue une chambre et travaille de son métier de couturière.

Puis elle retrouve un jeune homme qu'elle avait connu avant son mariage et devient sa maîtresse.

Vers le commencement de décembre 89, elle se sent malade. Elle avait des étouffements, des maux de tête, mal aux reins; elle digérait mal. Elle se voit obligée de cesser son travail.

Alors éclate un accès de délire maniaque d'une grande violence. Elle se figure que la guerre a éclaté, se rend à la caserne du Château-d'Eau pour prendre des renseignements; puis les idées changent. On en veut à son amant, il va être assassiné. Il est là dans une chambre de la maison : il s'agit de le prévenir. Elle frappe à la porte de cette chambre, et comme on n'ouvre pas, elle va chercher un serrurier pour enfoncer la porte.

Un commandant, qui habite la maison, la fait entrer chez lui et envoie chercher un médecin. Chez ce monsieur elle croit reconnaître le portrait de son amant et veut à toute force l'emporter.

On l'envoie alors à l'infirmerie spéciale du Dépôt, où M. le docteur Legras lui fait le certificat suivant :

« Accidents hystériques, hallucinations de l'ouïe et fausses interpré-
« tations. Alternatives de calme et d'agitation. Insomnie. Terreurs.
« Rires non motivés. Divagations. Gesticulations, actes déraisonna-
« bles. Exaltation, croit qu'il y a la guerre. A fait venir un serrurier
« pour enfoncer une porte dans la maison qu'elle habite, sans pouvoir
« expliquer les motifs de sa conduite. » 13 décembre 1889.

Chez M. Magnan à Sainte-Anne, elle a une attaque d'hystérie.

M. Magnan l'envoie à Villejuif avec ce certificat :

« Dégénérescence mentale avec hallucinations. Excitation. Frayeurs. Extravagances. Accidents hystériques. »

Elle entre alors dans le service de M. le Dr Briand. Le délire maniaque a duré jusqu'à la fin de juin. Elle crie, vocifère : « Prenez garde à cet homme, c'est un faux, un misérable! » Elle manifeste également des craintes d'empoisonnement.

Au mois de juin son mari vient la visiter, mais elle refuse absolument de le voir, elle prétend ne pas le connaître.

Actuellement, elle est absolument calme, et sur le point d'être rendue à la liberté.

La malade est une fort jolie personne, qui présente peu de stigmates physiques de dégénérescence. Les oreilles, bien ourlées, sont sessiles, les dents belles.

Les cheveux sont de deux nuances différentes, phénomène assez fréquent chez les malades dégénérés. Les cheveux superficiels sont blond d'or, au point qu'on les croirait teints, ceux de la couche profonde sont au contraire châtain foncé.

Il n'existe, au mois de juillet, plus de stigmates. Il y a peu ou pas de rétrécissement du champ visuel. Vision normale.

Hypoanesthésie légère du côté gauche. — Zones hyperesthésiées au niveau de la région ovarienne gauche et le long du rachis. L'hyperesthésie était très marquée au moment du délire.

Plaque d'hyperesthésie au niveau du sacrum.

Voici maintenant une persécutée chez laquelle se développe au bout de quatre ans un accès d'excitation maniaque.

On remarquera en même temps la complexité des idées délirantes, chez cette malade. Elle présente de même des préoccupations génitales et des idées mystiques.

Cet ensemble d'excitation maniaque, d'idées de persécution, de préoccupations mystiques et d'illusions génitales est bien caractéristique. C'est une dégénérée héréditaire en même temps qu'une hystérique.

XXVIII. tion maque. nbitieuses stiques. ersions elles. tative uicide. stérie.

C., vingt-sept ans, entrée à Villejuif (service de M. Briand) le 5 août 1889. Les différents certificats qui la concernent sont les suivants :

« Dégénérescence mentale avec hystérie. Attaques convulsives fréquentes. Plaques d'hyperesthésie, hallucinations. Idées de persécution. Extravagances. Séries de dénonciations aux autorités, relativement à de prétendus infanticides commis à Montrouge et à Sceaux. Allégations fantaisistes concernant un médecin qui la magnétisait en la regardant. Hérédité morbide. (Infirmerie spéciale du Dépôt, Dr Paul Garnier, 10 juillet 1889.)

« Hystérie. Hallucinations. Idées de persécution. (Sainte-Anne 25 juillet, Dr Rouillard.)

« Dégénérescence mentale ; trouble de la sensibilité générale, hallucinations et idées de persécution. (Dr Briand, Villejuif, 6 août 1889.)

Voici maintenant quelques détails fournis par la famille.

Peu de renseignements sur les antécédents. La malade a toujours eu un caractère intraitable. Enfant, elle était capricieuse et méchante.

Les troubles psychiques ont débuté il y a quatre ans. Elle écrivait à des jeunes gens pour leur donner des rendez-vous. Ceux-ci ne répondant pas à son appel, elle en a souffleté un en pleine rue.

Il y a deux ans, elle s'est crue impératrice toute une journée et a voulu tuer la personne qui la soignait.

Depuis quelques mois, elle écrivait à toutes sortes de gens, les accusant, sur des cartes postales, de crimes imaginaires. Elle faisait également des dénonciations à la police.

Elle se plaignait d'être hypnotisée par son médecin et les personnes de son entourage.

Enfin elle faisait des fugues fréquentes. Une fois elle est restée huit jours absente. Elle avait également des impulsions violentes, irrésistibles, se jetait sur les gens qui l'environnaient.

A Villejuif, en avril 1890, elle fait une tentative d'évasion, qu'elle renouvelle quelques jours après, pénétrant cette fois dans la maison du médecin en chef.

Lorsque nous l'examinons, en juillet dernier, nous la trouvons en proie à un accès d'excitation maniaque.

Elle répond assez correctement à nos questions, entremêlant ses réponses de cris, d'insultes grossières et de mots orduriers lubriques à l'adresse de la sous-surveillante et des gens de service.

Son délire est un mélange confus d'idées de persécution et de conceptions ambitieuses combinées avec des tendances mystiques, des hallucinations religieuses et des préoccupations génitales.

Ainsi tout le monde dans son quartier se moquait d'elle, on lui riait au nez, elle ne savait pourquoi. Pas d'hallucinations de l'ouïe; les gens ne parlaient pas, ils se contentaient de rire en passant.

Elle comprenait d'ailleurs très bien ce que cela voulait dire. On la narguait parce qu'elle ne pouvait pas trouver de mari.

Aussi a-t-elle écrit à plusieurs jeunes gens pour s'offrir à eux, sans succès bien entendu.

Se trouvant malheureuse chez elle, et voulant échapper à ses persécuteurs, elle a été vivre chez des parents, puis à la campagne chez un oncle; mais la peur de ne pas trouver à se marier à la campagne l'a déterminée à rentrer chez son père. Les persécutions ont recommencé, se combinant avec des attaques d'hystérie, après lesquelles elle voyait partout des crimes, des enfants enterrés clandestinement par leurs mères, etc., etc.

Cela ne pouvait que détraquer davantage une tête déjà faible. Aussi elle écrit des cartes et des lettres anonymes, s'adresse aux autorités, aux commissaires de police, au procureur de la République, à M. Carnot.

Fort heureusement, dit-elle, elle était pieuse : c'est grâce à Dieu qu'elle a pu se soutenir, car elle a enduré des souffrances comme pas une autre femme n'en a supporté.

C'est qu'en effet les manifestations mystiques sont très intenses chez elle. Une fois, en province, il y a quatre ans, elle a vu le Bon Dieu dans un coin de mur. On ne voyait que la tête avec une couronne de lauriers.

Une autre fois, étant assise, la Sainte Vierge lui est apparue à la fenêtre. Elle était « comme sur les médailles, avait les mains ballantes ».

Enfin elle a également des illusions de même nature. A l'asile, dans le quartier des agités où elle se trouve, elle a pris une autre malade pour le Christ. Tandis que les autres visions ne parlaient pas, — comme c'est la règle — celle-ci l'a traitée de sale v.... C..., qui gardait des sous dans un coin de son mouchoir, a répondu en frappant sa compagne. Elle voulait la tuer.

A ces manifestations déjà si compliquées viennent s'ajouter des idées ambitieuses. Elle s'est crue impératrice. D'ailleurs, dit-elle, cela viendra peut-être. Elle remplacera Carnot, qui l'a d'ailleurs invitée tout bas, en l'appelant Yeyette, à venir le souffleter.

Les sculpteurs voudraient bien l'avoir pour modèle, etc., etc.

Toutes ces conceptions délirantes que nous avons essayé de classer se présentent simultanément chez la malade, mais avec prédominance des idées lubriques. Dans cet ordre de choses elle dit aux filles les mots les plus grossiers, en les traitant de « morceaux », les menaçant de les « larder », etc., etc. Elle demande un couteau pour tuer la sous-surveillante. Il faut qu'elle commette un crime pour pouvoir sortir immédiatement. Une jolie femme ne peut être libre qu'à ce prix-là. Et elle ajoute en s'adressant à l'infirmière :

« Bien que je sois mal peignée, t'auras jamais une binette comme ça, t'as pas une g.... à ça. Le Christ était bête, sans cela il n'aurait jamais été crucifié, les femmes ne l'auraient pas permis. Un bel homme ou un homme spirituel ne sera jamais crucifié. Il lui manquait du caractère. »

L'idée génitale la domine d'ailleurs. Ainsi elle raconte que le diable lui a proposé de venir passer la nuit avec elle, elle lui a répondu : « Je

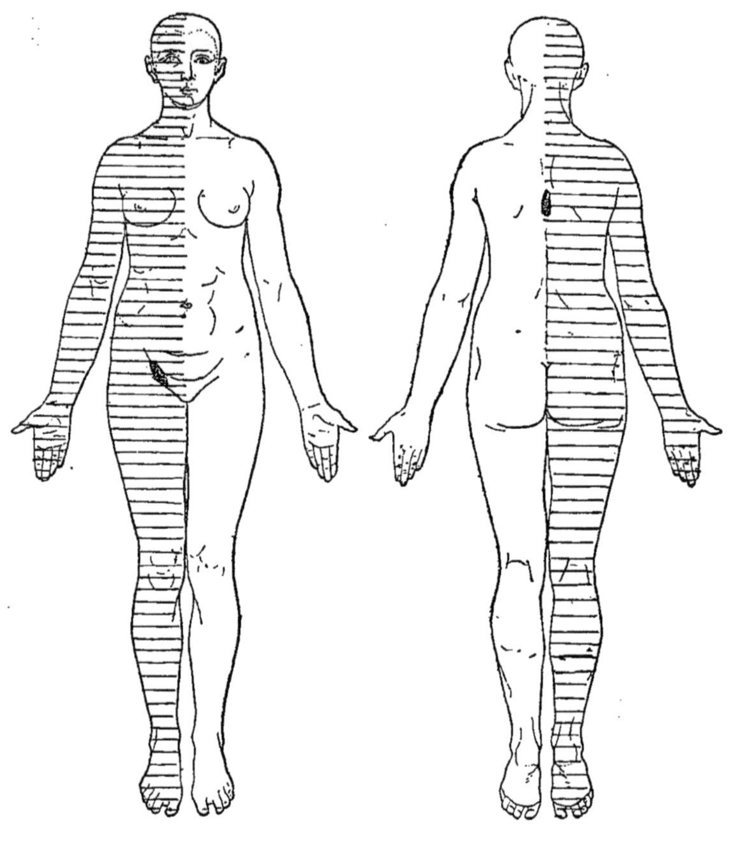

Fig. 35. Fig. 36.

me f... pas mal de toi ! » Parfois enfin elle a des sensations voluptueuses, ce qui la soulage, dit-elle.

Nous aurons tout dit en ajoutant que cette malade a fait deux tentatives de suicide par strangulation, l'une pendant qu'elle était en liberté, l'autre à l'asile.

Elle est en outre extrêmement violente et impulsive.

Comme stigmates hystériques, nous trouvons une diminution notable de la sensibilité à droite avec deux zones hystérogènes ovarienne et sous-mammaire du même côté. Il existe une autre plaque d'hyperesthésie entre les deux omoplates. Le goût, l'odorat et l'ouïe sont dimi-

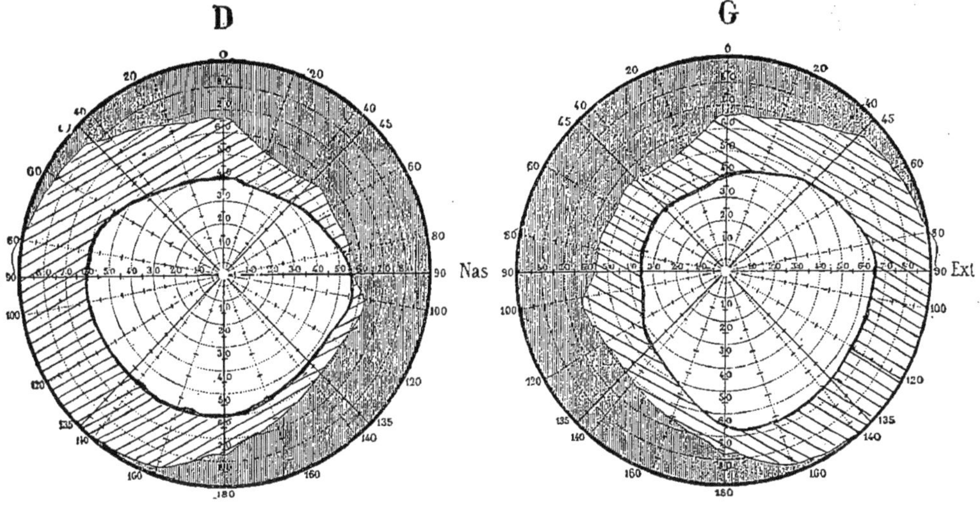

Fig. 37.

nués, à droite. Il y a un rétrécissement concentrique double du champ visuel (fig. 35, 36, 37).

Anesthésie pharyngée.

Peu de chose au point de vue des signes physiques de dégénérescence. Oreilles mal ourlées, sessiles.

C. — *Idées de persécution.*

Les héréditaires présentent fort souvent des idées de persécution. Ces idées sont parfois très intenses, s'accompagnant d'hallucinations de l'ouïe, pouvant même se concentrer, se condenser au point de donner l'illusion et de faire prendre le malade pour un persécuté véritable. Certains dégénérés, par exemple, en arrivent à attribuer à telle ou telle individualité les tourments dont ils sont les victimes imaginaires, et de persécutés qu'ils étaient ils deviennent persécuteurs. C'est le groupe des persécutés-persécuteurs.

Mais, en général, les choses se présentent sous un jour beaucoup plus confus. Les idées de persécution vagues, incohérentes, souvent ridicules, se mélangent avec des idées religieuses, des préoccupations hypochondriaques, ou des tendances mélancoliques.

De toute façon, il y a loin de ces délires diffus à la systématisation du délire de persécution ordinaire, qu'on l'appelle délire chronique, psychose systématique progressive, ou maladie de Lasègue. Dans ces conditions, on se trouve en face d'une entité morbide nettement délimitée, évoluant en quatre périodes bien nettes : période prodromique, des persécutions, ambitieuse, de démence; ayant une marche très longue, et se manifestant sous les dehors d'une psychose logiquement déterminée, parfaitement raisonnée, si on peut s'exprimer ainsi.

Rien de tout cela, on le verra, chez nos dégénérés. Ici il se mêle toujours au délire des éléments hétéroclites sous forme de syndromes épisodiques ou sous l'aspect d'idées délirantes appartenant en propre aux malades qui nous occupent. Enfin la faiblesse intellectuelle, l'infériorité du niveau mental est ici encore, comme partout, évidente.

Le cas suivant est intéressant à ce propos, et par suite de sa complexité même. Il y a là un mélange d'hystérie, de dégénérescence mentale, d'alcoolisme et d'idées de persécution des plus bizarres.

Il est facile cependant de réduire chacun de ces éléments à sa juste valeur. S'il est vrai que dans ce cas, sous l'influence de l'alcool, les idées délirantes aient pu prendre une tournure et une gravité spéciales, cependant il n'est pas moins exact de croire que la genèse de ces idées soit parfaitement indépendante des excès alcooliques. En effet, on les voit subsister après un long séjour à l'asile Sainte-Anne, alors que toute intoxication avait disparu.

Chose intéressante enfin, la malade semble, au moment de son départ de l'Asile, être au début d'une paralysie générale.

Obs. XX
Dégénéresc
mental
Idées
de persécu
Alcoolis
Soupço

G., 30 ans, fille soumise entrée le 13 janvier à Sainte-Anne, dans le service de M. Bouchereau.

M. Garnier, à l'Infirmerie spéciale, lui avait fait le certificat suivant :

paralysie [g]énérale. [H]ystérie [h]émiplégie [hy]stérique.

« Affaiblissement des facultés intellectuelles et de la motilité. Plusieurs attaques d'hémiplégie droite, au Dépôt, avec hallucinations visuelles consécutives, et embarras de la parole. Inégalité pupillaire. Excès alcooliques. Soupçon de syphilis cérébrale. »

C'est une fille de la campagne. Elle a été réglée à quatorze ans. Vers l'âge de vingt ans, elle aurait contracté des fièvres qui l'ont tenue au lit pendant six mois.

En 1875, à vingt-cinq ans, elle a eu une enfant qui est morte à quatre ou cinq mois. Cela se passait dans son pays. Pendant les couches, elle avait eu des attaques; quelquefois deux par jour. Ces attaques étaient des attaques d'hystérie, sans constriction de la gorge, sans sensation de boule. La phase de délire était très accentuée, car elle restait assez longtemps sans reprendre conscience, sortant de chez elle et allant sans savoir où.

En 1876, dit-elle, elle vient à Paris. Elle avait de l'argent; elle l'a dépensé, puis s'est placée chez des marchands de vin comme bonne à tout faire, à ce qu'elle dit. A cette époque, elle n'avait plus d'attaques, mais seulement des faiblesses.

En 1878, au mois de janvier, elle accouche une deuxième fois. Elle fait ses couches à la Maternité, et nourrit son enfant pendant sept mois. A ce moment, elle portait le pain en ville. Elle s'est fatiguée et a été obligée de se séparer de l'enfant. Celui-ci a été placé par l'Assistance publique, et la malade ne sait pas ce qu'il est devenu. La malade, surmenée, est entrée à Lariboisière. Elle avait, dit-elle, une faiblesse de la jambe droite et on lui a posé des sangsues dans l'aine, à cet effet.

Elle sort de l'hôpital après un ou deux mois, et se replace chez les marchands de vin où elle avait déjà travaillé.

De là, en 1880, elle va à Versailles, où elle entre dans une maison de tolérance. Elle est mise en carte à Versailles, mais étant venue à Paris, un jour de sortie, elle est ramassée par les agents, envoyée quinze jours à Saint-Lazare, et condamnée à deux ans d'interdiction de séjour dans la Seine.

La malade va alors à Sedan, où elle fait de la prostitution en chambre, gagnant fort bien sa vie, à ce qu'elle assure. Ayant amassé un peu d'argent, elle revient à Paris, huit jours avant l'expiration de son interdiction.

Ramassée de nouveau par la police, elle est envoyée deux mois à Saint-Lazare.

En sortant de là, elle rentre à Meaux dans une maison de tolérance. Elle y reste un an, puis revient à Paris, où elle se replace chez des marchands de vin.

En 1884, elle est prise dans une rafle, et cette fois mise en carte à Paris. Bien qu'elle fût en carte, elle s'était replacée comme bonne chez des marchands de vin.

Au mois de mars 1888, elle entre dans le service de M. Gugenheim, soi-disant pour les oreillons. A cette époque elle ne pouvait pas manger, et avait de la chorée du bras droit.

Sortie de là, elle fait plusieurs séjours à Saint-Lazare, qu'elle explique de la façon suivante. Comme elle était très faible de tout le côté droit, elle ne pouvait se sauver, et, dans les rafles, était inévitablement prise par les agents des mœurs qu'elle insultait, ce qui lui valait de la prison. Jamais, dit-elle, elle n'a eu de maladies vénériennes.

Au mois d'août dernier, elle a une attaque et tombe sans connaissance dans la rue. Elle avait, dit-elle, les yeux grands ouverts, n'entendait rien de ce qui se disait autour d'elle. Les agents la conduisirent à l'Hôtel-Dieu, où on diagnostiqua une *hémiplégie hystérique.* Elle est restée six jours à l'hôpital et en est sortie pour ne pas être vaccinée.

A la fin d'octobre dernier, chez le marchand de vin où elle logeait (boulevard de la Chapelle), elle s'est réveillée la nuit, a entendu du bruit, des agents qui entraient dans sa chambre, la cherchaient, etc.

Elle se persuade alors et croit encore aujourd'hui que ce jour-là, il y avait une entente entre tous les marchands de vin et les agents du quartier.

Le lendemain matin, en marchant dans la boutique dans une flaque d'eau, elle s'est sentie électrisée, etc., etc.

Elle s'est alors rendue au poste, où elle a dit qu'elle ne voulait pas coucher chez son marchand de vin, à cause du « trafic » qui s'y passait. Les agents l'ont également électrisée, taquinée. On l'a mise en voiture et envoyée au Dépôt. Là, et à Sainte-Anne même, elle entendait toujours les voix des agents l'insultant, etc., etc.

Elle affirme n'avoir pas fait, au moment où le délire a éclaté, d'excès de boisson d'aucune sorte, mais on ne peut guère ajouter créance à ce qu'elle dit. Depuis longtemps déjà pas d'attaques d'hystérie vraie :

mais très souvent engourdissement, puis paralysie du côté droit, jamais du côté gauche.

A Sainte-Anne, cette malade se montre parfaitement insupportable. Elle se croit persécutée par tout le monde. Elle prétend qu'il y a seize mois, on lui a jeté quelque chose dans l'oreille ; c'est à la suite de cela qu'elle a eu de la chorée dans le bras droit.

La malade sait lire et écrire ; elle a un niveau mental des plus faibles. Elle pleure, rit facilement, a quelque chose d'enfantin dans le caractère. Elle possède un sentiment exagéré de sa valeur, est d'une grossièreté et d'une violence peu communes.

Comme stigmates, nous trouvons une anesthésie complète de tout le côté droit.

Transférée à Bégard au mois d'août, la malade avait à ce moment les pupilles très contractées et la parole nettement embarrassée.

Dans l'observaton suivante, nous trouvons encore un complexus pathologique intéressant. Ici encore il y a hémiplégie, mais on peut se demander si cette hémiplégie est de nature hystérique ou ne doit pas être rapportée à une lésion de la capsule interne dans sa partie postérieure.

bs. XXX. es hypochon- aques et de ersécution. Hémiplégie ystérique. Diagnostic l'hémiplégie apsulaire. éro-épilepsie ses séparées ; actes tomatiques.

G., 48 ans, lingère, entrée à Villejuif le 12 novembre 1888 :

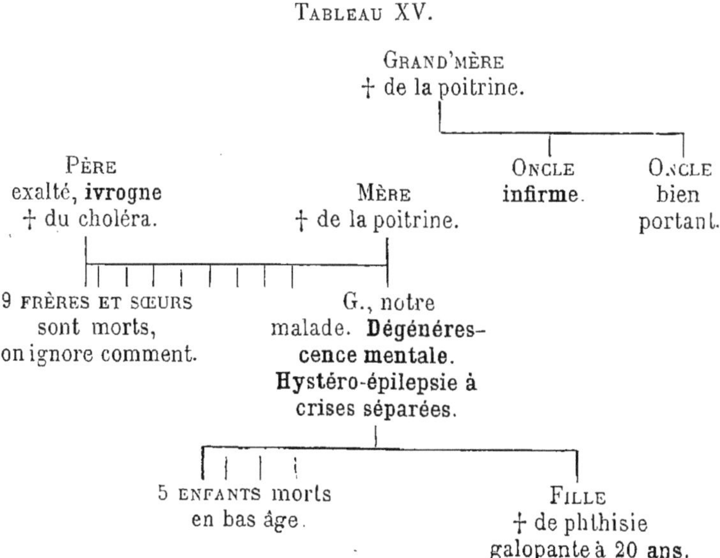

Restée orpheline à dix ans, et élevée au couvent, elle s'est mariée à vingt-deux ans.

Les règles ont apparu très tard, à dix-neuf ans, en même temps que les attaques.

Ces attaques sont de deux ordres. Les unes sont des accès d'épilepsie franche ; elles surviennent la nuit, s'accompagnent de morsure de la langue, d'urination involontaire.

Les autres sont des attaques d'hystérie avec sensation de boule, d'étouffement, etc., etc.

De là deux genres de phénomènes. A la suite de ses accès d'épi-

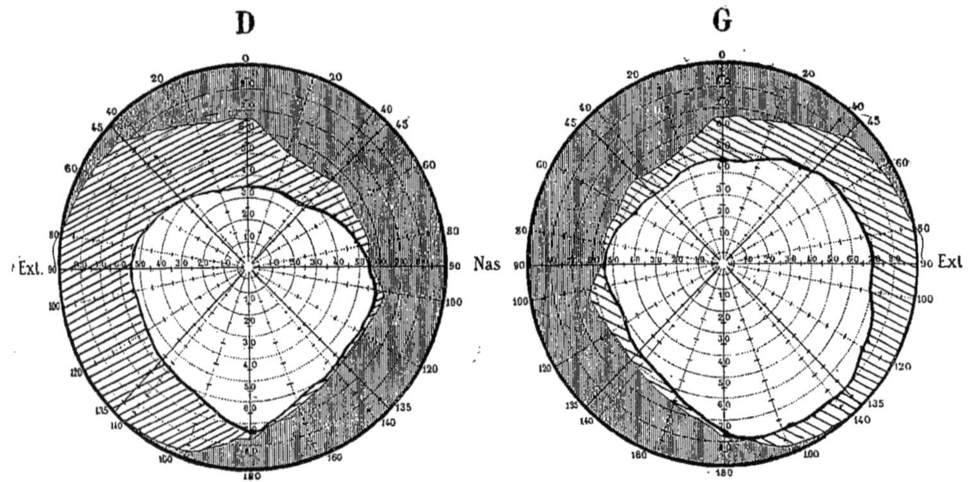

Fig. 38.

lepsie, elle a présenté des phénomènes délirants avec actes automatiques qui ont nécessité le placement. Ainsi, dans la rue, elle perdait la conscience de ses actes, ne savait plus où elle était ni ce qu'elle faisait. Une fois elle monte sur un tramway, puis au bout d'un certain temps revient à elle tout étonnée de ce qui s'était passé. Souvent, elle descendait dans la rue, parlait aux gens, discutait avec les marchands sans savoir ce qu'elle faisait. On allait prévenir le mari, qui venait la chercher.

La nuit il lui arrivait de se lever et de vaquer à ses affaires.

Voici maintenant d'autres symptômes qui sont, eux, de nature hystérique.

Environ six mois avant son entrée à l'Asile, elle s'est trouvée paralysée complètement du côté gauche. Il existe toujours de la parésie de tout ce côté. Cette paralysie est bien hystérique. En premier lieu, la malade ne fauche pas en marchant, comme le ferait une hémiplégique organique, mais elle traîne la jambe. Ensuite la sensibilité est diminuée de ce côté; il y a de plus un retard très notable dans les sensations. Il y a des zones d'hyperesthésie, sous-mammaire, ovarienne droite et sous-scapulaire gauche. Enfin il existe un rétrécissement du champ visuel, peu considérable il est vrai, mais très appréciable (fig. 38).

L'acuité visuelle est de $V = 2/3$. s. a. Du côté des autres organes des sens, nous trouvons une diminution de l'odorat et de l'ouïe à gauche. Rien en ce qui concerne le goût.

Ajoutons cependant, pour être complets, que la face a été prise au moment de l'attaque. La bouche, la langue ont été fortement déviées à gauche, il existe encore un peu de déviation de la bouche.

Enfin, du côté gauche, il existe une exagération très notable des réflexes, avec trépidation spinale. Enfin il y a des tendances à la contracture du pied et de la main gauches. Il pourrait donc se faire qu'on ait eu affaire ici à une lésion organique de la partie postérieure du segment postérieur de la capsule interne, ce qui expliquerait les troubles sensitifs et sensoriels, et la persistance de l'hémiparésie qui remonte actuellement à plus de deux ans.

Cependant, si on réfléchit à la démarche de notre malade, à ses accidents hystériques anciens et nombreux, à l'amélioration, en somme rapide, de l'hémiplégie complète; il semble qu'on doive admettre l'origine hystérique de cette hémiplégie.

Les signes physiques de dégénérescence sont nombreux.

La malade est d'une taille extrêmement exiguë (137 centimètres). La tête est caractéristique, il y a une asymétrie cranio-faciale accentuée. Les rides sur le front sont nombreuses, volumineuses, persistantes (voy. fig. 39).

La voûte palatine est ogivale.

Sur ce terrain admirablement préparé, est venu éclore un délire confus, mélange d'idées hypochondriaques et de persécution, et qui s'accompagne de scrupules, de terreurs sans le moindre fondement.

Ainsi la malade se reproche de n'avoir pas rempli comme elle le devait ses devoirs conjugaux. Les rapports sexuels lui ont toujours été insupportables : c'était pour elle un travail plutôt qu'un plaisir. Ç'a toujours été, paraît-il, le grand chagrin de son existence. Peu avant son placement, ils étaient devenus complètement impossibles ; de là une source nouvelle de scrupules et de remords,

Elle se plaint continuellement, enchérit encore sur ses défauts physiques et ses malheurs.

Enfin de véritables idées de persécution se sont fait jour. Toutes

Fig. 39.

ses compagnes lui font des misères, on lui en veut, on l'appelle l'espion. On la plaisante sur sa situation, on lui reproche sa conduite, qui pourtant, dit-elle, est à l'abri de toute critique.

Quelquefois, sous l'influence de son délire, elle s'excite, crie, griffe, mord à tort et à travers, en proférant les insultes les plus grossières.

La malade suivante est intéressante. Outre des idées de persécution qui dénotent bien son caractère de dégénérée héréditaire, elle a des hallucinations hystériques des plus caractéristiques.

s. XXXI. B...., quinze ans, entre le 10 février 1890 dans le service de M. Briand à Villejuif.

Le père, marchand de vin, était très violent; il est mort à cinquante-

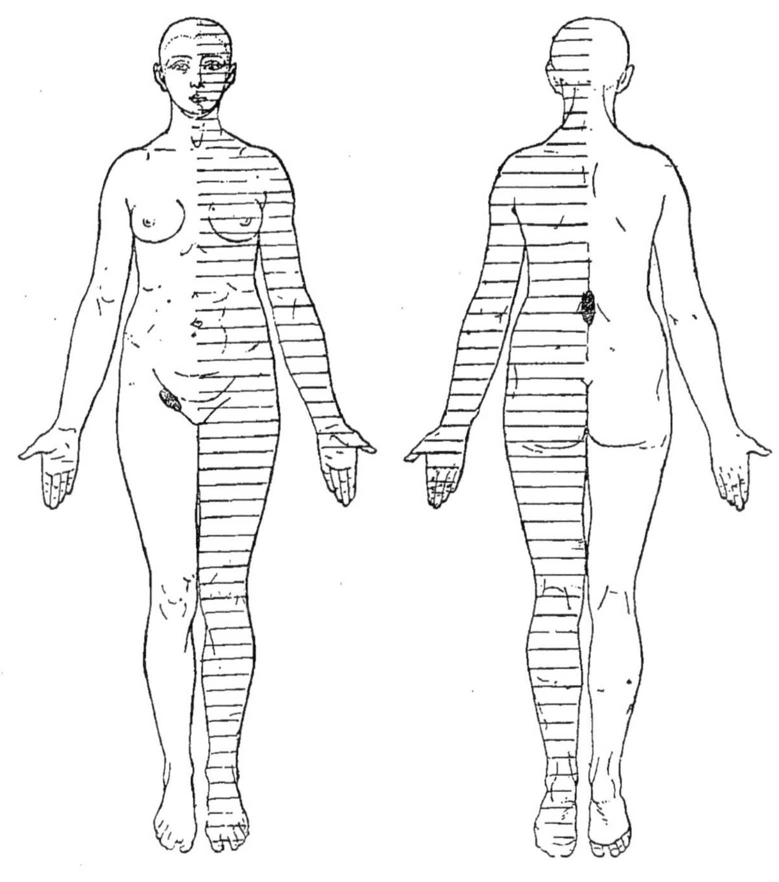

Fig. 40. Fig. 41.

trois ans de fièvre typhoïde; une sœur a des attaques de nerfs. Notre malade a eu des accès de somnambulisme ; on était obligé de l'attacher. Puis elle a commencé à avoir des attaques à quatorze ans et demi, en voyant son oncle en danger de tomber d'une fenêtre.

Ces attaques qui sont des attaques d'hystérie classique, avec sensation de boule, étouffements, battements dans les tempes, etc., s'accompagnaient d'hallucinations. La malade voyait des oiseaux, des lapins, des cadavres. Pendant cette phase des attitudes passionnelles, elle voyait les lapins courir sur son lit : elle prenait ses oreillers et les leur jetait.

Sur ce fond hystérique, est venu se greffer un délire de persécution, confus non systématisé, vague comme est toujours le délire des dégénérés persécutés. Sa mémoire s'est affaiblie, elle a cru que ses

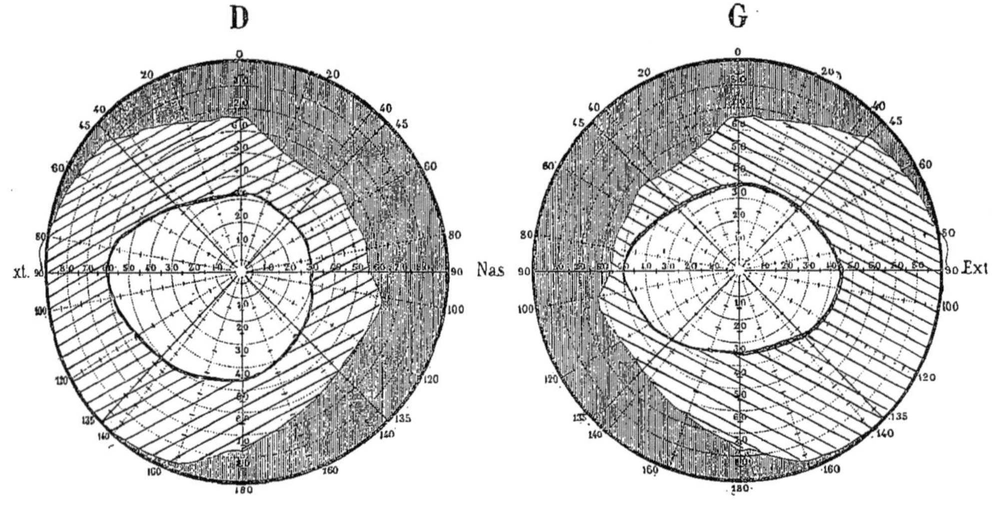

Fig. 42.

parents voulaient l'empoisonner. Puis elle a pris sa mère comme objectif de son aversion. Elle est arrivée à ne plus pouvoir la sentir. Dès qu'elle la voyait elle « sautait dessus », suivant son expression. On fut alors obligé de l'interner. A l'infirmerie du dépôt, ces conceptions délirantes continuèrent à se manifester ; c'était toujours les mêmes craintes d'empoisonnement. Il en fut de même à Sainte-Anne et à Villejuif, où, dans les premiers temps de son séjour, elle manifestait la même haine à l'égard de ses parents et de sa mère qui l'avait placée « pour se débarrasser d'elle ».

Dès le mois de mars, comme cela arrive si souvent pour le délire des héréditaires, les choses allaient beaucoup mieux. Dans un certificat de M. Briand, il est dit, à cette époque, que la malade, « en bonne voie de guérison, pourra sortir d'ici quelques semaines ».

C'est d'ailleurs bel et bien une héréditaire dégénérée. Ainsi, très gâtée par sa mère, elle était souvent insupportable, se sauvait de chez elle ; on ne pouvait rien lui confier.

Il n'existe pas de stigmates physiques de dégénérescence. Au point de vue psychique, le délire suffit à la classer.

Sous le rapport hystérique, nous trouvons une diminution de la sensibilité à gauche : pas d'anesthésie véritable. Il existe au niveau de la 12e dorsale une plaque hystérogène dont la pression détermine l'attaque. Une fois à Sainte-Anne, elle a eu une attaque après avoir reçu un coup de poing dans le dos (voy. fig. 40, 41).

Rétrécissement du champ visuel (fig. 42).

D. — Idées mystiques.

De toutes les manifestations délirantes propres aux héréditaires, il n'en est pas, croyons-nous, de plus pathognomonique que le délire mystique ; ou, sans aller jusqu'au délire, que les préoccupations religieuses mystiques, la dévotion exagérée, etc., etc.

On comprend fort bien d'ailleurs que, chez ces têtes faibles, l'idée religieuse, avec la puissance qu'elle doit à son ancienneté et aux mystères qui l'enveloppent, vienne tourmenter des cerveaux façonnés par l'éducation et cela avec d'autant plus de force que ceux-ci sont plus affaiblis et plus dégénérés. Quand on sait que l'obsession, le scrupule, est pour ainsi dire la marque de l'héréditaire, comment s'étonner que, chez lui, l'idée mystique s'impose plus que chez tout autre ?

Nous ferons d'ailleurs une différence absolue, dans le cas particulier qui nous occupe, entre les idées mystiques qu'on remarque chez les malades, et qui relèvent de la dégénérescence mentale, et les différents phénomènes religieux (extase, attaques démonomaniaques, etc., etc.) qu'on trouve chez les hystériques ordinaires et qui relèvent, par auto-suggestion, du milieu où elles se trouvent ou des tendances qui leur appartiennent.

Nous avons déjà vu, dans les observations qui précèdent, des préoccupations mystiques, avec hallucinations de la vue (voy. obs. XXVIII).

Dans le cas rapporté plus haut, l'excitation maniaque était le phénomène prépondérant, c'est pourquoi nous avons cru devoir le mettre à la place qu'il occupe. Il est très rare en effet, dans les dégénérescences, de voir un syndrome se présenter isolément.

Dans l'observation suivante, la tendance religieuse est très nette. On remarquera qu'elle s'associait avec une hérédité morbide similaire. On verra de plus que les conceptions délirantes mystiques sont de deux ordres. Les unes doivent être rapportées à l'état mental nettement dégénéré du sujet; les autres, qui se sont présentées sous forme d'hallucinations dans le délire post-hystérique, tiennent manifestement à la grande névrose.

O... (Marie-Joseph), 39 ans, bonne d'enfants.

Obs. XXXII
Idées mystiqu[e]
Dégénérescen[ce]
héréditaire.
Idées de suic[ide]
Grande hysté[rie]

TABLEAU XVI.

Père
† à 73 ans,
mystique déséquilibré

Mère
† pendant une
épidémie.

11 enfants.

7 frères et sœurs
morts jeunes.

Sœur Sœur Sœur
mortes toutes
les trois
de la
poitrine.

O , notre
malade.
**Dégénérescence
mentale.
Hystérie, délire
mystique.**

Le père de notre malade était religieux à l'excès : les prénoms de sa fille suffisent d'ailleurs déjà à en donner une idée.

Établi à la Réunion, et dans une assez jolie position de fortune, il ne recevait chez lui que des ecclésiastiques. La maison était toujours pleine de prêtres; il logeait ceux qui étaient de passage.

Levé à 5 heures, il faisait ses prières, ses méditations, puis allait à la messe; après avoir vaqué à ses affaires, il retournait à l'église vers 5 heures. Il faisait partie de l'Adoration perpétuelle, et passait ainsi des nuits à l'église, en prières. Le soir, tout le monde, domestiques, etc., faisait la prière en commun.

Dans ses conversations, il revenait toujours sur la religion, émettant des aphorismes dans ce goût-ci : « Il faut avoir confiance dans la

Providence; on tombe toujours là où le destin vous a marqué une place », etc., etc.

On devine aisément qu'avec un pareil mystique, l'existence devait être insupportable. Les enfants le craignaient comme le feu, l'évitaient le plus possible.

Lui-même ne leur procurait aucune distraction : jamais sa fille, notre malade, n'a été au bal ou au spectacle; il trouvait que c'était encourager la débauche. Il avait communiqué à sa femme les mêmes idées de piété et de mysticisme.

Au bout d'un certain temps, le père, ayant fait de mauvaises affaires, est rentré en France avec sa fille.

Cela se passait après la guerre; notre malade, qui avait alors environ 22 ans, et un petit capital, qui de plus partageait toutes les idées mystiques de son père, est entrée comme pensionnaire dans un couvent du midi de la France.

Son père étant mort peu après, et d'autre part ses ressources étant épuisées, elle quitte le couvent, où on ne la voyait plus d'un œil aussi favorable depuis qu'elle était ruinée, et se place comme gouvernante.

Bien entendu, déséquilibrée comme elle l'était, elle ne pouvait que rencontrer des personnages bizarres. Nous la voyons successivement changer de place, se trouvant tantôt chez des patrons d'une dévotion outrée, tantôt chez de véritables aliénés [1].

Elle part enfin pour l'Italie, et ici la maladie, préparée de si longue main, éclate enfin.

C'était il y a environ quatre ans; elle fut prise d'accès de mélancolie intense, avec idées de suicide. Elle allait continuellement se promener sur le bord de l'eau et avait envie de se noyer.

Son état s'étant amélioré au bout de quelques mois, elle se place comme gouvernante chez un consul étranger à Venise. C'est là que le délire s'est déclaré.

Elle s'est figuré que la maîtresse de la maison négligeait ses devoirs de mère. Aussi elle assume le rôle de protectrice des enfants, les enlevant des bras de leur mère pour les protéger contre elle, injuriant celle-ci, etc., etc.

On se voit obligé de l'interner à l'hôpital San Paolo, où il existe un

1. Dans une de ses places, la maîtresse l'accablait de besogne et d'injures. Cette dame avait un frère et un fils aliénés.

millier d'aliénés. Elle y est restée deux ans, en proie, dit-elle, à tous les mauvais traitements possibles. Elle semble avoir eu là, outre des attaques d'hystérie répétées, un délire mystique très intense, et dont il subsiste encore des traces.

Insupportable d'ailleurs, elle était en butte aux sévérités des religieuses, qu'elle traitait de v... et de p..., etc., etc., et qui la punissaient, à ce qu'elle raconte, en lui imposant la cellule ou les entraves. Il paraîtrait, d'après ce que raconte la malade, qu'en Italie on ne se contente pas de la camisole, mais que lorsqu'elle avait ses attaques on la liait fortement en appliquant par-dessus la camisole une pèlerine de cuir, des entraves aux pieds et un manchon également en cuir.

Après deux ans passés à l'asile de Venise, elle est transférée en France à Chambéry, où elle reste environ dix mois.

Sortie de là au milieu d'avril 1890, elle vient à Paris chercher à se placer sans succès, et, se sentant de nouveau malade, elle se rend d'elle-même chez le commissaire de police, qui l'envoie à l'Infirmerie spéciale, le 20 avril 1890.

Telle est l'histoire de cette malade : revenons rapidement sur les phénomènes morbides qu'elle présente.

Réglée à douze ans, elle a eu des attaques d'hystérie à partir de seize ans. Elle était obligée de se coucher, on lui appliquait des linges chauds sur le cou.

Ces attaques ont ensuite disparu pendant assez longtemps, elles se sont manifestées de nouveau après son accès de mélancolie, puis avec beaucoup plus de force à Venise. Lorsqu'on l'a internée, elle avait des attaques ; elle se rappelle être restée un jour sans pouvoir ouvrir les yeux, bien qu'elle entendît tout ce qui se passait autour d'elle et qu'elle fût parfaitement consciente. Une autre fois, elle dansait et sautait sur son lit, et elle a entendu le médecin dire aux personnes présentes : « Voyez, voyez les nerfs. »

Ces attaques ont continué tout le temps de son internement, et actuellement, on peut constater chez elle les stigmates suivants :

Hémianesthésie superficielle et profonde du côté gauche, avec perte du sens musculaire, zones hystérogènes, ovarienne double, et sous-mammaire droite. Le goût est aboli du même côté, l'odorat, l'ouïe sont diminués considérablement, également (voy. fig. 43, 44).

Il existe un rétrécissement du champ visuel, mais nous n'avons pu le mesurer faute d'instrument.

Si nous venons maintenant au côté mental, nous trouvons un délire confus, dans lequel les idées mystiques et les idées de persécution s'entremêlent d'une façon fort embrouillée. Ce délire est fait, en partie, de conceptions mystiques anciennes, en partie d'aberrations nouvelles.

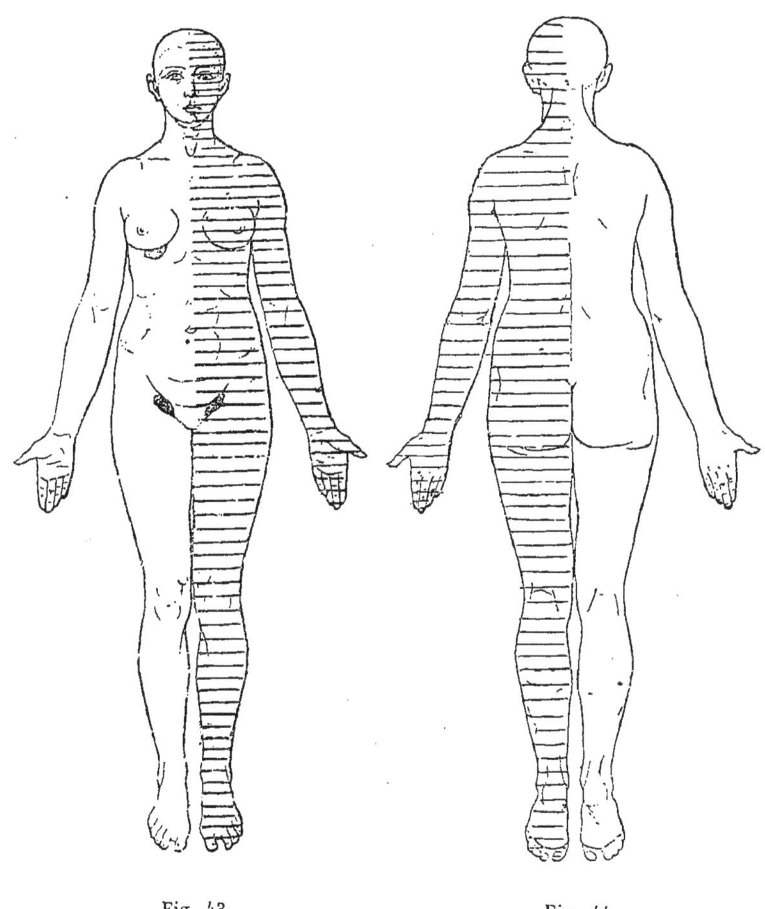

Fig. 43. Fig. 44.

Ainsi, elle nous raconte qu'en Italie elle croyait avoir une mission, puis elle ajoute que tout cela venait des francs-maçons qui la magnétisaient.

En tous cas elle a eu des hallucinations de la vue et de l'ouïe.

Elle a vu le Très-Haut, la nuit, dans toute sa splendeur. Cela lui est arrivé très souvent en Italie. Il était si resplendissant que l'on pouvait à peine distinguer ses traits.

Elle voyait également des ombres, des moines, des religieuses, tous gens qu'elle détestait et qu'elle avait pour mission d'exterminer. Aussi l'appelait-on Mme la Vengeance.

On lui disait qu'elle était réservée à de grandes choses, des voix lui criaient, d'autre part, qu'on lui faisait faire des choses que Dieu n'avait pas permises.

A ces hallucinations mystiques très caractéristiques du délire des dégénérés, venaient s'en joindre d'autres, très probablement d'origine hystérique. Ainsi elle voyait des catafalques, des lumières, des choses effrayantes.

Cette malade, envoyée à Villejuif, fut transférée le 29 août 1890. Elle avait encore les mêmes idées à cette époque, ainsi que le prouve le certificat suivant :

« Dégénérescence mentale avec hallucinations et prédominance d'idées hypochondriaques. Tendances mystiques. Troubles de la sensibilité générale. Elle entend des voix tour à tour divines ou diaboliques. Craintes de persécution. Un vieux serpent de juif veut la magnétiser. Dr Briand. »

Chose à noter en terminant, et bien caractéristique, c'est qu'avec toutes ces idées mystiques la malade n'a pas de scrupules, ne s'adresse aucun reproche. Elle n'a jamais eu de rapports sexuels; elle n'en a jamais eu l'idée.

Autre fait assez intéressant. Cette malade, qui a reçu une bonne instruction et s'exprime fort bien, a très souvent des expressions triviales. C'est ainsi qu'en racontant son histoire, elle dit : « Ma mère avait un tuteur qui lui a tout claqué.... Quand une famille tombe dans la débine.... Lorsque mon père a vu qu'il allait être dans le pétrin », etc., etc.

Nous devons à l'obligeance de M. le Dr Briand l'observation suivante :

XXIII. B... 28 ans, modiste, entrée à l'asile de Villejuif le 17 novembre 1889.

« 6 novembre 1889. C. de placement volontaire :

« Est atteinte depuis environ dix jours de délire religieux, invoquant Dieu à toute minute pour les causes les plus futiles, demandant à tout son entourage les moyens de changer de vêtements, de situation sociale, et ne se rendant pas compte de ce qui se passe autour d'elle. Dans ces conditions, il nous paraît urgent que la dame X... soit admise, au moins provisoirement, dans un établissement où puissent être prises telles mesures convenables pour assurer son rétablissement.

Signé : Dr Grange.

« 7 novembre 1889. C. I.

« Hystéro-épilepsie. Excitation. Délire religieux. Se relève la nuit pour prier. S'agenouille dans tous les coins.

Signé : Dr Rouillard.

« 21 novembre 1889. C. Q.

« Hystéro-épilepsie. Délire religieux. A maintenir.

Signé : Dr Rouillard.

« 17 décembre 1889. C. I.

« Paraît atteinte d'épilepsie. Préoccupations mystiques. Tombe brusquement à terre en se roulant, et serre les personnes qui l'approchent. Hébétude, se déshabille et gâte.

« 31 nécembre 1889. C. Q.

« Débilité mentale avec épilepsie. Préoccupations mystiques. A maintenir.

« Les premières crises remontaient à 1887.

« 16 février 1890.

« Amélioration très notable. La malade sort en congé. Peu après elle se met à travailler. »

Le cas suivant est plus complexe. C'est un mélange de dégénérescence mentale, d'hystérie et de morphinomanie combinées.

Nous étions fort embarrassés de savoir où nous devions ranger cette observation. En effet, bien que la malade ait présenté une foule de symptômes, c'est avant tout une débile; mais elle a eu des idées de persécution, en même temps que des préoccupations mystiques.

C'est en somme, croyons-nous, le dernier côté qui l'emporte. Cette femme a été condamnée à une peine assez légère, étant donnée l'atténuation de sa responsabilité. Elle a vu là un châtiment de la Providence, d'autant plus, d'ailleurs, qu'ayant une éducation très religieuse, elle était imbue d'une forte dose de dévotion.

R...n (Marie), âgée de vingt-neuf ans, arrêtée et conduite au Dépôt pour avoir martyrisé une de ses petites filles âgée de quatre ans. Au moment où nous la voyons, au mois de mars dernier, à l'Infirmerie des condamnées, nous trouvons une jeune femme hâve, défaite, si faible que c'est à peine si elle peut remuer dans son lit. Elle a toujours froid, aussi porte-t-elle constamment une sorte de gilet en peau d'agneau. Bien qu'elle soit ainsi enveloppée de fourrure, elle se plaint continuellement du froid. Elle a des sueurs froides assez profuses, en un mot elle présente tous les phénomènes des morphinomanes endurcis, pendant la période d'abstinence. Obs. [illegible] Dégéné[illegible] me Morphi[illegible] Mart[illegible] ses e[illegible] Idées m[illegible] Hys[illegible]

Au point de vue héréditaire voici ce que nous trouvons :

Tableau XVII.

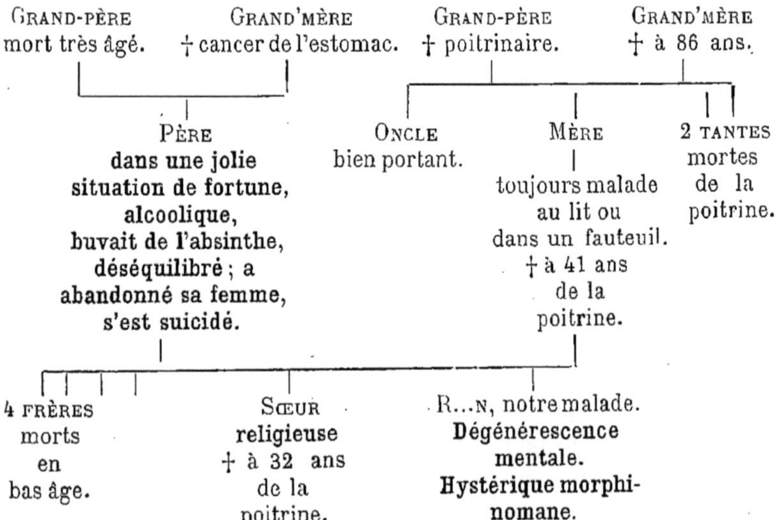

Fort jeune déjà, notre malade se trouvait mal très fréquemment. Réglée à treize ans, elle voit survenir la première attaque d'hystérie à quatorze ans. Depuis ce temps-là, les attaques sont extrêmement fréquentes. Nous en avons vu plusieurs au Dépôt; ce sont de grandes attaques d'hystérie classiques.

Les attaques sont précédées de douleurs dans le ventre; sensation de boule, de constriction de la gorge, de battements dans les tempes. Il y a deux points ovariens très sensibles, des zones hystérogènes, sous-mammaires, et vers le milieu de la colonne vertébrale dorsale.

Le goût est extrêmement diminué, pour ainsi dire aboli. Enfin il existe un rétrécissement concentrique double du champ visuel.

Ajoutons que la malade a des idées mystiques, elle est d'une piété exagérée; elle a eu d'abord l'idée de se faire religieuse, et jusqu'à dix-huit ans, le mariage ne lui disait absolument rien.

Laissons-la d'ailleurs raconter elle-même son existence, d'autant qu'elle le fait avec une certaine naïveté non dépourvue de grâce.

« J'ai été en pension à l'âge de dix ans, chez les dames de Sainte-« Anne, à ....; j'y suis restée jusqu'à l'âge de quinze ans. A ce mo-« ment je perdis ma mère; quelque temps après, j'étais atteinte d'une « fluxion de poitrine, et ensuite de fièvres intermitentes. Le médecin « ayant ordonné le changement d'air, on m'envoya chez ma grand'-« mère. Lorsque je fus rétablie, on me mit à apprendre le commerce, « et j'habitai chez les dames de Saint-Charles. J'y restai jusqu'à « l'âge de vingt ans; on voulut me marier, mais comme la personne « que je devais épouser était beaucoup plus âgée que moi, je n'en « voulus pas; du reste il était jaloux; ce défaut me déplaisait. Pour « éviter tout ennui, je partis à Paris, je me plaçai au Louvre; mal-« heureusement je n'avais pas de santé; sans avoir eu de graves « maladies, j'ai toujours été très faible; jusqu'à vingt ans on m'a « soignée comme étant poitrinaire; je toussais beaucoup, et par mo-« ments je crachais un peu de sang. C'est ce qui m'arriva au Louvre; « je fus obligée de quitter pour me soigner. Une fois rétablie, le doc-« teur me conseilla de chercher un emploi moins fatigant; je pris « une place de caissière chez un libraire; dans cette maison je fis la « connaissance de M. X..., jeune homme de bonne famille, bien « élevé, très doux, en un mot convenant à ma nature un peu senti-« mentale; j'avais vingt ans et demi, je l'aimais follement, et sans

« réfléchir aux conséquences, sans m'inquiéter s'il avait de la for-
« tune, et ce que pourrait être l'avenir, je me donnai à lui, et à partir
« de ce moment je ne le quittai plus. A ce moment, j'étais en procès
« avec un monsieur, banquier, qui s'était permis de m'insulter, et
« d'une façon tout à fait grossière. Comme je vivais encore seule, et
« sage à cette époque, je portai plainte ; l'affaire vint en police cor-
« rectionnelle, chose que je regrettai du reste. Je fus défendue par
« Maître X..., et, comme il y allait de mon honneur, on prit sur moi
« tous les renseignements possibles sur ma vie privée, et je me rap-
« pelle ce passage d'un certificat qu'il avait reçu. « La police même,
« qui n'a pas la main douce, ne peut que rendre justice à l'honnêteté
« de cette jeune fille. » Ce monsieur perdit son procès en police cor-
« rectionnelle et en cour d'appel. Cette affaire terminée, je m'occupai
« entièrement de M. X...; je l'accompagnais à l'école, où il était étu-
« diant, et, lorsqu'il rentrait, je travaillais avec lui pour l'encourager;
« en l'attendant je faisais mon ménage, je préparais les repas, en un
« mot ce que je devais faire; ne sortant jamais que tous les deux,
« n'ayant aucune fréquentation, je n'avais qu'un but : le faire travailler,
« afin de ne pas être refusé aux examens. Nous nous aimions de plus
« en plus, et nous voyions l'avenir en rose; tout cela devait changer;
« j'eus d'abord une petite fille, cet enfant était mon espoir, je n'avais
« jamais songé qu'après avoir tant souffert pour la mettre au monde,
« je pouvais la perdre. Comme je ne pouvais l'élever moi-même, on
« la mit en nourrice; dis-sept jours après elle mourait; étant très
« malade, on me l'a caché pendant un mois et demi, la nourrice elle-
« même m'écrivait comme si l'enfant avait été vivante. Le jour où
« j'ai su la vérité, j'ai beaucoup souffert; à partir de ce jour je ne
« rêvais qu'une chose, avoir un autre enfant. Les années passaient, ses
« études avançaient, je mettais quelquefois des cierges à la Sainte
« Vierge pour que tout réussisse bien, je voyais arriver le moment
« où j'allais être heureuse, nous avions eu comme tout le monde nos
« misères. Sa mère, ayant appris notre liaison, lui avait supprimé la
« moitié de sa pension, et nous fûmes obligés de vivre d'une façon
« tout à fait restreinte. Tout cela n'était rien, j'aimais et j'étais heu-
« reuse; ses études finies, il songea à s'établir; j'étais enceinte, et à
« ce moment il pensait pouvoir m'épouser : sa mère ne le voulut pas.
« Par lui-même il n'avait aucune fortune, ayant perdu son père à
« l'âge de dix-sept ans; sa mère seule pouvait l'établir, en sacrifiant

« ce qui lui restait : elle habitait la province, elle lui mit comme con-
« dition de venir habiter Paris avec lui; c'était notre séparation.

« Le jour même où elle arrivait, j'accouchai de ma petite fille, « c'était la deuxième; je perdais le père en ayant l'enfant. Pour me « consoler, j'essayai d'élever cette petite que j'adorais, mais au bout « de neuf jours je dus y renoncer, j'avais trop souffert, ma santé s'en « ressentait; comme je tenais à la vie de mon enfant plus qu'à toute « autre chose, je fis le sacrifice de l'envoyer en nourrice. Le père « continuait à me faire vivre; tous les soirs il rentrait près de moi, « il conduisit lui-même l'enfant avec la nourrice à la gare, et il « s'engagea à payer les mois, qui étaient de 30 francs; mais sa « mère était là, il subissait son influence, il adorait sa mère, il « craignait de lui faire de la peine, c'était bien naturel, et moi- « même je l'engageai à ne pas la faire souffrir, je me disais que « puisqu'elle était bonne pour son fils, elle ne serait pas cruelle « pour moi, et qu'elle aurait pitié du petit être que j'avais. Je « m'étais trompée, elle ne voulait qu'une chose, que son fils se « sépare de moi, et peu à peu elle y arrivait. Elle avait, paraît-il, juré « que son fils ne m'épouserait jamais, prétextant qu'il m'aimait trop « et qu'il ne lui appartiendrait plus, elle ne voulut pas qu'il payât « les mois de nourrice; naturellement la nourrice s'en plaignit. On « me fit demander à la préfecture de police comment il se faisait « que cette femme n'était pas payée, je promis de faire payer; au « bout de huit mois, n'ayant obtenu aucun résultat, on me rapporta « ma petite fille. J'en étais très heureuse, cela me fit oublier mon « chagrin, et me donna du courage; j'avais envoyé la nourrice chez « le père, mais elle ne put rien obtenir; à mon tour je pris ma petite « fille sur mes bras, et j'allai demander à son père de bien vouloir « me donner de quoi nourrir la chère petite. Sa mère, qui se trouvait « là, me mit à la porte avec mon enfant. Si à ce moment mes larmes « avaient pu lui suffire, pauvre petit ange, elle aurait eu de quoi « vivre longtemps. Je rentrai chez moi avec mon enfant, m'en remet- « tant à la Providence. Le soir, à dix heures, le père me fit remettre « quatre francs, par un intermédiaire, car il n'avait pas eu le courage « de venir lui-même; deux et trois jours se passèrent ainsi. Voyant « que je ne perdais pas courage, que je continuais à élever cette « chère petite, la pitié lui revint; il me donna quelque argent, et « de temps en temps il venait me voir, mais tout était brisé, il ne

« songeait plus qu'à une chose, se marier; tout espoir pour moi « était perdu, je ne pouvais me faire à cette idée, moi qui, depuis « quatre ans, ne l'avais jamais quitté; mais sa mère le voulait, et « il ne pouvait sacrifier sa mère pour moi. J'étais de nouveau en- « ceinte, je perdis ma grand'mère, c'était une circonstance; il me « fallait aller en province pour régler les affaires; ayant perdu ma « mère, j'héritais avec ma sœur. J'employai le premier argent que « je pus toucher à payer la brave femme qui avait nourri ma petite « fille pendant huit mois sans être rétribuée. M. X... trouva cela tout « naturel; du reste il ne demandait qu'une chose, ne plus entendre « parler de moi. C'est à ce moment que M. Y... me prit en pitié « avec ma petite fille que j'avais, et celle que j'allais avoir huit mois « plus tard; il avait une jolie position, une petite fortune person- « nelle, je m'attachai à lui plutôt par raison que par amour, car « je n'ai jamais pu oublier.... Il m'aimait, il adorait mes enfants, « il les a élevés, il a tout sacrifié pour eux et pour moi, je lui dois « tout, aussi n'ai-je aucun mérite à me dévouer pour lui. Je l'ai « eu deux ans malade, atteint de rhumatismes articulaires; j'aurais « voulu à ce moment lui rendre tout ce qu'il avait fait pour moi; « cette maladie a brisé sa position, il a été obligé de vendre sa « charge, puis de partir en Algérie sur les conseils des médecins. « A ce moment, son frère fit son possible pour nous séparer, et je « ne pus partir avec lui; encore une fois je restai seule. Mes deux « petites filles étaient en nourrice; c'était trop souffrir, j'étais à bout « de courage, et cependant je voulais vivre, car j'adorais mes deux « enfants, mais je souffrais bien; c'est alors que, pour dissiper mes « tristes pensées, je me mis à prendre de la morphine, et, de triste, « je devins plus gaie. M. Y..., une fois installé là-bas, ne rêva plus « qu'une chose, me faire venir près de lui; c'était aussi mon désir, « je n'eus donc plus qu'une idée, partir. Je le savais malheureux loin « de moi, il avait tout perdu ou à peu près, pas de santé, personne « pour l'aimer et le soigner, lui qui avait tant fait pour moi et les « miens; je voulus lui donner une preuve de mon affection; je savais « mes petites filles heureuses, rien ne me retenait plus, je partis. « A ce moment, je ne me faisais encore que trois ou quatre piqûres « par jour avec une solution au cinquantième, je me gardai bien de « dire cela à M. Y.... Un mois après mon arrivée à Alger je tombai « gravement malade, restant trois jours dans un affreux délire; le

« médecin crut à une fièvre typhoïde, on me fit des piqûres au cou « et sur les épaules; je restai trois mois au lit; c'était, paraît-il, des « névralgies, je souffrais horriblement dans la tête, et j'avais des « vomissements, ne gardant aucune nourriture; enfin tout cela dis« parut un peu, mais je ne cessai de prendre de la morphine, j'aug« mentai la dose tous les jours, je retombai malade. Le médecin, voyant « cela, conseilla à M. Y... de me renvoyer en France, me faisant pro« mettre de ne plus me servir de morphine lorsque j'aurais retrouvé « mes enfants, mon plus grand chagrin ayant été de ne plus les voir; « je n'eus pas assez de force de caractère, rien ne put m'empêcher « cette passion, je ne dormais plus qu'avec de la morphine, je ne « sortais plus qu'avec cette morphine dans ma poche, et pendant ce « temps je jurais à M. Y... que je ne m'en servais plus, puis enfin, ne « pouvant plus le lui cacher, je prétextai mes douleurs de tête, et lui « avouai que je me faisais deux piqûres par jour; je ne lui avais « jamais menti, il me crut sur parole. Comme il partait le matin « pour ne rentrer que le soir, j'avais toute ma journée à moi, n'ayant « pour témoins que mes deux petites filles, mais je leur avais telle« ment défendu de le dire à petit père, que les pauvres chéries n'ont « jamais rien dit. Dans les derniers temps je passais presque toutes « mes journées au lit, me piquant constamment pour trouver du « repos, je ne sortais plus que pour aller chercher cette morphine « que je faisais faire au vingtième ; je pensais bien que je me faisais « du mal, mais j'éprouvais un si grand bien-être lorsque j'en avais « pris suffisamment, moralement surtout, car je ne pensais plus à rien, « je ne sentais plus rien, et dans ces moments j'aurais voulu ne plus « voir, ne plus entendre rien autour de moi, tout m'énervait, surtout « quand je n'en avais pas pris assez; c'était si bon de tout oublier, « et c'est ce qui est cause que j'en prenais tant. J'aurais voulu rester « constamment dans cet état d'anéantissement, c'était pour moi l'idéal; « cependant quelquefois cela me donnait des forces, il me semblait « que j'aurais marché longtemps sans me fatiguer, mais cela ne « durait pas. Je pensais que la dose n'était pas suffisante, et alors je « recommençais, puis à la fin, je me sentais trop fatiguée, je n'avais « même plus idée de ce qui se passait autour de moi ; le sommeil « venait, et j'y succombais, je ne souffrais plus, je me trouvais très « bien, puis, sitôt éveillée, je recommençais à souffrir de douleurs « dans la tête, dans les jambes, principalement dans les articulations,

« puis mal au cœur, en un mot un abattement général. Alors je recom« mençais à me piquer, et je trouvais de nouvelles forces, je redevenais « gaie, je mangeais bien, et j'avais même des idées de promenades. « Mais l'hiver vint, et comme je suis très frileuse, le froid me rendit « malade, j'avais beau prendre de la morphine, j'avais toujours froid, « j'avais toujours des coliques, cela me rendait très malade ; j'arrivais à « me calmer avec quelques piqûres. Enfin quelque temps après tout « cela, j'eus un abcès, puis deux, trois, et enfin un quatrième ; je « gardai le lit pendant un mois ; comme je souffrais beaucoup, et que « je ne pouvais me lever, je faisais préparer mes piqûres par ma petite « fille. Combien en faisais-je dans une journée? Je ne saurais le dire, « ce que je sais, c'est qu'un jour, n'en ayant plus, je trouvai le moyen « de m'habiller, de prendre une voiture et d'aller en chercher, et cela « au moment où je souffrais tant, laissant mes deux petites filles « seules à la maison ; cependant, Dieu sait si je les ai aimées, et si je « les aime encore, puisque je n'ai aimé M. Y... que parce qu'il les « aimait autant que moi, peut-être même plus, car moi j'étais leur « petite mère, et lui !...

« Enfin mes abcès se passèrent, et je pus me lever ; je soignais mes « enfants le mieux possible, je faisais mon ménage et les repas « autant que je pouvais, je me sentais si faible, j'avais des maux de « tête très violents que la morphine ne calmait même plus ; tout cela « m'ennuyait, me surexcitait mes pauvres nerfs ; heureusement qu'il « n'y a jamais eu de fous dans ma famille, car j'aurais eu peur, « ce qui est du reste très fréquent chez moi, j'ai toujours été très « peureuse. Enfin, un matin, il y a de cela longtemps, un monsieur « vint à la maison, j'étais seule avec mes deux enfants, je trouvais « très drôle qu'il entrât ainsi, puisque je lui disais que mon mari « n'était pas là, puis enfin j'étais à peine vêtue, et ce qui me déran« geait le plus c'est que j'étais en train de me piquer à la morphine ; « je le priai d'attendre, c'est alors qu'il me dit de bien vouloir con« duire mes petites filles chez le commissaire. Je les habillai, moi « aussi ; avant de partir je me piquai encore ; car je n'aurais peut« être pas eu la force d'aller jusque-là. Une fois dehors, je me trou« vai bien, j'en profitai pour me promener un peu avant de me « rendre chez cet homme ; arrivée chez lui, on me prend ma petite « Marie, que je n'ai jamais revue, pauvre petite. Puis je vois arriver « M. Y.... qui s'en va avec mon autre petite fille, et moi je restai là

« j'ai eu peur, j'ai pleuré, je me suis même jetée aux genoux de cet « homme, le suppliant de me laisser partir chez moi : il ne voulut « pas. »

La deuxième partie de ce récit est intitulée : « Impressions d'une jeune femme arrêtée innocemment. Premier jour, huit heures du soir. » Malgré quelque exagération, elle donne une idée assez exacte de l'impression que doit causer l'entrée dans ce sombre établissement qu'on appelle le Dépôt.

« La mémoire me fait défaut pour raconter la façon brutale dont « on m'a traitée, lors de mon arrestation ; je me souviens cependant « qu'après avoir embrassé mon mari et ma petite fille, on me fit des- « cendre, accompagnée d'un sergent de ville, dans une grande salle, « où l'on m'a interrogée sur mon nom et ma profession. Je pouvais « à peine répondre, j'éclatai en sanglots, ne sachant ce qu'il pouvait « advenir, enfin j'entendis le roulement d'une voiture, et en même « temps deux malheureuses créatures, qui se trouvaient avec moi, « dirent en riant : Voici la calèche. On me fit signe d'approcher, je me « levai, le visage couvert de honte, on ouvrit la porte, des gens étaient « attroupés. Instinctivement avec mon mouchoir je me cachai la figure, « c'était pour moi l'ignominie. Le trajet fut long, je souffrais horri- « blement, cette voiture s'arrêta plusieurs fois, du moins je le crois, « puis j'entendis une porte s'ouvrir, on était arrivé ; où étais-je, je « n'en savais rien. Je passai dans différents bureaux, le visage tou- « jours couvert, la honte au front, car quoique bien innocente je me « sentais traitée en criminelle ; je fus mêlée ensuite à un groupe de « pauvres créatures qui riaient et chantaient ; ma douleur les émut, « elles s'intéressèrent à moi. Ce que je souffrais, nul excepté Dieu, qui « me soutenait dans ce chemin du calvaire, n'a vu ce que j'endurais ; « on me remit dans les mains d'une bonne religieuse, qui essaya « quelques paroles de consolation, cela me fit un peu de bien ; elle « me conduisit dans une cellule, et fit mettre des draps sur le triste « grabat qui était là, puis après quelques bonnes et douces paroles, « on me laissa seule. Je me jetai à genoux et ma douleur éclata. « Qu'avais-je donc fait, que me voulait-on? comme j'aurais voulu « mourir en cet instant : je priai Dieu de « toute mon âme, remet- « tant tout entre ses mains divines ; je me couchai, on me l'avait com-

« mandé, mais hélas ma pauvre santé ne pouvait supporter une si « dure épreuve, et dans un aussi horrible moment je me trouvais privée « de morphine ! J'ai cru devenir folle de douleur, j'eus une crise, on « me porta à l'infirmerie ; je passe sous silence la façon grossière dont « j'ai été accueillie par une jeune femme, et une autre plus âgée.

« La nuit fut terrible ; si j'avais seulement pu avoir de la morphine, « mais je n'osais pas le dire et je sentais ma tête s'égarer de plus en « plus ; le matin on recommença à me faire de la peine, on me dit « que j'allais aller à la photographie, et que cela calmerait les dou- « leurs de tête dont je me plaignais, et on m'obligea à redescendre « dans ma cellule; sans une plainte, sans un mot je descendis, un « nouveau chemin de croix m'attendait, et c'est presque à genoux que « je m'y suis traînée. Je suis saisie d'épouvante en y pensant, c'était « le deuxième jour ; je vois encore cet escalier froid et humide par « lequel on me fit monter rangée parmi des voleuses, des escro- « queuses et, paraît-il, des femmes de mauvaise vie, et moi, honnête « fille, j'étais là, osant à peine lever les yeux, versant des torrents de « larmes, me demandant toujours où je pouvais bien être, ce que j'al- « lais devenir, car je souffrais de plus en plus ; depuis la veille à midi « je n'avais pris aucune nourriture, mes jambes se dérobaient sous « moi, je ne pouvais arriver à monter cet escalier ; le garde qui était « là fut obligé de m'aider à monter les dernières marches. Tout à « coup je me vois entourée d'hommes ; on me commanda de défaire « mes cheveux, quitter mes bas, on me fit mettre les bras en croix, « on mesura jusqu'à mes mains, on me regarda dans les yeux, on me « fit ôter mon vêtement pour voir mes bras, mon cou, en un mot un « examen complet ; je ne pouvais plus pleurer, je ne sais ce qui se « passait en moi, ma tête me brûlait, enfin on me dit que je pouvais « me rhabiller, et descendre, c'est ce que je fis. En bas on me donna « du bouillon, je n'ai pas pu le boire, ma souffrance augmentait « avec les tortures que j'endurais, je m'asseyais sur un banc, mais « au bout d'un moment j'entendis mon nom, on me rappelait pour « remonter encore, qu'allait-il donc encore m'arriver, que voulait-on « faire de mon pauvre corps? Je n'en pouvais plus, cette journée « allait-elle donc être sans fin? Je demandai à Dieu la force et le « courage d'aller jusqu'au bout, j'en avais besoin, il me fallut « remonter cet affreux escalier ; c'était horrible, je me traînais presque « sur les genoux, c'était pour cette photographie dont on m'avait

« raillée le matin à l'infirmerie; ô douleur, ô honte, dépeindre ce
« que j'ai souffert est impossible, moralement c'était horrible, physi-
« quement j'étais anéantie, je ne sentais plus rien : un garde fut obligé
« de me descendre, on me porta dans ma cellule, on ferma la porte,
« c'était fini, je ne vis plus personne. Comme j'étais malade ! et quelle
« nuit j'ai passée ! je priais Dieu de me conserver, pour mes chères
« petites filles, et pour mon pauvre mari.

« Le matin du troisième jour, j'étais si faible que j'avais peine à
« rassembler mes idées, puis tout à coup j'entendis des chants d'église,
« toute ma foi se réveilla en moi, je versai d'abondantes larmes,
« cela me fit du bien, j'essayai de me lever, je n'en eus pas la force;
« dans l'après-midi on ouvrit le guichet de ma porte, on me dit qu'un
« monsieur était là demandant ce que je voulais, je demandai ma
« seringue et ma morphine, priant qu'on me l'apportât le plus vite
« possible; on ne me répondit même pas, on ferma ce guichet et ce fut
« tout. Peu de temps après je me trouvai mal; j'appelai, mais per-
« sonne ne pouvait m'entendre, j'eus des vomissements, je croyais
« mourir, puis vint une religieuse me disant de m'habiller bien vite,
« qu'il fallait aller à l'instruction. O mon Dieu, qu'est-ce que c'était
« que cela et comment pouvais-je me lever? Je n'osai pas lui dire
« que j'étais malade, je n'avais du reste plus la force de parler, et je
« me laissai conduire. Que m'a-t-on dit? Je n'en sais rien, on fut
« obligé de m'emporter, c'était fini, ma pauvre nature humaine était
« vaincue; cela faisait trois jours que je n'avais ni bu ni mangé, on
« me remonta à l'infirmerie, et cette fois on daigna voir que j'étais
« vraiment malade. A partir de ce moment, je ne sais plus ce qui
« s'est passé, je souffrais sans souffrir, je voulais boire, toujours
« boire, je crois n'avoir jamais eu aussi soif. Enfin on me donna de
« la morphine, j'étais sauvée, et c'est quelques jours après que, retrou-
« vant un peu ma mémoire, j'ai pu écrire ces tristes lignes. Je me
« sentais si bien quand j'avais eu ma piqûre, j'aurais voulu conti-
« nuer d'écrire tous les jours ce qui se passait, mais le bien-être
« que j'avais ressenti ne dura pas. Un jour on ne voulut plus me
« donner de morphine, je retombai plus mal : alors on m'en donna
« encore un peu. J'en prends encore, mais si peu, et maintenant
« tout me fatigue. »

Malheureusement, il faut rabattre un peu de ce sentimentalisme.

La vérité, c'est que notre malade, hystérique, morphinomane, avait des accès de colère épouvantables, soit qu'elle fût privée de morphine, soit qu'elle en eût trop pris. Ce renseignement nous a été fourni par son amant actuel.

La vérité aussi, c'est que, malgré l'indélicatesse, à son égard, de son premier amant, qui avait formellement refusé de s'occuper de ses enfants, elle n'en avait pas moins continué jusque dans ces derniers temps à avoir des relations avec lui.

Enfin, son enfant avait été maltraitée d'une façon réellement abominable, nous l'avons constaté *de visu*. Elle mettait cette enfant, une enfant de 4 ans, dehors, sur le balcon, et la laissait exposée au froid et à la neige, à peine vêtue.

Nous avons été visiter la petite victime aux Enfants-Malades, et nous lui avons trouvé le corps couvert d'ecchymoses et de contusions. La mère la laissait dans un état de malpropreté navrant, et, par un raffinement de cruauté, la corrigeait en la frappant avec une règle sur la pulpe des doigts réunis, à ce point qu'il existait à cet endroit une plaie recouverte d'une croûte noirâtre sur chacun des doigts de l'enfant.

Les protestations d'affection qu'elle prodigue dans le récit cité plus haut sont des plus exagérées. Au moment de son internement, elle n'avait pas assez d'injures à prodiguer à ce petit être, qu'elle ne voulait jamais revoir, disait-elle.

Cette malade est évidemment une tête faible, une dégénérée. Condamnée à une peine assez légère, en considération de son état mental et de ses habitudes de morphinisme, elle a présenté, dans les derniers temps de son séjour, une sorte d'état délirant fréquent chez les dégénérés héréditaires.

Ainsi, outre des rires nerveux, des attaques qui dépendaient exclusivement de l'hystérie, elle a eu de véritables idées de persécution. Elle se plaint de tout le monde, dit avoir avalé une potion qui l'a rendue malade (renseignements pris, elle avait absorbé du vin de quinquina, comme à son ordinaire), prétend avoir été maltraitée par les gens de service, la religieuse, etc., etc.

Tout cela, croyons-nous, joint à ses antécédents héréditaires et à son histoire, nous autorise à la classer parmi les dégénérés.

E. — Idées ambitieuses.

Nous aurions voulu pouvoir donner ici un exemple de ces manifestations délirantes ambitieuses si fréquentes chez les dégénérés. Ces troubles psychiques surviennent par bouffées, et se produisent avec une exubérance telle que, — n'était l'absence totale de troubles somatiques, — on croirait avoir affaire à des paralytiques généraux. C'est dans cette classe d'ambitieux que viennent se ranger les inventeurs, les réformateurs, et pas mal de politiciens. Les héréditaires, en effet, ont presque toujours une haute idée de leur valeur personnelle. Mais tant que les choses en restent là, il n'y a pas trop à s'en préoccuper. Mais parfois, par son incohérence et son exagération, le délire simule, à s'y méprendre, la méningo-encéphalite. Les uns se croient poètes, présidents de la République. D'autres veulent tout niveler, aplanir les montagnes, combler les rivières, etc., etc. D'autres encore sont immensément riches, ont des plans pour opérer immédiatement les réformes sociales.

Les observations abondent parmi les héréditaires. Malheureusement nous n'avons pas pu trouver de cas bien nets parmi les hystériques dégénérés. L'observation suivante seule se rapproche un peu du but, par les tendances artistiques du malade, qui déclamait continuellement à la maison, qui jetait l'argent par les fenêtres, — argent qu'il volait, d'ailleurs, — et qui répondait aux questions avec pas mal de suffisance et de prétention.

Mais, nous le répétons, ce n'est pas un cas type[1].

XXXV. F...l (Alfred), 17 ans, est amené à l'Infirmerie spéciale.

rescence ıtale. lsions entes. ol. bitieuses. érie.

1. Nous sommes tout particulièrement satisfaits d'avoir rapporté ce cas ici. En effet, ce malade vient d'être ramené à l'infirmerie spéciale. Cette fois les idées ambitieuses sont très nettes. Il s'intitule artiste lyrique, joue au « Théâtre Moderne », doit avoir un engagement superbe en Amérique où il va partir sur le paquebot la *Bourgogne*. Il a un immense talent, etc., etc. (18 novembre 1890).

TABLEAU XVIII.

GRANDS-PARENTS
morts très âgés.
ont eu 17 enfants :
il en reste 5 actuellement, dont

TANTE,
60 ans,
crises
d'hystérie.

PÈRE.

GRAND-PÈRE
employé d'octroi,
buveur d'absinthe,
† à 39 ans à la Pitié
en 1857.

GRAND'MÈRE
vivait séparée de son mari,
† du choléra
en 1854.

MÈRE
réglée à 15 ans, mariée à 21 ans.
Crises d'hystérie
à partir de 15 ans.
Son premier enfant était hydrocéphale.
Les crises continuent actuellement encore.
Maux de tête violents.

FRÈRE aîné
hydrocéphale
† à 22 ans.

SŒUR, 25 ans,
migraines
très fortes,
crises d'hystérie
à partir de 19 ans,
crises très fortes
il y a 2 ans
(mariage manqué).

SŒUR, 23 ans,
anémique,
maux d'estomac
blèse.

2 fausses
couches.

F...t,
notre malade
(17 ans)
dégénérescence
mentale,
hystérie.

SŒUR, 14 ans,
anémique.

FRÈRE,
12 ans.

SŒUR,
8 ans et demi.

Le malade, qui appartient à une famille fort honorable, a été envoyé à l'Infirmerie spéciale par son père, qui ne pouvait rien en faire.

Il a, d'ailleurs, toujours été malade. A 5 ans, il a eu ce que ses parents appellent le transport au cerveau. Ce qu'il y a de certain, c'est qu'à cette époque *il ne sentait pas les sinapismes* qu'on lui posait.

Vers 7 ou 8 ans, accès de fièvre avec délire.

A 14 ans, attaques d'hystérie, accompagnées d'attaques de sommeil pour lesquelles on le fait entrer à la Salpêtrière, où nous nous souvenons de l'avoir examiné.

C'est un beau type de déséquilibré, incapable de se livrer à aucune occupation suivie. Voici, d'ailleurs, en quelques mots, la nomenclature, dressée par lui-même, des pensions et des places dans lesquelles il s'est successivement trouvé.

« Né le 11 septembre 1873, entré à l'institution L...e à l'âge de « 4 ans, de là à l'institution Fr...t à 5 ans, de 6 ans et demi à 8 ans « chez les frères St-Nicolas, puis un an à l'école Commerciale. Entré « à la Salpêtrière le 13 juillet 1887 pour une maladie de nerfs, sorti le « 13 août 1887 guéri. Entre le 6 septembre 1887 chez L..., marchand « de dentelles (2 mois); S...l (15 jours); R...t, fabricant de bronzes « (3 semaines); B...e, dentelles (6 mois); C..., avoué (2 mois); « B...d, banquier (6 mois); C.. is (2 mois); Eh...k, gilets (2 mois) « C...d, tailleurs (1 mois); G...s, chemises (2 mois); et de là entre « à la Compagnie du gaz le 13 janvier 1890. » Il y est encore.

Cette énumération se passe, croyons-nous, de commentaires, mais ce qu'il y a de plus grand, c'est que chez un de ses patrons il commit un vol assez important. Il fréquentait à cette époque, paraît-il, un certain nombre de « cabotins », suivant l'expression du père, voulait même s'engager dans une troupe. Toujours est-il qu'il a détourné, chez son avant-dernier patron, une somme de 690 fr. que ses parents ont dû rembourser. Poursuivi, et déclaré irresponsable, il devait être envoyé à Sainte-Anne, mais le père demanda à le garder.

Mal lui en prit, du reste. On en jugera par les lignes suivantes, écrites par le père lui-même :

« Depuis ce moment, les crises se manifestèrent de différentes

« façons. Il ne voulut jamais se laisser soigner, ni prendre des « douches qui lui étaient nécessaires. Depuis quelque temps surtout, « il avait les nerfs très surexcités, disant des grossièretés, des insultes « à ses parents, frappant sa mère, ses frères et sœurs, et avec une « telle force, qu'il était impossible à qui que ce fût de se rendre « maître de lui.

« Il y a trois semaines, dans un moment de rage, il renversa une « grande table à manger et en brisa un pied.

« Il voulait toujours avoir beaucoup d'argent, lequel était dépensé « en quelques heures, car il ne pouvait jamais en garder, et ne se « rappelait même plus ensuite l'usage qu'il en avait fait.

« De plus, il disait de grands mensonges, croyant lui-même que ce « qu'il racontait était arrivé.

« Au milieu des repas, il quittait la table pour se mettre à la « fenêtre, où il faisait des grimaces aux voisins de face.

« Depuis quelques jours, il avait l'idée fixe de se mettre à sa « chambre, à la fin du mois[1], ne voulant plus rester chez ses parents, « à cause de ses frères et sœurs. »

Inutile de dire que les « frères et sœurs » seraient enchantés d'être débarrassés de lui. Comme il n'est pas brave, il n'ose pas encore trop s'en prendre à son frère, âgé de 12 ans, robuste, qui, paraît-il, le rosse de la belle façon. Mais il se rattrape avec ses sœurs, qu'il martyrise littéralement. Il les gifle sans raison, en accompagnant les coups des mots les plus grossiers. Il raconte à son frère des histoires de femme, chante des chansons obscènes devant ses sœurs. Il répond grossièrement à son père, avec lequel il s'est même battu. — Quant à sa mère, il lui a volé plusieurs fois de l'argent, et quand elle lui fait une observation, il lui réplique : « Ne dis rien ou je te gifle. » Il l'a menacée plusieurs fois de lui faire son affaire et lui a donné des coups de pied et des coups de tête dans le ventre. Enfin il casse tout chez lui.

C'est un garçon chétif, absolument imberbe, à l'air assez intelligent.

1. Voici à ce propos le billet que le malade écrit à ses parents :

« C'est moi qui veux quitter la maison, et une fois parti, je m'engage à ne plus rentrer au domicile paternel, mais je continuerai de voir mon père, pour qui j'aurai toujours de l'affection. »

« F...l, artiste lyrique. »

On constate chez lui de l'anesthésie sensorielle gauche. Pas d'hémi-anesthésie cutanée. — Nous n'avons pu explorer le champ visuel.

Après deux jours passés à l'Infirmerie spéciale, F...l est rendu à sa famille, qui consent encore à le reprendre.

§ 4. — Syndromes épisodiques.

Avec l'étude des syndromes épisodiques, nous arrivons à la véritable caractéristique du dégénéré héréditaire. Ces syndromes, en effet, ont plus de valeur encore que les diverses manifestations mentales étudiées jusqu'à présent. Ils sont pathognomoniques de l'état de dégénérescence, peuvent exister simultanément ou isolément chez des individus parfaitement intelligents sous tous les autres rapports, chez des « dégénérés supérieurs », comme on est convenu de les appeler. Fait capital, et sur lequel nous avons déjà insisté, ils peuvent se remplacer les uns les autres, un syndrome se substituant à un autre à une période différente de l'existence du malade.

Nous rappelons, pour mémoire, quels sont les grands caractères propres aux syndromes épisodiques.

a { 1° Obsession / 2° Impulsion } 3° Irrésistibilité
b { 4° Conscience complète de l'état / 5° Angoisse concomitante
c 6° Satisfaction consécutive.

La connaissance de ces syndromes est fort ancienne. Ce sont les syndromes épisodiques qui ont fait les frais des anciennes monomanies de Pinel et d'Esquirol. Esquirol d'ailleurs, de même que Marc[1], avait fort bien remarqué la satisfaction qui suit l'acte chez le monomaniaque.

1. La folie considérée dans ses rapports avec les questions médico-judiciaires. Paris, 1840, t. II, p. 241.

Marc (*loc. cit.*, t. II, p. 24) signale aussi l'absence d'hallucinations et d'illusions chez ce genre de malades.

Mais, il faut le reconnaître, c'est à M. Magnan que revient l'honneur d'avoir vu le lien qui relie entre eux tous ces phénomènes de nature souvent si diverse, et d'en avoir donné la signification réelle.

A. — *Folie du doute. Agoraphobie.*

Les deux observations suivantes sont empruntées à M. Ballet.

Elles sont publiées toutes les deux dans la thèse d'un de ses élèves, M. Tabaraud[1].

La seconde a paru également dans le *Bulletin médical* sous la signature de M. Marquézy[2].

Le nommé H..., comptable, entré le 19 septembre 1888 à Necker, dans le service de M. Péter, quarante-cinq ans. Obs. XXXVI

Antécédents héréditaires. Père mort hémiplégique, à soixante-dix-sept ans. Il était très impressionnable et avait souvent des crises de mélancolie. Il avait la manie des livres et dépensait souvent beaucoup plus d'argent que sa position ne le lui permettait.

Mère morte d'une maladie de cœur.

Deux sœurs tout à fait bien portantes, d'une intelligence médiocre. Marié à vingt-trois ans, a eu quatre enfants, un mort en bas âge de cause inconnue, un mort à deux ans d'une malformation congénitale. Un autre garçon est âgé de vingt-deux ans. Il a eu des attaques de nerfs et a dû rester pendant six mois à Sainte-Anne.

Une jeune fille, vingt ans, chétive, mais non nerveuse.

Antécédents personnels. Fièvre typhoïde à quinze ans. Depuis l'âge de trois ans jusqu'à dix-sept, le malade est très impressionnable, il se met facilement en colère, pleure ou rit pour la moindre des choses.

A dix-sept ans, à la suite d'une contrariété, le malade a une attaque de nerfs. Il tombe subitement sans connaissance, n'a pas de convulsions, mais, lorsqu'il revient à lui, il sanglote et pleure pendant quelques minutes.

1. Tabaraud. *Des rapports de la dégénérescence mentale et de l'hystérie.* Th. Paris, 1888.

2. Marquézy. *L'homme hystérique.* Bull. méd. 1888.

A dix-huit ans, au moment d'un examen, deuxième attaque analogue à la première; depuis lors jusqu'à vingt-cinq ans, les attaques se renouvellent environ tous les six mois, chaque fois avec perte de connaissance.

Dans cet intervalle, à l'âge de vingt-trois ans, le malade se marie, son état reste le même.

A vingt-cinq ans, à la suite de chagrins de famille, il est pris d'hématémèse assez abondante. Il a eu des vomissements alimentaires survenant après le repas, parfois sanguinolents, et une douleur vive au creux épigastrique survenant à la suite de l'ingestion des aliments.

A ce moment, amaigrissement, pâleur, perte de l'appétit et des forces. On aurait, nous dit le malade, diagnostiqué alors un ulcère simple de l'estomac. Trois ans après, guérison complète. Lors de l'apparition de ces symptômes, les attaques cessent complètement, elles disparaissent jusqu'à quarante-trois ans.

A quarante-trois ans, c'est-à-dire il y a deux ans, à la suite de contrariétés de ménage, retour des crises, qui se montrent tous les deux mois. Au mois de juin 1887, le malade entre à l'Hôtel-Dieu annexe dans le service de M. Ballet. On constate une hémianesthésie droite. Il y reste jusqu'au 1er août, époque à laquelle, son état s'étant amélioré, on l'envoie à Vincennes.

Le 19 septembre, nous le retrouvons à Necker dans le service de M. Péter, où nous constatons :

Affaiblissement de la vue à droite, rétrécissement considérable du champ visuel. Affaiblissement de l'ouïe à droite.

Parésie droite, insensibilité absolue (douleur températrice). Ne connaît pas la position qu'on donne à ses membres. Si on le prie de porter la main à sa bouche, après lui avoir fermé les yeux, il touche son épaule ou sa poitrine.

Point hystérogène dans la fosse iliaque gauche; lorsqu'on comprime, cela lui donne la sensation de quelque chose qui remonte jusqu'à l'épigastre.

Pendant son séjour à l'annexe, on avait constaté qu'il existait chez lui de l'agoraphobie et de l'arithmomanie. Le malade, en effet, éprouve le besoin de compter les lits, les piliers, les planches du plancher de la salle où il se trouve, il recommence plusieurs fois de peur de s'être trompé.

Se trouvant place de la République, il ne peut trouver la différence entre oblitérer et obérer; il lui a fallu de toute nécessité retourner jusqu'aux quais pour consulter un dictionnaire.

Il lui est arrivé de sortir plusieurs fois avec un dictionnaire dans sa poche.

La nuit, il lui semble qu'il y a des voleurs chez lui, il se lève pour s'assurer que la porte est fermée. Il se lave les mains vingt fois dans une journée, sans motif.

Il ne peut voir venir une voiture sans se sentir pour ainsi dire attiré, il en est de même quand il regarde par une fenêtre.

S'il avait un couteau ou un revolver, il se suiciderait volontiers; il a déjà à son actif deux tentatives de suicide; une première fois il s'est tiré un coup de revolver, une autre fois il a essayé de s'empoisonner avec un mélange de sublimé et de laudanum.

Le 21 octobre, l'état de H... est très amélioré, il se trouve même, à ce qu'il nous dit, tout à fait bien et parle de reprendre son travail.

La sensibilité est en partie revenue, s'il vous serre la main on n'éprouve aucune différence, qu'il le fasse de la droite ou de la gauche.

Le 24, H. quitte l'hôpital dans un état très satisfaisant.

Th... (Jean), âgé de quarante-huit ans, pâtissier, entre le 6 juillet 1887 dans le service de M. Ballet. Obs. XXXVII.

Le père, mort à quatre-vingt-sept ans, était paresseux et buveur.

La mère vit et n'est pas nerveuse. Un frère arriéré, imbécile, trois autres frères et sœurs bien portants; variole en 1870. Blennorrhagie, syphilis, à l'âge de dix-huit ans. Excès alcooliques anciens. Jamais de crises de nerfs, pas de malformation physique.

En 1870, cécité subite et complète des deux yeux à la suite d'excès de travail. Il retrouve la vue au bout d'une heure sans avoir présenté d'autres phénomènes. Th... n'est pas migraineux.

En 1884, à Chaumont, déviation considérable de la face et de la tête. Cette contracture disparaît au bout de cinq à six jours.

L'affection actuelle remonte au 3 janvier 1887. A cette époque, il travaillait beaucoup. Dans la nuit, sans avoir rien éprouvé les jours précédents, il se sent malade, se lève, tombe immédiatement à terre sans connaissance. A onze heures du matin, on le relève et on constate qu'il a dû se débattre; il se sert difficilement de son bras gauche. Il entre alors consécutivement dans plusieurs services hospitaliers, où l'on aurait constaté du tremblement des membres supérieurs, la parésie du bras gauche et la bizarrerie de son aspect mental. Au mois de juillet 1887, nous constatons les phénomènes suivants :

Au bras gauche, diminution de la force musculaire. Le sens musculaire est très affaibli, le malade se rend compte des positions données à sa main ou à ses doigts gauches, mais il se plaint de ne pouvoir se servir de sa main gauche quand elle agit seule. Il ne sent plus alors les objets ou plutôt n'apprécie pas leur forme, se trompe quand il veut prendre quelque chose dans sa poche, et ne peut diriger les objets là où il veut avec cette main, ce qui disparaît quand l'action des deux mains est simultanée.

Tremblement des mains et des doigts, exagéré sous l'influence d'une émotion, tremblement à petites oscillations se produisant même au repos, mais plus marqué quand le malade fait un mouvement. Ce tremblement, plus marqué à droite, aurait précédé l'attaque du mois de janvier.

Anesthésie presque complète, contact, douleur, chaleur, dans toute l'étendue du membre supérieur gauche, sauf une zone irrégulière de sensibilité au niveau du pli du coude.

Au membre inférieur, la diminution de la sensibilité existe, mais moindre.

Sur le thorax, plaque d'anesthésie dans la région pectorale.

L'ouïe, l'odorat et le goût sont affaiblis à gauche.

Le champ visuel n'est pas rétréci.

Anesthésie testiculaire complète.

Pas de points douloureux, iliaques ou épigastriques.

Le réflexe pharyngien est affaibli ; les réflexes tendineux sont normaux.

A la suite de son attaque, Th... est resté, dit-il, comme hébêté pendant 15 jours à 3 semaines ; il ne savait plus s'habiller, faisait des choses excentriques, se rendant bien compte qu'il n'était pas dans son état normal. En même temps, il était peu rassuré : partout on le considérait comme un homme pris de vin. Ces phénomènes se sont atténués à partir du mois de février et ont disparu.

Actuellement il est très émotif, pleure très facilement est très inquiet de son état. Il présente de plus une impossibilité complète du calcul, depuis quelque temps il lui est impossible de compter deux fois de suite l'argent qu'il a dans la main.

Août 1887. Sous l'influence des courants faradiques peu intenses, l'anesthésie du côté gauche a diminué et la diminution de la force musculaire est moins marquée. Le sens musculaire est toujours aboli.

Octobre 1887. Le malade sort présentant un affaiblissement notable de la force musculaire; en même temps retour presque complet de la sensibilité, et tremblement des mains peu accusé.

De novembre 1887 à mars 1888 : sorti de Broussais le 30 octobre, il reprend son travail dès le lendemain; au bout d'une heure la parésie du bras gauche revient subitement. Malgré cela, il continue à travailler un peu pendant quelques jours.

Le 26 novembre, Th., incapable de se livrer à aucune occupation, revient à Broussais.

Parésie très manifeste du bras gauche, diminution de la force musculaire également dans le membre inférieur de ce côté.

L'anesthésie est beaucoup plus limitée, mais en même temps plus marquée qu'au premier examen. On trouve seulement un gant d'anesthésie à la main gauche; l'extrémité palmaire de la phalangette est seule sensible.

Anesthésie cutanée plantaire du même côté, le malade croit marcher sur du liège, tandis qu'à droite il sent le sol. Diminution de l'acuité visuelle des deux côtés, mais sans rétrécissement du champ visuel.

L'odorat et le goût toujours moins accusés à gauche.

Le tremblement est beaucoup plus marqué que lors du premier séjour à l'hôpital. Si on examine le malade debout, les bras écartés, en lui recommandant de rester immobile, on voit le membre supérieur droit animé au repos de petites oscillations, qui bientôt s'exagèrent, gagnent la racine du membre, se transmettent aux pectoraux et gagnent le côté gauche. Puis, après quelques minutes d'attention, le tremblement s'exagère des deux côtés, et il lui devient très difficile de porter un verre à la bouche.

Debout, les yeux ouverts, le malade ne peut rapprocher les pieds l'un de l'autre, sans trébucher, comme un ataxique chez lequel le signe de Romberg serait très développé.

Debout les jambes écartées, si on lui fait fermer les yeux, on voit le tremblement s'exagérer aux membres supérieurs, gagner les muscles de l'abdomen, du cou, passer au membre inférieur, amener un ébranlement de tout le corps.

Les troubles psychiques consistent surtout en un affaiblissement de l'intelligence et de la volonté, le malade fait une chose pour une autre, égare les objets dont il se sert. En même temps faiblesse générale, céphalée habituelle siégeant dans la région frontale des deux côtés avec hyperesthésie cutanée.

Le jour de sa sortie en octobre, étant place de la Concorde, il n'ose traverser, craint de se jeter dans les voitures, mais finit par triompher et passe, sans longer les bords de la place.

Rue de Rivoli, quelques jours après, sentiment très vif de crainte de traverser, peur de tomber en passant, puis il surmonte sa frayeur après quelques instants.

26 décembre. Le malade quitte Broussais sans avoir présenté rien de particulier, le tremblement des mains est beaucoup moins marqué. La sensibilité existe à la main gauche, le malade sent mais ne se rend pas compte du lieu où porte l'impression.

Après être sorti de Broussais, le malade a repris son travail. Au bout de quelques jours on l'a renvoyé, on était mécontent de lui ; non seulement il était mal habile, « ce que sa main droite faisait de bien, dit-il, sa main gauche, la main folle, le défaisait », mais de plus sa mémoire diminuait chaque jour davantage, il était toujours ahuri. A cette époque il semble avoir eu à plusieurs reprises une impulsion irrésistible. Chaque soir en rentrant chez lui il se sentait poussé à pénétrer par la porte de la maison voisine, non par la sienne. Il subissait cette impulsion surtout les jours où son esprit était occupé ailleurs.

B. — *Dipsomanie.*

La dipsomanie, on le sait, est l'impulsion irrésistible à boire. Elle diffère essentiellement de l'alcoolisme en ce quelle se présente par accès au lieu de se produire continuellement. Elle en diffère également, en ce que le malade a parfaitement conscience de son état, s'en désole, le déplore, mais ne peut s'en guérir. On sait à quel désespoir en sont réduits souvent les dipsomanes ; ils usent de tous les subterfuges pour tâcher de tromper leur envie ; ils demandent à être protégés contre eux-mêmes, ils mélangent les choses les plus malpropres à leurs boissons, tout cela d'ailleurs] sans le moindre résultat. Nous n'insisterons pas ; le sujet est bien connu.

Le cas suivant est un bel exemple de dipsomanie. On remarque chez ce malade la tare héréditaire, et la précocité du développement de la maladie. Il joint à son état morbide de mauvais instincts, et enfin de l'hystérie.

Le 27 août 1890, on nous amenait à l'Infirmerie spéciale du Dépôt, sous la rubrique : un Inconnu, un individu arrêté sur la voie publique au moment où il disait avoir tué trois personnes et vouloir tuer son patron.

Il s'agit d'un nommé A..., 26 ans, ouvrier tôlier. Sa mère nous donne les renseignements suivants : Obs. XXXVIII. Dipsomanie. Mauvais instincts. Hystérie.

TABLEAU XIX.

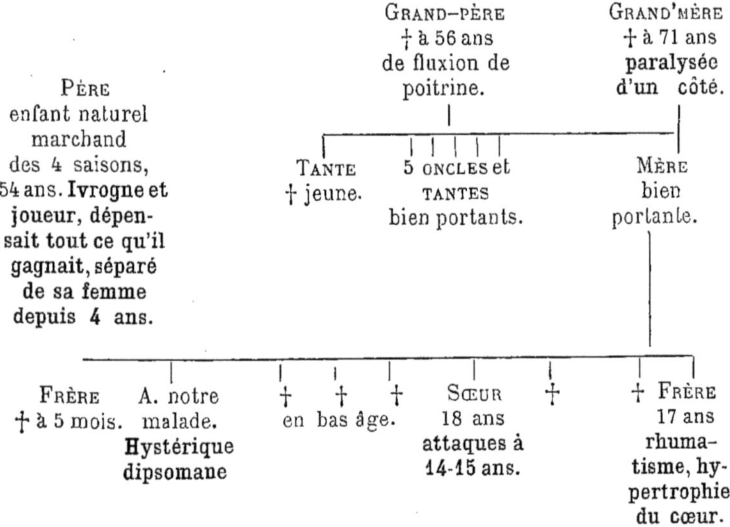

Notre malade a toujours été chétif. Convulsions jusqu'à 12 ou 15 mois.

A été à l'école jusqu'à 13 ans. Apprenait très bien. Caractère insupportable, batailleur. Il se battait avec tout le monde.

La tendance à boire s'est manifestée de très bonne heure. A 10 ou 12 ans, il prenait de l'argent chez ses parents et le dépensait à boire, à ce point que la mère dut l'empêcher d'aller faire les marchés avec son père : il gardait l'argent et le dépensait de cette façon.

Chez lui, il martyrisait son frère et sa sœur, qui ne pouvaient pas le sentir.

A 16 ans, il a été mordu par un chien qu'il s'est figuré enragé. Pendant huit jours il a été littéralement fou; les attaques d'hystérie ont apparu, il se débattait, brisait tout, avait des idées de suicide, voulait se jeter par la fenêtre.

A cette époque déjà, il menait une vie des plus irrégulières. Ne pouvait s'entendre avec son père; il quittait la maison, restait huit jours absent, couchait au poste, etc., etc.

Il buvait tout ce qu'il trouvait, mais surtout de l'absinthe : ensuite il errait sans aucune conscience de ses actes.

Son rêve était d'être garçon marchand de vin. Il se place en cette qualité, mais ne peut rester nulle part.

A 18 ans, il s'engage dans l'infanterie de marine. Mais au bout d'un an il est réformé pour ses attaques et pour hypertrophie du cœur.

A son retour, il apprend la métier de tôlier. C'est un bon ouvrier, intelligent et, depuis quatre ans, il travaille dans la même maison. Mais il faut qu'il boive, c'est plus fort que lui. Aussi fait-il aux siens, à sa mère et à sa sœur, une existence épouvantable. Le samedi, jour de paye, il ne rentre pas; on le revoit le dimanche matin, ivre, abruti. Il ne faut rien lui dire, sans cela il devient violent et frappe tout le monde.

Dans ces derniers temps, il était continuellement ivre, rentrant pour manger à des heures invraisemblables, onze heures, une heure du matin. Lorsque la nourriture ne lui plaisait pas, il brisait tout ce qu'il y avait sur la table, puis s'en prenait à son frère et à sa sœur qu'il brutalisait; souvent les voisins ont dû intervenir.

On comprend qu'avec un pareil régime, les nuits devaient être terribles. On était obligé de le veiller. Il voyait des bêtes, des fantômes, des gens qui voulaient le tuer. Il réclamait son fusil, sa canne. On verrouillait les portes et on gardait les fenêtres, de peur de le voir s'échapper. Ses parents le maintenaient comme ils pouvaient. Lorsque les attaques survenaient, ce qui était fréquent, ils ne savaient où donner de la tête.

Lors de l'équipée qui nous l'a amené au dépôt, il y avait trois semaines qu'il avait disparu de chez sa mère.

Depuis quatre ans, le père a abandonné sa femme pour la deuxième fois. Ivrogne, brutal, il ne pouvait s'entendre, on le conçoit, avec son fils qui partageait les mêmes aimables qualités. Aussi les luttes étaient-elles fréquentes entre eux deux. Au moindre mot, notre malade donnait des coups de pied à son père qui, beaucoup plus fort, ripostait par une correction en règle.

Notre malade est un type de dégénéré dipsomane. Comme tous ces malades, il se rend très bien compte de sa situation. Il pleure, se lamente sur sa « malheureuse passion », mais c'est plus fort que lui, il « est malheureux » lorsqu'il ne boit pas. Il avait beau faire des serments, se raisonner, la maladie l'emportait toujours. Il commençait par un quart de litre, puis il en fallait d'autres. D'autre part il est très sensible à l'action de l'alcool, comme c'est la règle. Il ne titube pas, mais il ne sait plus ce qu'il fait. Quatre ou cinq absinthes le rendent fou : il a la tête perdue. Tout son argent passe à boire, il ne peut en garder sur lui. Il boit jusqu'à un demi-litre de rhum à la fois. C'est après une griserie de ce genre qu'il est allé s'accuser de l'assassinat des trois femmes. Actuellement il a perdu tout souvenir de ce qu'il a dit ou fait.

Notre malade est d'ailleurs sincère dans son repentir. On en jugera par la narration suivante, qu'il a bien voulu nous écrire, ignorant les détails que sa mère nous avait fournis sur son existence. Comme on le verra, notre malade est assez intelligent, et écrit d'une façon fort correcte.

« Ayant quitté l'école à l'âge de 12 ans, pour aider mes parents qui « étaient dans le commerce, mon père m'a fait faire les marchés avec « lui. Je commençai alors à m'enivrer. Mon père, pour se débarrasser « de moi, me força à me placer comme garçon marchand de vin. « Quelque temps après, mon père quitta ma mère. Je revins aussitôt « pour aider ma mère qui tenait une boutique de fruiterie. Je me « remets à boire et je la quitte pour me replacer chez un autre mar- « chand de vin. J'étais toujours ivre, je ne me plaisais nulle part. « J'ai été chez une quinzaine de patrons dans l'espace de trois mois. « A force de faire des patrons marchands de vin, je ne pouvais plus « trouver de travail. J'ai été chez ma mère, qui m'a même refusé de

« coucher chez elle, ce que je lui reprocherai toute ma vie. Le len-« demain, le bureau me replace. Là je reste un mois. Je dépense « mon argent et je ne savais où coucher. Je passe deux nuits dehors « sans aucune ressource, vivant je ne sais comment, mais ne men-« diant jamais, car cela n'est pas dans mon caractère.

« Un matin, je rencontre un malheureux comme moi qui me pro-« pose d'aller sur le trimard. Étant démoralisé, et ne voulant pas « rester à Paris, ayant peur de me faire arrêter comme vagabond, « j'accepte.

« Nous voilà sur la route de Lyon, marchant toujours, couchant « dehors; mon camarade se chargeait, avec ce qu'il allait mendier « dans les fermes, de me nourrir. Nous marchons pendant quatre « jours, et nous voilà à 45 lieues de Sens. Étant dégoûté de cette vie « de vagabond, je le quitte et je reviens à Paris dans l'espace de « 48 heures.

« J'étais exténué de fatigue et mourant de faim. Je me résigne à aller « voir mes parents qui, me voyant dans un tel état, n'ont pas pu faire « autrement que de m'ouvrir les bras. Quelques jours après, je trouve « du travail chez un fabricant de bébés. J'avais à cette époque quinze « à seize ans. Je suis resté dans cette maison pendant trois ans. Les « deux premières années, j'étais très sobre et ne manquant jamais « mon travail, en un mot, très sérieux; la troisième année je com-« mençai par me laisser entraîner, et je me remis à boire de plus « belle, et après avoir bu beaucoup d'absinthe pour me faire ren-« voyer, j'ai fait le plus grand vacarme.

« Ensuite, j'ai fait quatre ou cinq marchands de vin jusqu'au mois « de février 1886, et je buvais toujours, dépensant mon argent aussitôt « gagné. Je résolus de m'engager ce même mois. Je fus reçus au « 3me régiment d'infanterie de marine, où l'on me fit entrer à la com-« pagnie d'instruction, et, après avoir passé mes examens, j'attendais « ma nomination de caporal. Ayant toujours souffert du cœur chaque « fois que l'on courait trop fort, un jour je ne pouvais plus tenir. « Je m'adresse à la visite du major, qui m'envoie à l'hôpital, et après « quatre jours d'hôpital j'étais proposé pour la réforme n° 2, pour « hypertrophie du cœur; trois jours après j'étais réformé, le 11 fé-« vrier 1887.

« J'ai toujours été un bon soldat très estimé de mes chefs; dans « l'année de service que j'ai faite je n'ai eu aucune punition, sauf deux

« jours de salle de police, la seule fois que j'ai eu l'occasion de bien « m'enivrer.

« Ayant appris que mes parents habitaient Bagnolet, je rentre directement chez eux, et six semaines après je trouve du travail chez un « fabricant de tôlerie. Quelque temps après, une discussion éclate « entre moi et mon père il me frappe; et, si je n'avais pas été ivre, « je ne lui aurais pas répondu.

« Ma mère se met de mon côté; ils se séparent à l'amiable et ma « mère vient habiter avec moi rue des Maraîchers; je continue de « boire mais avec assez de modération.

« Il n'y a que depuis un an environ que je ne décesse pas de me « soûler. Une fois, chez nous, j'ai tout cassé tellement j'étais fou de « boisson, et plusieurs fois j'ai eu de violentes colères, à en perdre « connaissance.

« A l'atelier, plusieurs fois je voulais tuer des camarades sans motif « aucun. J'ai couché deux fois au poste, au XIe arrondissement pour « bris de clôture chez des marchands de vin. Chez un d'eux, je voulais le tuer, je l'avais même pris par les cheveux, à ce qu'il m'a « raconté.

« Ce fait, je ne m'en suis jamais souvenu. J'ai continué de « boire de plus en plus, du vin blanc et du rhum spécialement, « dépensant tout ce que je gagnais, et j'étais même forcé de faire des « dettes chez les marchands de vins, malgré que je gagnais 6 et 7 francs « par jour. J'ai quitté ma mère, il y a un mois parce qu'un samedi j'ai « rentré chez nous avec pas un centime, et, lundi après avoir continué « de boire, il m'a pris une idée vraiment dénuée de bons sens; j'ai été « à ma chambre, j'ai vendu tous mes effets, et je suis allé aux environs « de Paris, passant toute la nuit dehors par une pluie battante. J'aurais bien pu aller coucher en hôtel, mais je ne voulais pas. Après « avoir suivi longtemps les bords de la Marne, je me suis trouvé le « matin à Varennes, où j'ai déjeuné deux fois. J'ai continué de marcher « de droite à gauche, mardi et la nuit suivante, et mercredi dans la « matinée j'ai rencontré une femme avec qui j'ai déjeuné et fini de « dépenser mon argent. Je me suis trouvé seul sur un banc et avec « l'argent qui me restait, 1 franc environ, j'ai dû boire de l'absinthe « et je ne me rappelle après que hier matin, quand je me suis réveillé « ici. »

On constate chez ce malade un tremblement vibratoire des mains : les fonctions digestives se font mal, le sommeil est mauvais.

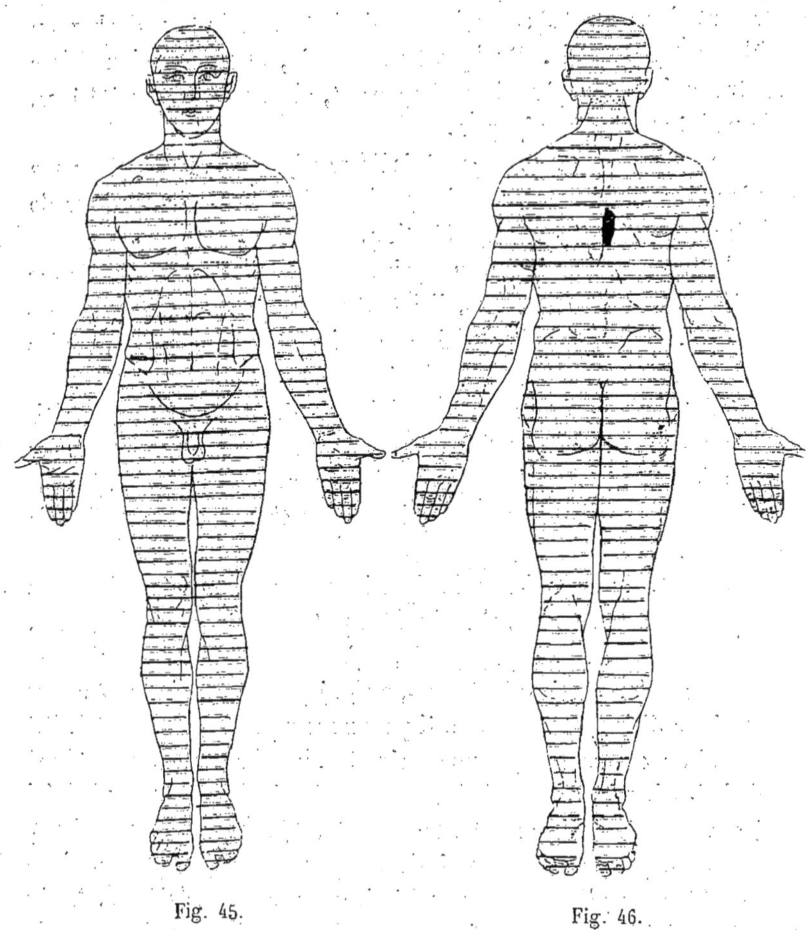

Fig. 45. Fig. 46.

Il existe une anesthésie généralisée et une zone hystérogène entre les deux omoplates.

Les sens sont affaiblis d'une façon générale, inégalement des deux côtés. L'odorat est meilleur à droite ; c'est l'inverse pour le goût et l'ouïe.

Le champ visuel est certainement rétréci, mais nous n'avons pu le mesurer, faute d'appareil.

Air triste, découragé, battements dans les tempes, maux de cœur, sensation d'étouffement, de constriction de la gorge.

On remarquera dans ce cas, comme dans les deux autres qui vont suivre, la tendance à l'automatisme ambulatoire. Mais nous pensons qu'il n'y a ici rien de comparable à ce que nous avons rapporté dans l'observation I.

Ici c'est l'alcool, et non l'hystérie, qui est la cause occasionnelle du délire ambulatoire. Il s'agit de perambulations dues à l'ivresse.

Le malade suivant, dipsomane également, avec mauvais instincts et dégénérescence mentale, est également des plus curieux.

G...n (Charles), 27 ans, nous est amené le 21 août 1890 à l'Infirmerie spéciale du Dépôt.

Obs. XXXIX. Dipsomanie. Mutisme. Hystérie.

Voici d'abord les renseignements héréditaires qui le concernent (voy. tableau XX, ci-après).

L'hérédité est, comme on voit, des plus chargées. Il semble que tous les éléments morbides se soient donné rendez-vous. Aliénés, suicidés, caractères bizarres, on trouve de tout chez les ascendants. C'est encore une preuve de l'existence de cette loi d'attraction sur laquelle nous avons insisté. On devine sans peine ce que pourra être le produit d'un semblable consensus pathologique. Notre malade est un de ces déséquilibrés qui ont toujours un pied dans l'asile d'aliénés. Ils n'en sortent que pour se livrer à mille extravagances et l'on est bientôt forcé de les y réintégrer.

Tableau XX.

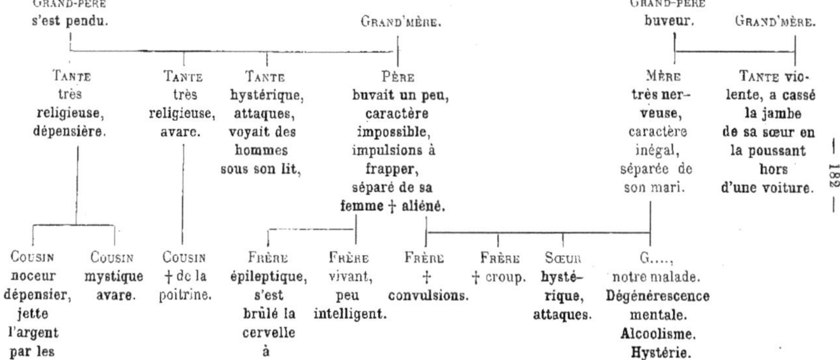
Grand-père s'est pendu.
Grand'mère.
Grand-père buveur.
Grand'mère.
Tante très religieuse, dépensière.
Tante très religieuse, avare.
Tante hystérique, attaques, voyait des hommes sous son lit,
Père buvait un peu, caractère impossible, impulsions à frapper, séparé de sa femme † aliéné.
Mère très nerveuse, caractère inégal, séparée de son mari.
Tante violente, a cassé la jambe de sa sœur en la poussant hors d'une voiture.
Cousin noceur dépensier, jette l'argent par les fenêtres.
Cousin mystique avare.
Cousin † de la poitrine.
Frère épileptique, s'est brûlé la cervelle à 38 ans.
Frère vivant, peu intelligent.
Frère † convulsions.
Frère † croup.
Sœur hystérique, attaques.
G...., notre malade. Dégénérescence mentale. Alcoolisme. Hystérie.

Le 11 janvier 1889 on amenait dans le service de M. Paul Garnier, à l'Infirmerie spéciale, un individu arrêté boulevard Bonne-Nouvelle. Il n'avait gardé que son chapeau, sa chemise et son pantalon.

Il avait jeté ses autres effets, veston et gilet, rue du Faubourg-Poissonnière. Cet individu ne prononçait aucune parole.

Étant donné ce mutisme et l'impossibilité d'obtenir aucun renseignement écrit, M. Garnier rédigea pour la presse la note suivante, qui fut publiée par plusieurs journaux.

« Le 10 janvier courant, vers 11 heures du soir, un rassemblement « considérable se formait boulevard Poissonnière, autour d'un jeune « homme qui, après s'être dépouillé de ses vêtements, gambadait avec « l'agilité d'un singe.

« Cet individu qui, dans un passé récent, semble avoir possédé « l'exercice régulier de ses facultés mentales, est actuellement dans un « état absolument étrange. Vif, alerte, attentif à tout ce qui l'entoure, « ayant tous les sens ouverts et sans cesse en éveil, il ne prononce « pas une parole et n'écrit pas un mot ; on ne peut entrer en com- « munication avec lui que par les gestes, et encore n'interprète-t-il « que les plus élémentaires. Ses attitudes sont des plus singulières ; « la plupart de ses mouvements sont véritablement simiesques. Tout « ce qui l'entoure lui paraît nouveau. Il examine avec étonnement les « objets d'un usage vulgaire, les palpe, s'assure de leur consistance, « comme s'il manquait des notions les plus simples, ou comme si « toutes ses acquisitions, brusquement effacées, étaient à refaire. Il « arrive ainsi à se familiariser avec ce qui l'environne, mais ses inves- « tigations et ses surprises des premiers jours donnaient lieu à une « mimique extrêmement variée. D'humeur très douce, il est complè- « tement inoffensif et obéit docilement au geste dès qu'il le comprend. « Il mange gloutonnement, sans paraître discerner la qualité des ali- « ments qu'il engloutit en poussant des grognements de satisfaction. « Ce sont là des dehors tellement bizarres et insolites qu'en l'absence « complète de renseignements, il faut une obervation prolongée. Les « personnes qui auraient à signaler à l'Administration la disparition « d'un jeune homme, etc. »

Cette note n'amena aucun résultat et, au bout de 20 jours, M. Garnier dut envoyer le malade à Sainte-Anne. Voici le certificat rédigé à cette époque :

« Mutisme. Attitude extrêmement insolite et étrange, gesticulations « simiesques. Agilité très grande. Physionomie expressive, intelligente. « Attention très vive donnée à tous les objets qui l'environnent ; il « semble qu'il ait à faire ou à refaire toutes ses acquisitions, à l'aide « des impressions sensorielles. Analgésie. Voracité très marquée. « Affection témoignée aux personnes qui lui donnent quelques frian-

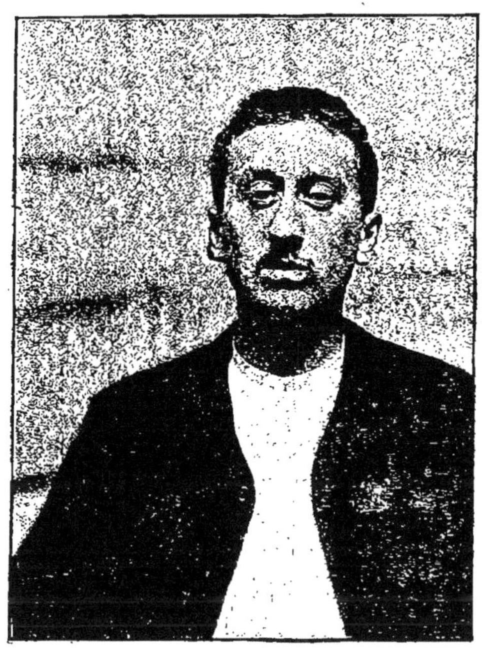

Fig. 47,

« dises. Accomplissement régulier des fonctions générales.... (Dr Paul « Garnier, 1er février 1889.) » Voy. les fig. 47, 48.

Le certificat de quinzaine, de M. Magnan porte d'autre part :

« Dégénérescence mentale avec accidents hystériques, excitation et « mutisme passagers. Le malade est actuellement tranquille et com- « mence à se rendre compte de sa situation. Il doit être maintenu. »

Quelques jours après, le malade recouvrait la parole et déclarait se nommer G... Charles, âgé de 25 ans, de nationalité belge.

Ce malade sort de Sainte-Anne le 14 mars 1889; on le rapatrie en Belgique, mais trois mois après il reparaît sur la scène. Cette fois il demeure à Paris, chez sa sœur, mais bientôt ses excentricités forcent cette dernière à demander son placement. Dans un certificat de M. le Dr Blaise, nous le voyons désigné comme atteint de dégénérescence mentale; « il présente de l'excitation cérébrale et sexuelle,

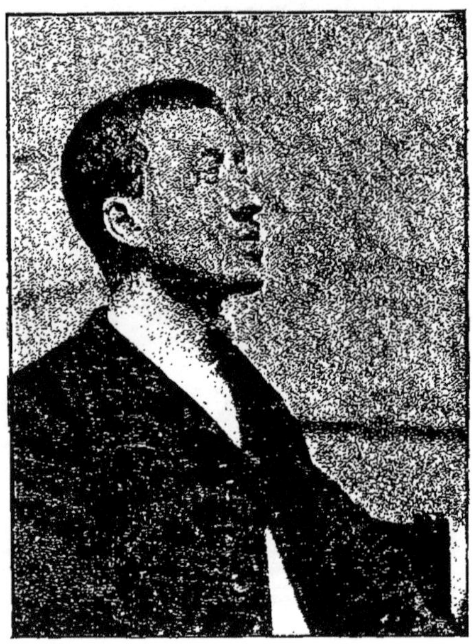

Fig. 48.

« des vertiges, des obsessions, et des impulsions à frapper et à briser. « Il a menacé de tuer sa sœur et sa mère, d'incendier leur maison, « de briser tous les meubles. Depuis sa sortie, il a recours, pour se « procurer de l'argent, à des procédés indélicats (s'empare des bijoux « de sa sœur et les porte au Mont-de-Piété, etc., etc.). Il lacère ses « vêtements, se livre à des excès de boisson (quatorze absinthes le « même jour), etc., etc. »

Amené à l'infirmerie spéciale, il s'y calme assez rapidement; aussi M. Garnier le remet-il en liberté.

Depuis cette époque, il nous est arrivé souvent de le voir au Dépôt, où il venait rendre visite aux gardiens, tantôt mis en parfait gentleman, d'autres fois au contraire vêtu comme un camelot. Dans ces derniers temps surtout, la mauvaise fortune semble s'être attachée à lui. En dix jours il se fait ramasser deux fois. C'est ainsi que, le 8 août 1890, on le trouve sur un banc devant la gare du Parc-Saint-Maur, où il excite l'hilarité des passants. « Nous l'avons interpellé, dit un gen- « darme dans son rapport, mais celui-ci, sans doute muet et idiot, « n'a pu nous répondre aucune parole. » Il était alors en état d'ivresse. Remis en liberté par M. Garnier, nous le revoyons au Dépôt le 21 août 1890. Cette fois, c'est le sacristain de l'abbaye de Saint-Denis qui signale aux autorités « un individu qui, depuis deux heures au « moins, se promenait à grands pas dans l'église, et gesticulait sans « mot dire ». Au poste il demeure absolument muet et fait preuve d'un « appétit féroce ». A l'Infirmerie spéciale, il se confine pendant deux jours dans un silence complet; mais cette fois le mutisme est volontaire.

Ce malade est un type de déséquilibré, de dégénéré héréditaire. Jamais il n'a pu rien faire de bon. Tout petit il a eu des convulsions.

Venu en France à l'âge d'un an avec ses parents, il a toujours été mauvais, intraitable. Il criait, paraît-il, continuellement. A 3 ans, il entre à l'école des sœurs; à sept ans son père le met comme demi-pensionnaire au collège d'Hazebrock, où il reste jusqu'à quinze ans. On le renvoie à cette époque, pour avoir frappé sur la tête de son professeur avec une planche à dessin.

A 9 ans, déjà, à l'occasion d'un dîner offert par sa famille, il avait eu l'idée originale de verser du pétrole dans les légumes, et d'en boire lui-même une certaine quantité.

Absence complète de sentiments affectifs. Il y avait chez lui un chien qu'il martyrisait continuellement. Il finit par l'écraser entre deux tonneaux. Il avait alors 13 ans.

A 15 ans et demi, ont lieu les premiers rapports sexuels. Il s'était livré à l'onanisme à partir de douze ans, mais d'une façon très modérée.

Il est très porté pour les femmes; on prétend même qu'il a eu des rapports avec sa sœur, mais il soutient énergiquement le contraire.

A sa sortie du collège, il commence à boire, se grisant d'une façon abominable. Une fois il quitte la maison et se sauve chez son frère, établi à Saint-Omer. C'est alors qu'a lieu la première attaque d'hystérie provoquée par des excès de boisson.

Sur ces entrefaites, sa mère se sépare de son mari et retourne à Bruxelles. Il l'y accompagne, demeure avec elle et se livre à mille extravagances. Jamais de travail suivi. Les attaques sont de plus en plus fréquentes et plus violentes. Un beau jour, après dîner, il enjambe la fenêtre et saute du premier étage dans la rue. Ceci se passait en 1881 : il avait alors 18 ans. On le porte à l'hôpital Saint-Jean à Bruxelles, où il reste six semaines; après quoi on l'enferme pendant huit mois à l'asile d'aliénés de Tournai.

Revenu à Bruxelles à sa sortie de l'asile de Tournai, il recommence à boire. Au bout de quatre ou cinq mois, on l'enferme de nouveau. On l'avait trouvé en train de nettoyer automatiquement les carreaux de la gare du Nord à Bruxelles. Il avait, paraît-il, bu d'une façon immodérée.

On le garde de nouveau deux mois à Tournai, puis il rentre à Bruxelles, où il reprend ses anciennes habitudes.

Placé chez un mécanicien, il apprend avec celui-ci à boire de l'absinthe. Aussitôt, il y prend goût, en absorbe une fois une dizaine de verres, est pris d'attaques, fait du scandale. On l'envoie de nouveau à l'hôpital et, au bout de trois mois de séjour, à Tournai, où il reste cinq mois.

Libéré de nouveau, il va à Namur, s'en fait expulser pour des histoires de femmes, et vient en France. Il trouve du travail à Dunkerque; il enregistre les marchandises à bord d'un bateau. Vivant avec les matelots, il boit d'une façon ignoble : tout lui est bon, de l'absinthe, du gin, du whiskey. Plusieurs fois il est pris de délire alcoolique et entre à l'hôpital de Dunkerque. Enfin il vient à Paris. On sait le reste.

Depuis trois ans ce malade n'a plus d'attaques, mais les stigmates persistent.

On trouve une hémianesthésie droite. L'odorat est diminué du même côté. Le goût est aboli; la sensibilité générale de la langue est conservée. L'ouïe est très affaiblie à droite, où le malade n'entend la montre qu'au contact. Nous n'avons pu mesurer le champ visuel faute d'appareil, mais il est manifestement rétréci.

Voilà certes un cas étrange. Il est probable que le malade, à la suite d'excès alcooliques, aura eu une attaque d'hystérie, de mutisme hystérique avec agraphie.

Ne l'ayant pas vu dans son premier accès, nous ne pouvons résoudre la question.

A la suite de cet événement, il est revenu plusieurs fois au Dépôt, mais alors le mutisme était simulé. Cela était facile à constater lors de sa dernière entrée.

Plus étrange encore est l'observation suivante. On croirait à peine à la réalité des aventures du malade qui en est l'objet, si les faits n'étaient certifiés par une foule d'observateurs qui l'ont examiné dans le courant de sa vie aventureuse.

ıs. XL. somanie. eries nom- reuses. s délirants livers. ystérie. ambulisme pnotique ontané.

Le nommé L... Georges-Ferdinand-Gustave, âgé de 30 ans, est amené à l'Infirmerie spéciale du Dépôt le 5 août 1890. Il a été arrêté comme étant l'assassin de la petite Neut. — Des recherches sur son passé ont révélé en lui une ancienne connaissance, et l'ont fait envoyer dans le service de M. Paul Garnier, où il était déjà venu plusieurs fois. C'est un beau type de déséquilibré.

Le malade est un enfant naturel.

Tableau XXI.

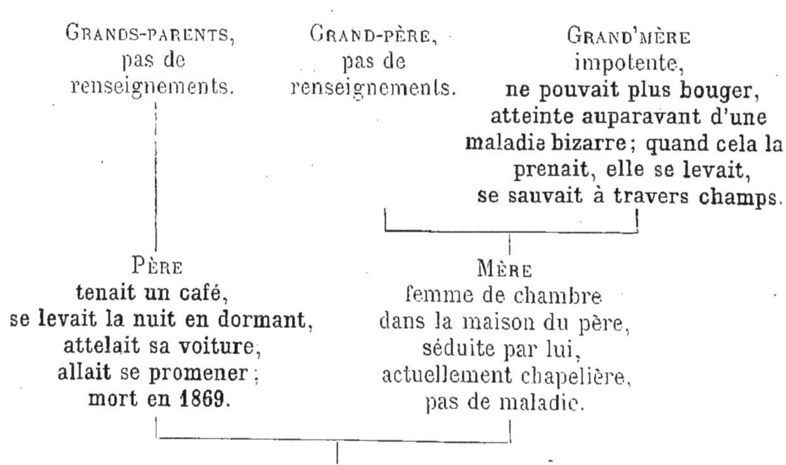

L...r, notre malade,
hystérique,
Dégénérescence mentale.

C'est une existence bien compliquée que celle de cet individu, fort connu de M. le docteur Paul Garnier, et qui est resté longtemps à l'Hôtel-Dieu dans le service de M. Mesnet.

Élevé chez une nourrice, à Amiens, il avait, dès l'âge le plus tendre, des accès de somnambulisme. Il se levait la nuit, jouait comme dans la journée. Une fois, il sort de la maison, s'en va il ne sait où; on le retrouve deux jours après couché sous une voiture.

A 15 ans, il entre comme ouvrier dans une fabrique de laine; bientôt il est pris de maux de tête et doit cesser le travail. Son père nourricier, garçon d'amphithéâtre à l'hôpital d'Amiens, le fait soigner, puis le prend avec lui comme aide. Bientôt, notre malade le remplace. Il se met à boire outre mesure, et alors apparaissent des attaques d'hystérie.

A 18 ans il s'engage, dans l'artillerie, et comme ses attaques et ses accès de somnambulisme continuent de plus belle, il fait bientôt l'expérience de la médecine militaire. Après 45 jours d'infirmerie pendant lesquels on lui donne de fortes doses de bromure de sodium, il est expédié à l'hôpital militaire de Toulouse, où le médecin principal le traite par l'électricité.

Très porté pour les femmes, il se surmène d'une façon inimaginable, si bien qu'on le renvoie à l'hôpital pendant deux mois. A sa sortie il est consigné trente jours au quartier.

Peu de temps après, il attrape la syphilis, ce qui lui vaut encore quatre mois d'hôpital, puis il part au Tonkin où il est resté trente-deux mois.

A peine arrivé là-bas, il gagne les fièvres intermittentes.

Plus tard il assiste au combat de Bac-Lé. Ici se place un épisode des plus curieux. Les troupes avaient commencé à battre en retraite à 10 heures du matin. Le soir, à 9 heures, on ordonne de camper. Notre malade ne sait pas ce qui s'est passé ensuite, toujours est-il qu'il avait quitté le camp, et qu'il se réveillait le lendemain à midi, dans une ambulance de Pavillons noirs, la cuisse droite percée d'un coup de flèche. — Le médecin de cette ambulance s'étant aperçu de cet état insolite avait fait prévenir le major français et proposait de rendre notre malade, ce qui fut accepté. L'exactitude de ce fait a été certifiée, paraît-il, par un général qui est venu voir L...r dans le service de M. Mesnet à l'Hôtel-Dieu.

Entre temps, notre malade se grisait d'une façon abominable, buvant de l'absinthe, du tafia, etc.

Libéré du service, il retourne à Amiens, rentre à l'hôpital comme garçon d'amphithéâtre, et par l'entremise d'une religieuse qui lui voulait du bien, trouve une place de cocher chez un riche propriétaire du pays. Il y reste jusqu'en 1886, époque de la mort de son maître. Il avait profité de l'occasion pour devenir l'amant d'une gouvernante beaucoup plus âgée que lui et que nous retrouverons un peu plus tard. Cette femme avait un fils de l'âge de L...r avec lequel celui-ci ne faisait que boire, d'après ses propres déclarations.

Ayant hérité d'une certaine somme d'argent, à la mort de son patron, il vient à Paris avec sa maîtresse; il achète un fonds de marchand de vins. Il buvait alors 15 à 20 absinthes par jour. Bientôt ses accès de somnambulisme le reprennent. Une fois, il disparaît trois jours, et il ne se rappelle pas où il a été.

Abandonné par sa maîtresse, il vend son fonds et devient cocher d'omnibus. Mais sa maladie ne devait pas lui laisser de répit. Pendant un an et demi qu'il a exercé ce métier, il a eu des attaques très fréquentes, et finalement s'est fait réformer pour s'être endormi une fois sur son siège, en plein soleil, boulevard de la Madeleine. C'est qu'en effet, il est très facilement hypnotisable, et qu'il lui suffit de fixer un point lumineux pour s'endormir. Il devient cocher de fiacre et doit se retirer au bout de six mois, par suite de mésaventures analogues.

Pour bien montrer la véracité de ce que nous avançons, nous empièterons un peu sur les événements, et nous raconterons ici un incident qui prouve la bonne foi de notre sujet.

Il donnait des assauts d'armes au Cirque d'Hiver, lorsqu'un jour un incendie éclata rue Saint-Maur. Il sortait de la représentation et courut aussitôt sur les lieux du désastre. Là il se mêle aux pompiers, aide au sauvetage, parvient à sauver trois personnes qui eussent infailliblement péri. Comme il se préparait à partir, une énorme masse de flammes vient le frapper en pleine figure. Aussitôt il s'endort, et tombe du troisième étage dans la rue. Transporté à l'hôpital Saint-Louis avec deux pompiers blessés, il est réclamé par M. le docteur Mesnet qui l'avait déjà eu dans son service, et qui avait appris son accident par les journaux.

Entre temps, sa mère était venue habiter Paris, et il demeurait avec elle. Mais il a fait de nombreux séjours à l'hôpital, dans le service de MM. Mesnet et Dumontpallier. Il a eu là de nombreuses attaques d'hystérie, et des accès de somnambulisme. Une fois même, en plein hiver, il se leva et s'enfuit sur les toits de l'hôpital. On alla chercher les pompiers de la caserne de la Cité pour le faire descendre. Ceux-ci ne purent jamais l'attraper, et deux heures après, il revenait de lui-même se coucher.

Dépouillons maintenant le volumineux dossier qui concerne ce malade, et qui nous révélera plusieurs faits intéressants.

Le 21 mars 1886, il est amené au Dépôt sous l'inculpation de filouterie. Il a fait 50 fr. 80 de dépense chez un marchand de vins, qu'il n'a pu solder.

Le 4 mai 1886, il va dénoncer au commissaire de police son ancienne maîtresse la gouvernante. Il a commis, dit-il, de concert avec elle, un vol de 40,000 francs à Amiens. Toute la police est mise sur pied : on arrête la femme, on fait une enquête et on découvre que ce récit est faux de tous points.

28 juin 1886 : Filouterie. 29 fr. 85 de voiture, et 49 francs de dépense chez un marchand de vins.

16 mai 1887. Envoyé à l'infirmerie spéciale comme aliéné par le commissaire de police. Il prétend s'appeler de Saint-L...r, parle constamment médecine, du professeur Dumontpallier. Les agents le reconnaissent au bout d'un certain temps pour un nommé L...r, venu au poste le 14 avril de la même année pour outrages aux agents, et pris à cette occasion d'une « attaque de coma » qui nécessite l'intervention d'un médecin qui l'a envoyé à l'Hôtel-Dieu.

Examiné par M. le docteur Legras, il est remis en liberté le 19 mai 1887.

8 juin 1887. Filouterie. Complicité de vol qualifié. A gardé une voiture de 1 heure à 5 h. 40 du matin ; 76 francs de dépense chez un marchand de vins. Traite les agents de lâches, salauds, canailles.

30 janvier 1888. Trouvé malade dans la rue, transporté à Saint-Louis. M. Hallopeau le fait transférer à Sainte-Anne où M. Magnan lui délivre le certificat suivant :

« Dégénérescence mentale avec hallucinations. Excitation passagère. Accidents hystériques. Hémianesthésie gauche. « Transféré à Vaucluse, il en sort le 19 avril 1888.

Le même jour il se fait arrêter. Il va déclarer au commissariat de police qu'il est à la tête d'une grande association pour la construction d'un canal, qu'il a un plan pour prendre l'Angleterre, etc.

Amené à l'infirmerie spéciale, M. Garnier lui fait ce certificat :

« Hystéro-épilepsie avec accès rendus plus fréquents par l'abus des boissons alcooliques et particulièrement de l'absinthe. Phase de somnambulisme spontané. Calme, raisonnable depuis deux jours. Non-lieu de placement (23 avril 1888). »

27 septembre 1888. Filouterie, vagabondage.

12 mars 1889. Filouterie. Insulte aux agents; 3 fr. 70 non payés chez un marchand de vins.

15 septembre 1889. Filouterie. Envoyé à Sainte-Anne par M. le docteur Garnier. Sort le 23 octobre 1889.

29 octobre 1889. Filouterie. Dépense de 38 francs chez un marchand de vins, non payée. Réintégré à Sainte-Anne : transféré de là à Ville-Évrard. S'évade le 17 janvier 1890.

24 janvier 1890. Se rend de lui-même à l'Infirmerie spéciale pour faire régulariser sa situation. Laissé en liberté par M. Garnier.

30 janvier 1890. Filouterie. Dépense de 7 fr. 40 chez un marchand de vins.

18 mars 1890. Filouterie. Examiné par MM. Garnier et Legras qui reconnaissent qu'il était en état d'ivresse.

5 mai 1890. Filouterie.

7 juillet 1890. Ivre, accoste les agents, dit qu'il veut se suicider, veut faire un mauvais coup pour être arrêté et débarrassé de la vie. Cris extravagants, douleurs de tête horribles. Prétend avoir été dans la police comme inspecteur; aurait été réformé pour blessures dans le service. Transféré à l'Infirmerie spéciale où M. Garnier le remet en liberté avec un certificat ainsi conçu :

« Ivresse. Divagations passagères. Prompt retour au calme et à la lucidité. Peut être laissé en liberté. »

5 août 1890. Cette fois le malade nous arrive sous l'inculpation d'assassinat.

Il travaillait aux champs dans les environs de Paris, lorsqu'un gendarme, voulant faire du zèle, crut découvrir en lui l'assassin de la petite Neut, cette petite fille qui a dernièrement été violée et assassinée à Belleville.

Cet excellent fonctionnaire demande à notre malade s'il ne venait pas de Paris. Celui-ci ayant répondu par l'affirmative, le militaire lui posa plusieurs autres questions entre autres s'il connaissait la « rue des Couronnes ».

L..., y ayant habité, en convint aussitôt.

Il fut de suite appréhendé et conduit au corps de garde, où, malgré

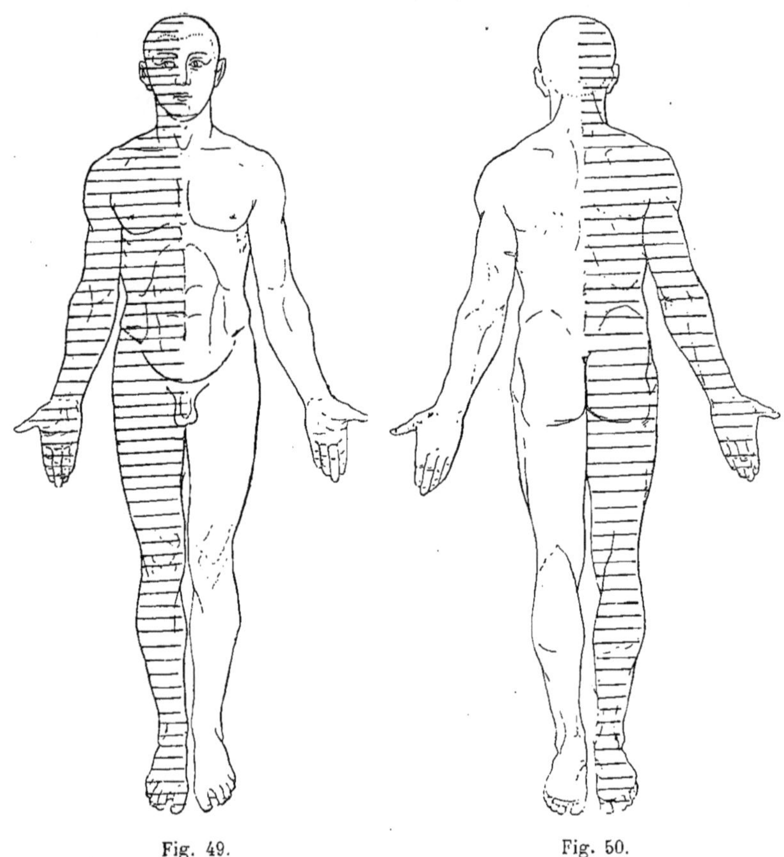

Fig. 49. Fig. 50.

ses dénégations énergiques, on le conserva. Les bons gendarmes étaient enchantés de leur capture. Ils firent boire à leur prisonnier toutes sortes de choses, et se firent narrer tous les détails de l'assassinat, et de l'opération qui l'avait précédée, plaisantant L... sur la grenadine qu'il avait fait prendre à sa prétendue victime, et agrémentant

13

son récit de plaisanteries d'un goût plus que douteux. L... à moitié vre disait tout ce qu'ils voulaient.

Au bout de huit jours de prison préventive, à Pontoise, L... fut envoyé à Paris où on n'eut pas de peine à le reconnaître innocent, et, comme il s'agissait d'un vieux cheval de retour, on nous l'envoya à l'Infirmerie spéciale.

Inutile de dire que M. le docteur Paul Garnier signa sa mise en liberté.

Voici maintenant les signes relevés chez notre malade.

Il existe une hémianesthésie droite complète. Le goût, l'odorat sont abolis à droite, l'ouïe très diminuée du même côté (voy. fig. 49 et 50).

Le champ visuel est certainement rétréci avec prédominance du rétrécissement à droite. Mais nous n'avons pu le mesurer exactement.

L'hypnotisation est facile; toutes les suggestions sont possibles. C'est de petit hypnotisme qu'il s'agit.

Cette facilité à s'endormir lui a joué de bien mauvais tours. L... ne peut fixer un point brillant sans être hypnotisé (on l'a vu dans l'épisode de l'incendie). Ce malheureux défaut lui a fait perdre plusieurs places. Une fois, nous l'avons dit, étant cocher d'omnibus sur la ligne Madeleine-Bastille, il s'est endormi par un jour de soleil éclatant.

Réformé de ce chef, il se met cocher de fiacre, et se fait également réformer au bout de six mois pour un accident analogue.

Notons maintenant, comme c'est la règle chez l'homme hystérique, des symptômes de neurasthénie. Le mal de tête, en casque, est permanent; il existe une plaque sacrée douloureuse. Le patient, très doux de caractère bien que d'une force extraordinaire, est continuellement triste, abattu, découragé.

Pas de signes physiques de dégénérescence bien nets. L... est un grand gaillard d'un blond fade, bien constitué. L'oreille bien ourlée est sessile. Les dents, striées, sont mauvaises.

Mais, on l'a vu par ce qui précède, les signes psychiques sont nombreux et caractéristiques. Nous rappellerons les accès d'excitation maniaque, de délire ambitieux que notre malade a présentés, et pardessus tout la dipsomanie qui explique ses nombreuses apparitions au Dépôt, et malheureusement aussi ses condamnations.

L... est pris, à des intervalles plus ou moins rapprochés, de l'envie irrésistible de boire.

Il boit n'importe quoi, mais surtout de l'absinthe. A un moment donné, ne trouvant plus l'absinthe pure assez forte, il buvait de l'alcool absolu. On comprend l'effet que cela devait produire. Il ne mangeait plus et avait toute la nuit des cauchemars affreux.

Lorsqu'il est dans cet état, dont il se rend très bien compte, il va chez les marchands de vins et y commet les filouteries que nous avons signalées plus haut. Comme nous lui objections qu'il ne pouvait boire à lui seul pour des sommes aussi considérables d'alcool, il nous répondit que, dans ces moments-là, il offrait à boire à tout le monde. Il trouvait une foule de gens qui ne demandaient pas mieux, qui l'excitaient encore et qui, au moment de solder, disparaissaient comme par enchantement.

A ce moment, il ne sait plus ce qu'il fait; il se livre alors à des fugues parfaitement inconscientes, mais qui diffèrent complètement de l'automatisme hystérique.

Tous ces détails qui, comme nous le disions au début, paraissent invraisemblables sont confirmés par M. le docteur Garnier qui connaît L... depuis des années, et par la mère du malade qui habite Paris avec son fils.

Nous insisterons encore une fois à propos de ce cas, sur la bizarrerie de l'existence de ces déséquilibrés, sur les aventures extraordinaires dont ils ont le monopole et qui sont, pour eux, comme cela est arrivé ici, la source de désagréments sans nombre. Rien d'hystérique, dans tout cela, quoiqu'on en ait dit. Il y a des centaines de dégénérés auxquels les mêmes choses arrivent, et qui ne présentent aucune trace de la grande névrose.

Enfin nous pouvons encore rapporter l'observation suivante dans laquelle on remarque également des impulsions à boire. — Il ne s'agit pas d'ailleurs d'une véritable dipsomane, pour le moment du moins.

*. XLI.
éérescence
entale.
ie à la suite
norsure
chien.
omanie.

Cz...i, 16 ans, entrée à l'asile de Villejuif (service de M. Briand), le 24 avril 1889, est née à Strasbourg où elle est restée longtemps. Sa mère est venue à Paris pour se remarier en 1886.

Tableau XXII.

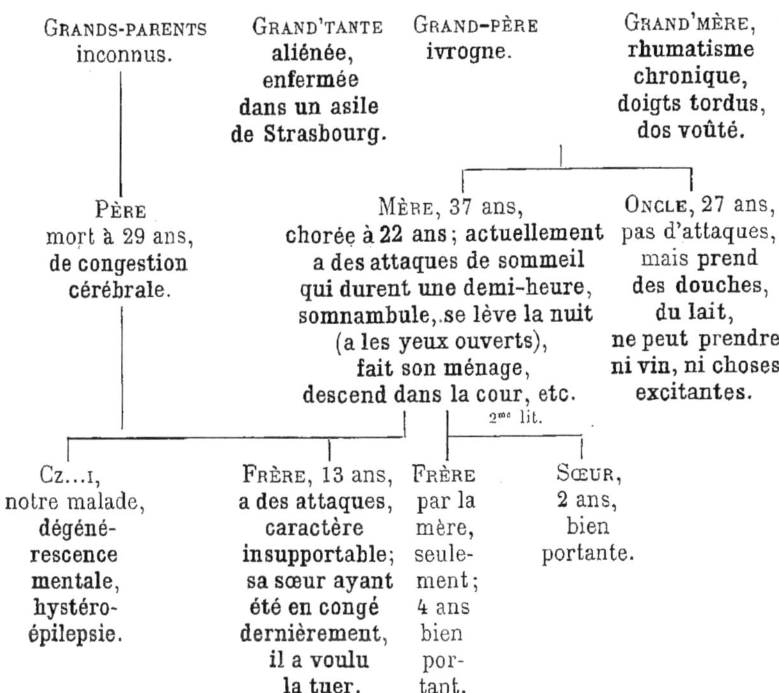

Il y quatre ans environ elle a été mordue à la cuisse dans les rues de Strasbourg par un chien qui se sauvait la gueule écumante, poursuivi par des sergents de ville. Elle avait été réglée pour la première fois peu de temps auparavant. Cautérisée dans une pharmacie, après cette aventure, elle est restée assez longtemps sans avoir d'attaques. Mais elle avait des rêves, des cauchemars, dans lesquels elle voyait des chiens : parfois aussi elle apercevait des hommes. Cela la réveillait, elle poussait des cris.

Peu de temps après, elle arrive à Paris. Quinze mois avant son arrivée à Villejuif, les attaques apparaissent plus franchement. Elle reste une fois quinze jours sans dormir. En même temps, elle avait des secousses, faisait des sauts dans son lit; sa bouche se tournait, elle présentait des grincements de dents, de la contracture des masséters. A la consultation de Saint-Antoine, où elle se rend quatre mois avant son internement, on lui ordonne des douches. Dès la première douche,

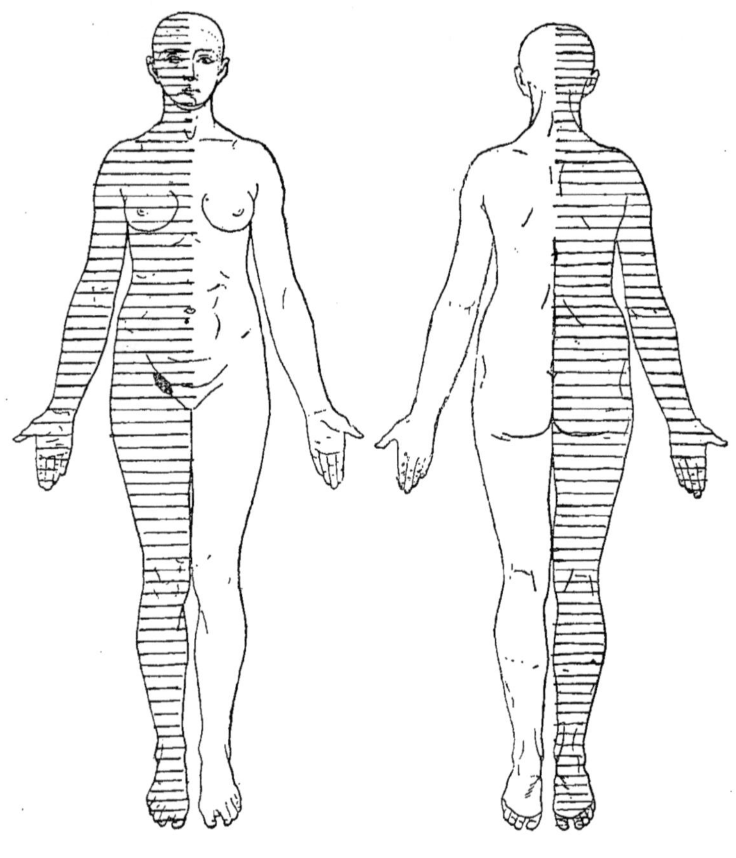

Fig. 51. Fig. 52.

attaque d'hystérie franche, suivie d'une deuxième lorsqu'elle rentre à son domicile. Dans ses attaques elle mord, déchire les matelas avec ses dents.

Elle entre à l'hôpital (service de M. Hayem); là on la camisole, on lui jette de l'eau sur la tête. Elle a alors un véritable accès d manie, ou pour mieux dire des attaques d'hystérie à forme maniaque, dans lesquelles elle parle continuellement de chiens, de guillotine, de criminels, etc.

M. Hayem l'envoie à Sainte-Anne avec le certificat suivant : « Aliénation mentale; son état nécessite son transport à Sainte-Anne. »

Dans ce dernier établissement, M. Magnan lui fait ce certificat :

« Excitation maniaque. Loquacité. Propos incohérents. Insomnie. Hystérie (3 avril 1889). »

On est obligé de lui mettre le maillot, de l'enfermer en cellule. Enfin, le 24, on la transfère à Villejuif.

Là elle a eu des attaques fréquentes, qu'elle présente encore assez souvent. Les mâchoires se contractent, elle a des étouffements, une sensation de constriction à la gorge, de boule. Puis, elle perd connaissance, et alors l'attaque maniaque se déclare. Elle cherche à mordre, et c'est dans ces conditions que. chez elle, elle a mordu son frère âgé de 13 ans, ce qui a été pour ce dernier la cause occasionnelle d'attaques d'hystérie.

Les chiens lui font une peur atroce. Dans ses attaques elle en voit des quantités. Actuellement, étant de sang-froid, elle nous avoue que, si elle en voyait un, « elle sauterait dessus et le mordrait ».

Elle porte elle-même de nombreuses cicatrices de morsures qu'elle s'est faites pendant ses attaques, notamment sur les bras, les avant-bras, aux coudes, au genou gauche.

Comme stigmates nous trouvons non pas une hémianesthésie complète, mais de la diminution de la sensibilité à droite. La sensibilité sensorielle est également diminuée de ce côté; l'ouïe y est presque complétement abolie (voy. fig. 51, 52).

Il y a un rétrécissement concentrique double du champ visuel. (voy. fig. 53.)

O. D. $V = 1/4 \quad + 1D = 1/3$.
O G. $V = 1/2 \quad + 1D = 2/3$.

Strabisme convergent léger (6°) du côté gauche.

A l'éclairage latéral, papilles normales, iris bleuâtre.

A l'ophtalmoscope papilles petites, noyées, fond d'œil très hyperhémié, pas de lésions sensibles.

A l'image droite hypermétropie de 2 D, de chaque côté.

Cette malade a été soignée aux Quinze-Vingts il y a deux ans pour une paralysie double de l'accommodation paraissant liée à l'hystérie.

Que dirons-nous de ces attaques? Elles sont évidemment hystériques, mais il est probable qu'il y a là coïncidence d'un délire maniaque fugitif, comme il s'en produit si souvent chez les dégénérés.

Notre malade est en effet une dégénérée héréditaire (voir le tableau

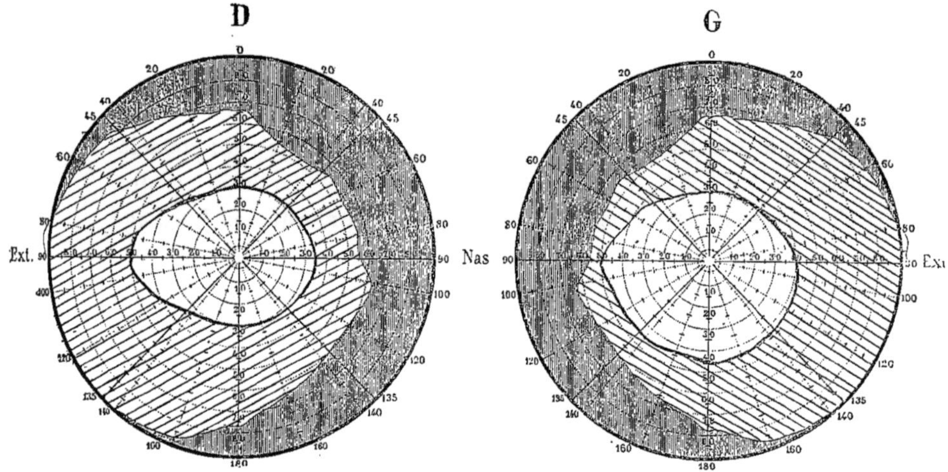

Fig. 53

plus haut), et M. Briand a eu soin de le noter sur son certificat de quinzaine : « Débilité mentale avec hystérie, épilepsie, excitation par intervalles. »

Assez gentille de figure, elle est d'une intelligence obtuse : aussi, bien qu'elle ait été à l'école, où elle prétend avoir bien appris, elle est fort ignorante. Pour elle $6 \times 7 = 64$, puis 69 ; $7 + 9 = 19$. Elle a en même temps des impulsions à boire. A Villejuif, elle buvait l'esprit de bois des lampes à alcool, et le remplaçait par de l'eau.

Dehors elle prenait de l'éther, en achetant en cachette. A Saint-Antoine, comme elle mordait tout le monde, on la saturait de chloral (5 grammes à la fois), mais cela ne la calmait pas.

Un mot encore sur la cause occasionnelle des attaques, la morsure par un chien enragé. C'est là une cause assez fréquente, que nous avons notée plusieurs fois à la Salpêtrière et qui est signalée dans plusieurs de nos observations. (Voy. obs. I, LIII.)

Un fait intéressant à noter c'est la tournure spéciale que prend la phase des attitudes passionnelles des attaques par suite de la cause déterminante.

C — IMPULSIONS HOMICIDES ET SUICIDES

Les impulsions homicides sont assez rares parmi les hystériques, dégénérés : nous en avons rapporté quelques faits que nous avons cru devoir placer ailleurs par suite de la prédominance d'autres symptômes. (Voy. obs. 17, 21, 25, 28, 32, etc.)

Les impulsions au suicide sont fréquentes au contraire. Aux exemples que nous avons déjà rapportés, nous en joignons quatre nouveaux.

C'est souvent pour cette raison que les hystériques sont placés dans les asiles d'aliénés.

Cela confirme absolument les vues émises dernièrement par M. le professeur Pitres sur le suicide des hystériques[1].

M. Pitres cite les auteurs qui, comme M. Taguet[2], Legrand du Saulle, Huchard, après avoir déclaré que tout est simulation et mensonge dans les actes des hystériques et que leurs tentatives de suicide sont des comédies, rapportent cependant des faits fort nets dans lesquels le suicide a été très bien accompli.

M. Pitres ajoute que, dans tous ces faits, il s'agit de cas complexes dans lesquels l'hystérie s'associe à l'aliénation mentale.

Nous sommes entièrement du même avis, et d'ailleurs on peut aller plus loin, et avancer que le suicide en lui-même appartient en propre aux aliénés. A part quelques cas exceptionnels, il n'y a que les aliénés qui se tuent. Nous avons été à même à l'Infirmerie spéciale du dépôt d'observer un nombre considérable de gens ayant fait des tentatives

1. Pitres. *Du suicide des Hystériques*. Bulletin médical du 10 septembre 1890.
2. *Du suicide dans l'hystérie* (Annales med. Psych. mai 1877).

de suicide. Les uns, ouvriers sans travail, misérables, découragés, d'autres ayant des chagrins de famille, font bien des tentatives, mais ces tentatives n'aboutissent presque jamais. Elles sont subites, mal combinées ou bien n'ont pour but que d'attirer l'attention. Les aliénés, au contraire, raisonnent leur essai, s'entourent de toutes les précautions possibles, et c'est miracle qu'on vienne à les empêcher de mettre leur dessein à exécution.

Dans les cas rapportés par les auteurs cités plus haut et dans ceux que nous apportons ici, il s'agit d'hystériques qui sont en même temps des dégénérés héréditaires. Ceci posé, on ne comprend pas très bien comment on pourrait s'appuyer sur ces observations pour affirmer le désir de simulation et la propension au mensonge des hystériques, étant donné combien est fréquente l'impulsion au suicide chez les dégénérés, qui amène si souvent leur internement.

L... vingt-cinq ans.

Obs. XLII. Dégénérescence mentale. Tendance au suicide. Hystérie.

Première entrée à Sainte-Anne en 1887, pour turbulence et troubles hystériques. Séjour de 11 mois. Sortie le 22 mai 1888, elle y revient le 1er juin de la même année et y reste jusqu'au 7 décembre.

Rentrée chez elle, elle y reste pendant un certain temps, puis l'ennui, le découragement la prennent. Elle fait une tentative de suicide qui motive sa troisième entrée. Nous la retrouvons à Villejuif en mai 1890.

TABLEAU XXIII.

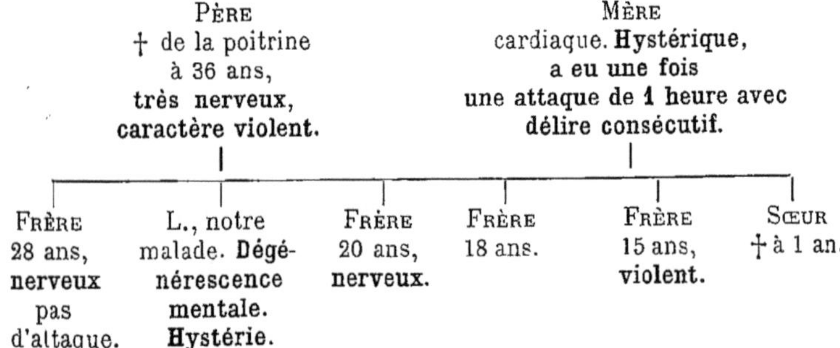

Notre malade est venue au monde à sept mois. Elle a toujours été maladive. Elle n'a marché qu'à quatre ans, et n'a pu apprendre quelque chose qu'à partir de l'âge de neuf ans.

La première attaque a eu lieu en 1886 à la suite d'une tentative

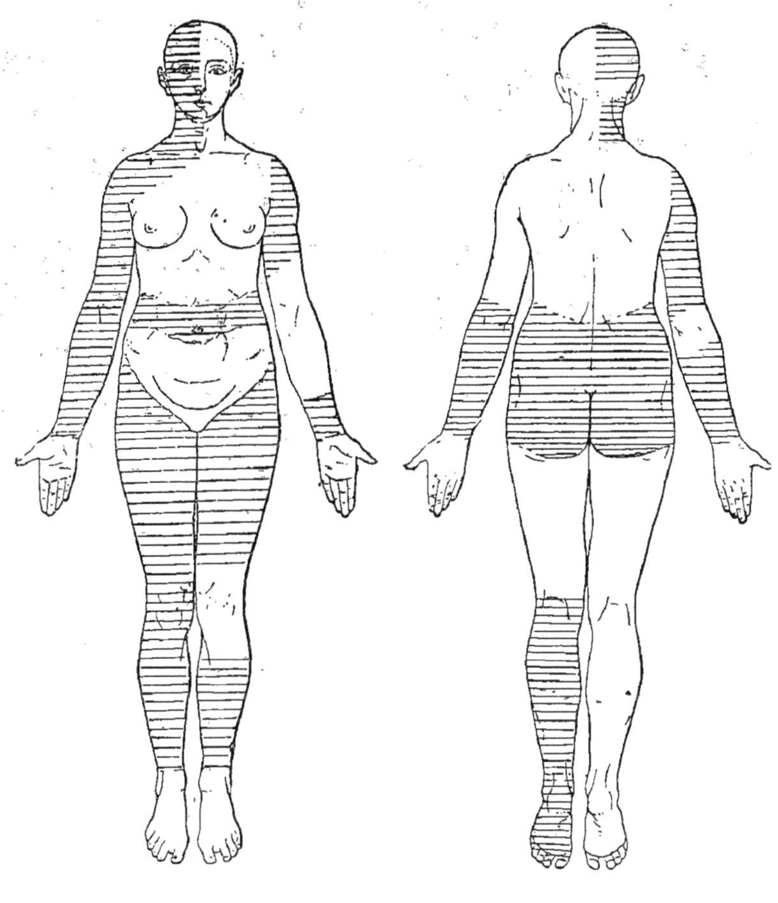

Fig. 54. Fig. 55.

de coït faite sur elle à l'âge de vingt et un ans par un jeune homme de vingt-quatre ans, ami de la famille; celui-ci l'avait violée à l'âge de seize ans. La malade n'a jamais eu de rapports sexuels volontaires.

Les attaques sont assez fréquentes. Il existe, comme stigmates, de l'anesthésie disposée par plaques, et un rétrécissement concentrique double du champ visuel (voy. fig. 54, 55, 56).

OD. V. = 1/2.
OG. V. = 2/3.

Fond d'œil normal.

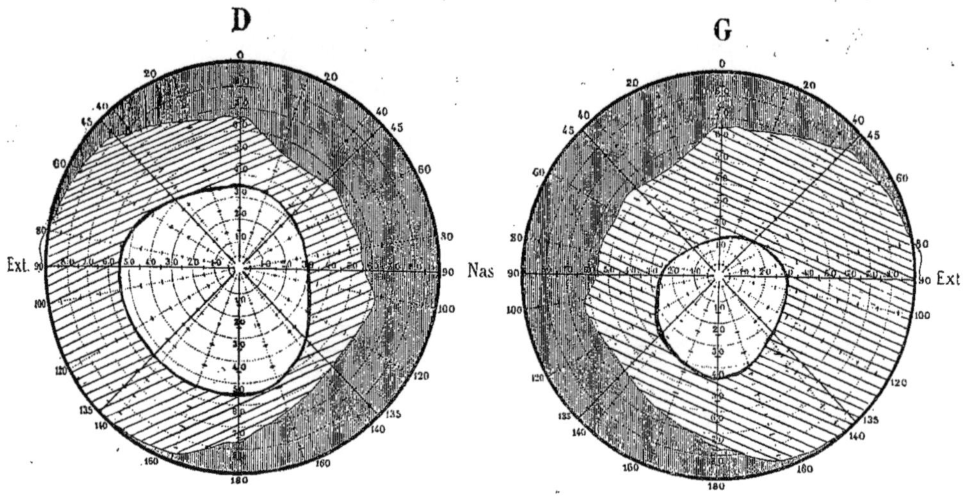

Fig. 56.

Stigmates physiques de dégénérescence. Asymétrie faciale. Intelligence bornée.

D..., vingt-deux ans, domestique, entre le 3 juin 1889 à l'asile de Villejuif.

Obs. XLIII. Dégénérescence mentale. Tendance au suicide. Hystérie. Lésions congénitales du fond de l'œil.

Elle a été internée à la suite de tentatives de suicide. Voici en effet le certificat du médecin :

« Épilepsie et crises de folie hystérique. Son idée fixe est le suicide et son état exige une admission d'urgence dans un des établissements où on a l'habitude de soigner ces sortes de maladie. »

C'est un type de dégénérée. Quinze jours après son entrée dans le service de M. Briand, elle fait une tentative de suicide. Ayant été soumise à un bain prolongé à la suite d'une scène de violence pendant laquelle elle avait frappé une autre malade, elle avait tenté de s'étrangler.

Nous n'avons pu avoir de renseignements sur l'hérédité.

Au point de vue des stigmates hystériques, nous trouvons, outre les attaques constatées à Sainte-Anne et à Villejuif, une hémiparésie gauche et de l'hypoanesthésie du même côté (voy. fig. 57, 58).

L'ouïe est diminuée des deux côtés. L'odorat est aboli à droite,

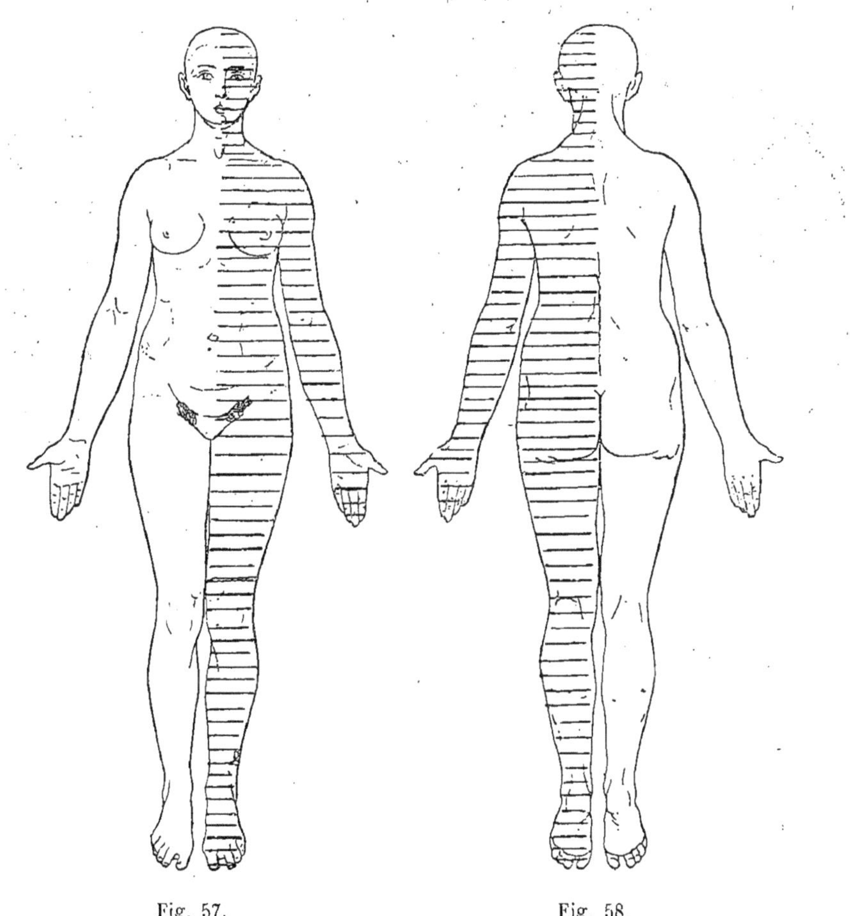

Fig. 57. Fig. 58.

normal à gauche. Le goût est au contraire mieux conservé à droite.

Il y a, avons-nous dit, de l'hémiparésie gauche, il existe de ce côté une exagération très notable du réflexe rotulien.

Sensation de boule, de constriction de la gorge. Nous reviendrons dans un instant sur le champ visuel.

Pour ce qui est des signes de dégénérescence, nous trouvons d'abord au point de vue psychique, un niveau mental peu élevé. La malade rit continuellement d'une façon niaise.

Les signes physiques sont très accentués. Il y a de l'asymétrie faciale. La bosse frontale droite est plus proéminente que la gauche; le nez est dévié à gauche (voy. fig. 59, 60).

La voûte palatine est ogivale. Les dents, mal plantées, sont mau-

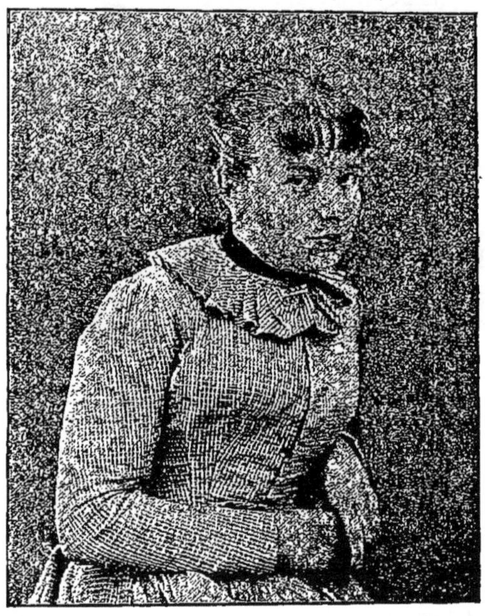

Fig. 59.

vaises, la première incisive gauche présente la déformation rachitique dite « en hache ».

Les cheveux sont de deux nuances différentes, blond clair à la superficie, châtains dans les couches profondes.

Ces signes s'accentuent encore du côté des yeux.

Relevons d'abord un rétrécissement considérable du champ visuel à droite, et une abolition presque complète de la vision à gauche. Ceci pour l'hystérie (voy. fig. 61).

OD. V. = 1/10 — 3D = 1/3.
OG. V. = 1/30 — 3D = 1/10.

A l'examen direct à la lumière du jour, strabisme externe léger du

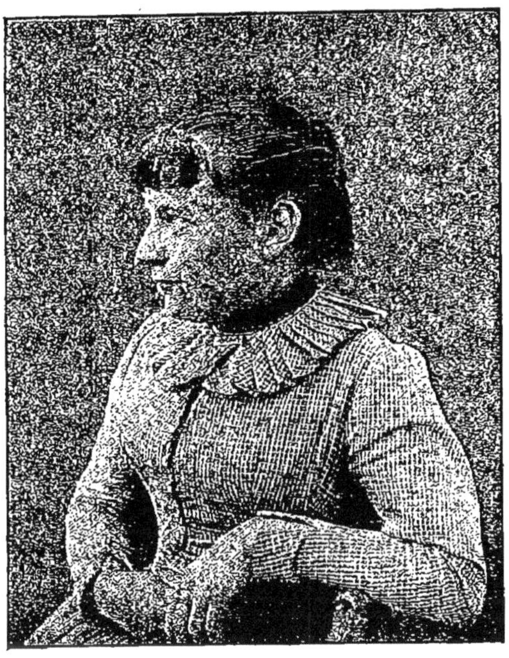

Fig. 60.

côté droit (5°) par insuffisance du droit interne du même œil (ni paralysie ni parésie des muscles).

Pupilles égales très dilatées.

A l'ophthalmoscope, papilles très grandes présentant à la partie externe, image renversée, un léger staphylôme postérieur, c'est-à-dire un croissant de substance blanche, symptôme ordinaire de la myopie progressive ; en dehors de ce staphylôme, se trouve une partie de même forme plus grande dont la teinte est nacrée et qui, à l'inverse du staphylôme, est recouverte d'un fin lacis artériel, c'est un coloboma de la choroïde, c'est-à-dire un point où, la choroïde manquant, par suite d'un arrêt de développement, laisse apercevoir la sclérotique à nu ; ce colobome est plus développé du côté droit ; on observe également, sur toute la partie postérieure, des deux côtés, mais particulièrement à droite où même ces lésions se sont localisées dans la macula, des taches blanches à bords irréguliers et présentant sur la périphérie des taches pigmentaires ; ce sont des plaques d'atrophie choroïdienne. Enfin à la partie supéro-interne du pôle postérieur à droite on observe sur le trajet d'une des branches de l'artère centrale de la rétine un

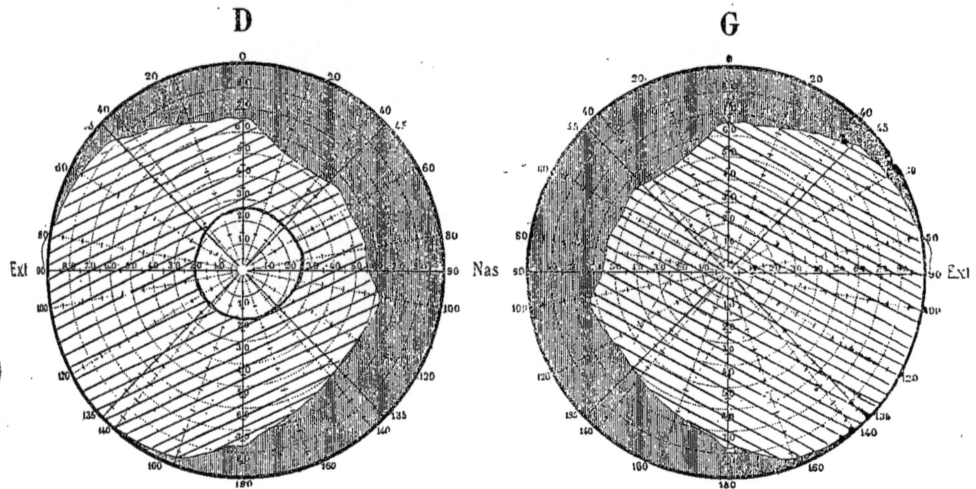

Fig. 61.

îlot de fibres conjonctives qui constitue ce qu'on appelle les fibres à double contour.

Aucune de ces lésions n'est spéciale à l'hystérie : les unes, comme le staphylôme et les plaques d'atrophie choroïdienne, sont liées à la myopie, les autres, coloboma et fibres à double contour, sont des signes de dégénérescence. (Voir planche IV.)

L'observation suivante est intéressante. On y remarque encore une fois la puissance de la « loi d'attraction ». C'est en même temps un bel exemple d'existence bizarre et décousue.

Un jour étant de service au parloir, à Villejuif, je reçus la visite d'un individu qui, venant voir sa mère internée à l'asile, avait aperçu par hasard sur les registres, et non sans un profond étonnement, le nom de sa fille. Il ne se doutait aucunement qu'elle fût enfermée et demandait la permission de la visiter.

C'était le père de notre malade. Celle-ci, consultée, montra d'abord une indifférence parfaite et consentit enfin à voir son père.

s. XLIV. endance suicide. version morale. Hystérie.

B... Julienne, vingt-trois ans, entrée à l'asile de Villejuif le 1er octobre 1888. Comme on peut le voir par le tableau ci-dessous, elle est sous le coup d'une hérédité chargée.

TABLEAU XXIV.

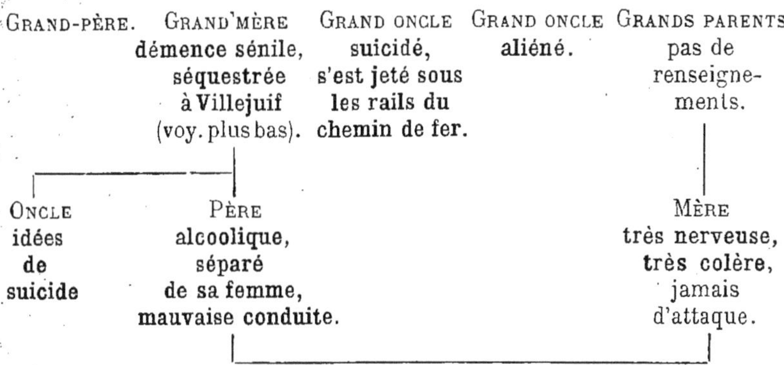

La grand'mère, internée à Villejuif en même temps qu'elle, est atteinte de démence sénile avec idées hypocondriaques incohérentes. Ainsi elle se plaint de n'avoir pas été à la selle depuis 14 ans.

Son père est un ouvrier noceur, ivrogne; il est séparé de la mère. Quant à la mère, divorcée et remariée, elle n'a aucune affection pour sa fille. Elle vient la voir une fois en apprenant son transfert en province, et nous dit qu'elle « ne tient pas à son enfant, qu'on en fasse ce que l'on voudra ».

Dans de pareilles conditions et avec la prédisposition acquise, l'existence de notre malade ne pouvait être que fort bizarre.

Aussi nous trouvons qu'à 9 ans elle a été violée par un homme de 36 ans, ami de son grand-père maternel. Jusqu'ici rien que d'assez ordinaire, mais ce qui ne l'est plus, c'est que l'enfant ait conservé des relations presque quotidiennes avec cet homme jusqu'à l'apparition des règles, c'est-à-dire vers 11 ans. A ce moment sa mère lui a fait certaines recommandations, et elle n'a plus voulu se laisser faire. L'individu a été condamné plus tard.

Elle avait d'ailleurs une vie des plus irrégulières, et sa mère a dû la placer à Conflans chez des religieuses qui s'occupent des enfants incorrigibles. Elle est intraitable, colère, menteuse; dans le quartier où elle habite, elle dit du mal de ses parents et répand des calomnies sur le compte de sa mère.

A 15 ans, elle a des attaques d'hystérie; une de ces attaques est survenue à la suite d'excès alcooliques, car, comme beaucoup de ses semblables, B...r est portée pour la boisson et très sensible à ses effets.

Placée à la Salpêtrière dans le service de M. Charcot, elle s'y montre parfaitement insupportable. Un beau jour, elle prend la fuite avec une autre malade, hystérique fameuse celle-là, et toutes les deux vont faire le trottoir; mais cela sans conviction bien arrêtée. Aussi leur disparition n'est-elle pas bien longue.

Pour la malade qui nous occupe, nous la retrouvons un peu plus tard infirmière à Cochin. Comme elle est intelligente, et passablement instruite, elle arrive assez vite suppléante.

Mais la déséquilibration mentale reprend vite le dessus. Elle fait la connaissance d'un peintre qui lui fait quitter l'hôpital. Il y a deux mois, celui-ci l'abandonne. Alors survient, outre les attaques qui persistent toujours aussi fortes que jamais, de la dépression mélancolique. La malade a des idées de suicide, elle se reproche sa conduite, son ingratitude envers sa mère, etc., etc., si bien qu'on est obligé de la faire placer. M. Paul Garnier lui fait le certificat suivant : « Débilité « mentale avec attaques hystéro-épileptiques ; extravagances. Détermi- « nations impulsives sous le coup des accès. Idées de suicide. Abus « d'éther ; déjà traitée. » (11 septembre 1888.)

B...r est une grande fille brune, à l'air découragé, triste, très douce à certains moments, grossière et violente à d'autres, extrêmement coquette. C'est une grande hystérique et une grande hypnotique. On constate chez elle les stigmates suivants :

Hémianesthésie sensitive et sensorielle du côté gauche. Rétrécissement du champ visuel surtout marqué à gauche.

Comme stigmates de dégénérescence il y a peu de chose au point de vue physique. La tête est petite, un peu asymétrique; mais rien de bien marqué.

La loi d'attraction se manifeste encore dans l'observation suivante, et détermine les tentatives de suicide.

…. XLV. …atives répé- de suicide. …pression …ancolique. …ystérie.

F...h (Joséphine), 18 ans, entrée à Villejuif le 7 juillet 1890.

Le père est inconnu; il a abandonné la mère lorsque la malade avait 5 ans. — Sur 6 enfants, F...h reste seule. Une cousine est épileptique.

Jusqu'à l'âge de 10 ans, crises que la mère appelait des « crises de colère ». Elle perdait connaissance. Réglée à 15 ans.

A partir de 13 ans, attaques d'hystérie. Étouffements, sensation de boule, etc., etc. A ces attaques sont venues s'ajouter, il y a 2 ans, des accès d'épilepsie, survenant la nuit, dans lesquels elle urine au lit et se mord la langue.

Depuis deux ans, elle ne travaille plus; on la renvoie des places à cause de ses attaques. Il y a un an, elle est entrée dans le service de M. Joffroy. Un jour, à la suite d'une attaque, elle a eu une contracture du pied gauche qui a persisté environ deux mois et a disparu à la suite d'une autre attaque.

Sortie de la Salpêtrière au mois d'avril dernier. Un mois après, nouvelle contracture du pied gauche, à la suite d'une attaque. Cette contracture dure encore. Comme elle est seule à la maison, — sa mère travaillant au dehors, — et qu'elle a des attaques très fréquentes, on a dû la faire interner.

Tout ce qui précède est en somme d'observation vulgaire chez les hystériques. Mais voici qui l'est moins.

A 13 ans, elle se place comme bonne.

La loi d'attraction est-elle intervenue encore une fois ici? nous l'ignorons, mais toujours est-il qu'elle a eu la malechance de rencontrer une maîtresse absolument aliénée.

C'était une femme seule de 60 ans environ, qui se levait vers midi. On dînait, ou plutôt la maîtresse dînait vers minuit; quant à la bonne, elle mourait littéralement de faim, et était obligée de s'acheter du pain pour manger. Après le dîner ou mieux le souper, Joséphine devait tenir compagnie à sa maîtresse, jusqu'à 2 ou 3 heures du matin, et malgré tout se lever de très bonne heure. Sa maîtresse avait des idées de persécution, elle lui recommandait de bien faire attention à la concierge, aux voisins, aux fournisseurs et surtout aux aliments.

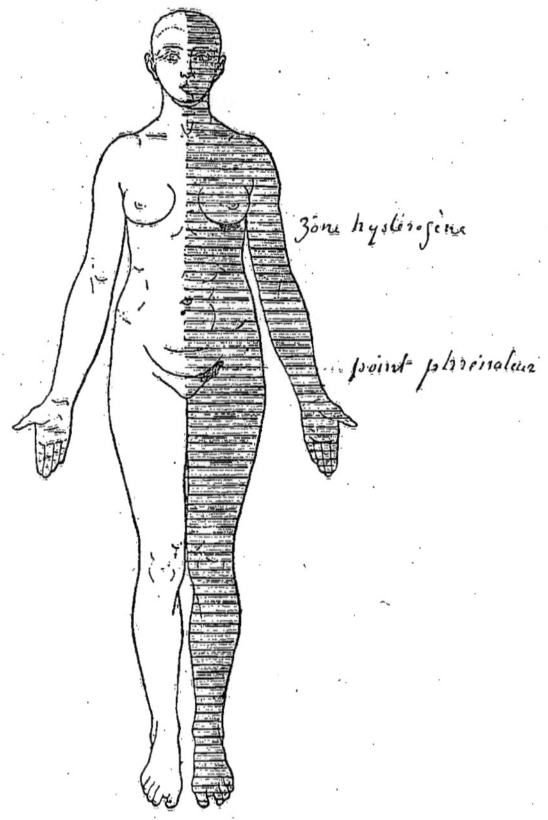

Fig. 62.

Elle lui disait continuellement : « Prends garde, fais attention, on frappe à la porte, *ce sont les esprits célestes.* » La présence des esprits célestes était loin de rassurer la petite malheureuse, qui avait des frayeurs mortelles. Elle se mettait à pleurer.

D'autres fois sa maîtresse la traitait de mots ignobles; à deux reprises, elle l'a battue.

On comprend facilement qu'un pareil milieu était bien fait pour détraquer complètement la cervelle déjà si faible de F...h. Aussi, un

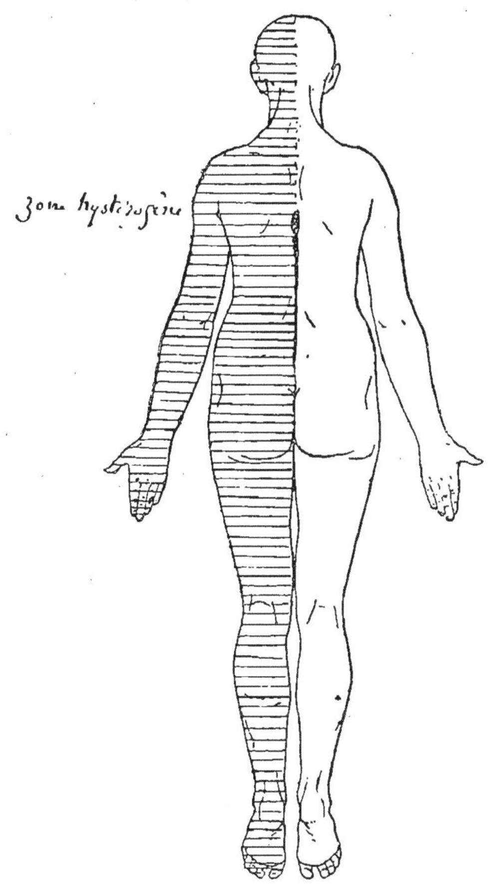

Fig. 63.

beau jour elle fait une tentative de suicide, elle essaye de se pendre dans les cabinets.

Sortie de cet enfer, la petite se replace, mais elle est bientôt obligée de quitter en raison de ses attaques.

Elle revient alors chez sa mère, où commence une existence des plus malheureuses. Sa mère, très violente, lui fait un crime de sa maladie, la traite grossièrement et brutalement, lui reproche de ne pas être en place, de ne pas gagner d'argent.

Joséphine renouvelle ses tentatives de suicide. Il y a deux mois, elle essaie de s'empoisonner avec de l'eau de javelle, un peu plus tard avec des allumettes, mais toujours sans succès.

Notre malade est une petite fille assez gentille, à l'air doux, mélancolique. Elle a continuellement mal à la tête, à ce point qu'elle ne

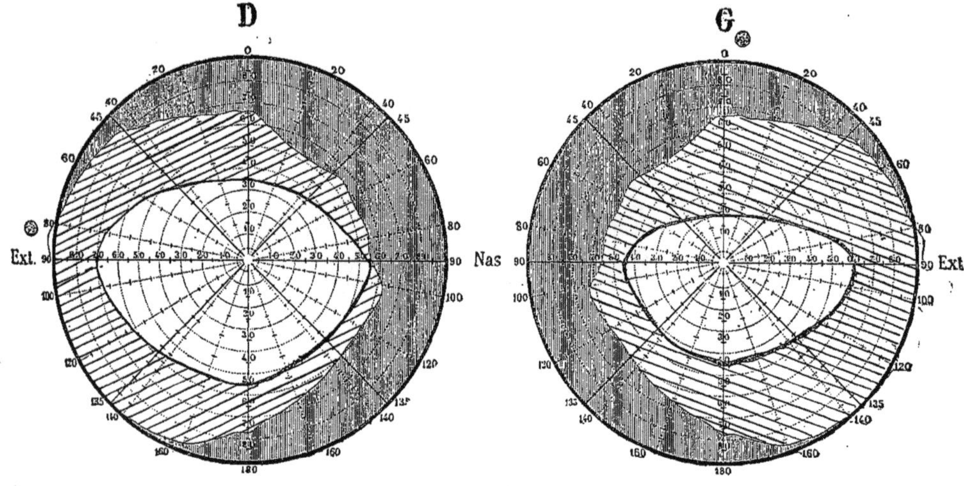

Fig. 64.

peut pas se peigner. Elle a également comme *un cercle* autour du front. Elle pleure constamment.

Stigmates de dégénérescence. — Oreilles mal ourlées, voûte palane ogivale, dents d'Hutchinson. Intelligence obtuse.

Stigmates hystériques. — Hémianesthésie gauche complète. Deux zones hystérogènes une au-dessous du sein gauche, l'autre entre les deux omoplates. Un point phrénateur ovarien gauche (voy. fig. 62, 63).

Réflexe pharyngien aboli.

Odorat, goût, ouïe diminués à droite, abolis à gauche.

Rétrécissement concentrique double du champ visuel plus prononcé à gauche (voy. fig. 64).

OD V = 2/3 s. a
OG V = 1/8 s. a

Strabisme convergent léger du côté gauche.

Papilles petites, hypérémiées, noyées, vaisseaux de calibre normal très ramifiés, distribués aussi bien sur la rétine que dans la papille et rendant difficile la distinction du bord papillaire (voir planche V).

La diminution de la vision à gauche paraît due au strabisme et à l'hémianesthésie de ce côté.

Contracture en varus équin du pied gauche. La malade est facilement hypnotisable (petit hypnotisme) ; on fait disparaître ainsi la contracture, mais elle reparaît au réveil.

Au moment de l'impression de notre travail, notre ami Daguillon nous communique qu'à la suite du traitement par l'hypnose, la contracture a définitivement disparu.

D. — Onomatomanie.

L'observation suivante est empruntée à M. Ballet, et publiée dans la thèse de M. Tabaraud.

Nous n'insisterons pas autrement sur l'onomatomanie que tout le monde connaît depuis les travaux de MM. Charcot et Magnan. Nous rappellerons que ce syndrome se caractérise par la recherche angoissante d'un mot, d'un nom, recherche si pénible que les malades portent souvent sur eux des dictionnaires ou des bottins pour être à l'abri du tourment que cette situation leur crée. Il existe en outre une obsession suivie d'une impulsion irrésistible à répéter certains mots. D'autres malades attachent une influence néfaste à certains mots et les évitent soigneusement.

XLVI. « D.. (Adrien), 37 ans, relieur, entre le 7 juillet 1887 à l'hôpital Broussais, dans le service de M. Ballet.

Dans ses antécédents héréditaires se trouve un grand-oncle aliéné. Le grand-père et le père ont été affectés de délire, au moins temporairement. Une sœur hystérique, une autre mélancolique.

Migraineux et rhumatisant, D... a eu une enfance malheureuse ; à l'âge de 16 ans, il est pris du désir d'apprendre et humilié de se trouver sans cesse en contact avec des gens plus instruits que lui. Il lit alors sans choix et sans discernement tous les ouvrages qu'il rencontre et veut faire parade de son savoir.

En 1884, à deux reprises différentes, il a des attaques avec perte de connaissance à l'occasion d'une lecture, mais ne peut préciser davantage la façon dont surviennent les accidents.

En 1885, les phénomènes deviennent caractéristiques, il est poursuivi par l'obsession d'un mot rencontré par hasard sur une affiche ou entendu dans une conversation. Ce mot s'empare de lui, il le répète à voix basse sans discontinuer jusqu'à ce qu'il perde connaissance. Coléreux, irritable, susceptible à l'excès, il renonce à son métier pour fuir les livres. A diverses reprises, à la suite de ces attaques suivies de perte de connaissance, on aurait noté des modifications de la sensibilité dans les membres.

En 1887, à la suite d'une crise, on constate une hémianesthésie gauche modifiable par l'influence de l'aimant, et une zone hystérogène dont la pression amène une aura caractéristique. Quelques mois plus tard, dans son séjour à Broussais, on a noté une hémianesthésie gauche sensorielle et sensitive avec hémiparésie; du même côté abolition du sens musculaire au membre supérieur et diminution des réflexes pharyngien et laryngé. »

Au mois de septembre 1888 nous retrouvons le malade à Necker dans le service de M. Péter suppléé par M. Ballet. Les phénomènes d'hystérie en tant surtout qu'anesthésie sont plus accentués, les stigmates de dégénérescence sont toujours les mêmes; quand un mot frappe son esprit il le répète, et dès qu'il le perd il perd connaissance. Aussi a-t-il pris l'habitude d'écrire le mot qu'il répète sur un morceau de papier, de façon à pouvoir le retrouver quand il commence à en perdre les premières syllabes; cela lui a évité plusieurs fois, nous dit-il, d'avoir une attaque.

Sous l'influence des douches et du bromure de potassium, il sort de l'hôpital amélioré.

Chez ce malade, il y a une déformation crânienne très accusée.

Nous voyons ici la perte de connaissance, c'est-à-dire une crise d'hystérie produite par l'angoisse que la perte du mot occasionne au malade.

E. — PERVERSIONS SEXUELLES

Nous rappellerons ici pour mémoire la classification de M. Magnan, telle qu'elle est exposée dans le travail de son élève, notre ami Paul Sérieux[1].

« On peut distinguer dans la sphère sexuelle trois régions : la « moelle (centres de l'érection et de l'éjaculation), le cerveau posté- « rieur (siège de l'instinct sexuel proprement dit et des sensations « tactiles, visuelles, olfactives, qui le mettent en jeu), le cerveau « antérieur, avec les sentiments supérieurs qu'on y localise : senti- « ment du beau, affection, sentiment d'admiration, amour de l'ap- « probation, sentiments de l'estime de soi, de la possession, de la « propriété. C'est de cette association de sentiments et d'instincts que « résulte la puissance irrésistible de l'amour. (H. Spencer.) — Sur « cette base anatomique et physiologique repose la classification de « M. Magnan qui distingue quatre groupes, suivant que l'interven- « tion de telle région manque au concessus physiologique.

« 1° *Les spinaux.* Ils sont réduits au réflexe simple; leur « domaine est limité à la moelle, au centre génito-spinal de Budge; « l'anomalie appartient au domaine de la vie purement végétative; « c'est l'onanisme chez l'idiot complet que des lésions cérébrales « irrémédiables relèguent dans la moelle ». Telle cette idiote gâteuse, « indifférente à tout ce qui l'entoure, qui se livre à une masturbation « effrénée depuis l'âge de 3 ans. Rentrent aussi dans ce groupe le « priapisme, certains cas de frigidité; les crises génitales survenues « spontanément chez la femme; tous phénomènes se produisant en « dehors de toute participation du cerveau.

« 2° *Les spinaux cérébraux postérieurs.* Chez eux le réflexe part « de l'écorce cérébrale postérieure pour aboutir à la moelle; la région « antérieure a perdu la haute direction fonctionnelle: c'est la région « postérieure qui intervient, celle qui est le siège des appétits et des « instincts. C'est l'acte instinctif purement brutal. La nymphomanie « et la satyriasis rentrent dans ce groupe.

1. Sérieux. *Recherches cliniques sur les anomalies de l'instinct sexuel.* Th. de Paris, 1888, p. 9.

« 3° *Les spinaux cérébraux antérieurs.* Comme à l'état normal, « c'est une influence psychique, sentiment, qui agit sur le centre « génito-spinal; seulement l'idée, le sentiment, sont pervertis. Dans « ce groupe se rangent les perversions proprement dites et l'inver- « sion du sens génital. Dès la plus tendre enfance, l'homme est porté « vers l'homme, la femme vers la femme.

« 4° *Les cérébraux antérieurs.* Ils répondent à certains des « érotomanes d'Esquirol : ici l'instinct de la génération n'existe plus. « La moelle et le cerveau restent silencieux : tel cet élève des Beaux- « Arts amoureux d'une étoile, tels ces amants de statues. »

Cette classification, nous devons le dire, n'a pour nous qu'un intérêt purement clinique, en ce sens qu'elle permet au médecin de se reconnaître au milieu du dédale si compliqué des préoccupations génésiques. Mais au point de vue anatomique et physiologique, nous ne saurions être d'accord avec le savant médecin de Sainte-Anne, qui semble par trop préoccupé ici des idées de Gall et de l'Ecole Positiviste.

Outre que l'instinct est une chose *sine materia*, indéfinissable en soi, et dont l'existence même à titre d'entité est plus que problématique, pour ne pas dire plus, il est bien certain aujourd'hui que toutes les facultés attribuées par M. Magnan au cerveau antérieur résultent, au contraire, de l'ensemble du fonctionnement de l'encéphale. C'est tout au plus, croyons-nous, — étant donnée la complexité de l'acte vénérien qui, même chez des esprits parfaitement pondérés, et, on pourrait presque le dire, chez la plupart des individus, est d'une importance énorme, capitale, — c'est tout au plus, disons-nous, si on pourrait admettre une classification en spinaux et cérébraux. Aller plus loin serait, croyons-nous, téméraire.

Nous ajouterons que la distinction est souvent des plus difficiles, car chez les dégénérés supérieurs, on peut trouver pour déterminer l'acte génital perverti autant d'éléments psychiques, sensation, idées, lecture, etc., etc., qui entrent en jeu, qu'il en existe pour provoquer l'acte génital normal.

Nous diviserons nos observations d'après l'âge des malades.

I. Perversions sexuelles chez les enfants.

Le premier cas nous semble des plus frappants.

s. XLVII.
erversion
morale.
berrations
exuelles.
Hystérie.

Z., 13 ans, entrée à Villejuif le 28 mars 1888. Cette petite malade est entrée avec le certificat suivant :

« Hystéro-épilepsie, avec excitation maniaque par intervalles. Elle rit sans motif, cherche à mordre, menace les gens qui l'entourent. Dans le délai qui suit ses attaques, elle menace de mettre le feu, de tuer. En conséquence, cette malade, pouvant être un danger pour elle-même et pour les siens, doit être internée dans un établissement spécial. « Dr Lallemant. »

D'autre part, M. Magnan la signale comme atteinte de débilité mentale avec mauvais instincts, impulsions, accidents hystériques.

Au moment de l'entrée à Villejuif, la malade avait des attaques d'hystérie depuis quatre mois. Les règles étaient apparues au mois d'août 1887, les attaques au mois d'octobre.

Ces attaques, dont nous avons vu un grand nombre pendant notre Internat dans le service de M. Briand, sont des attaques d'hystérie classique. Il y a une sensation de boule et d'étouffement. Les grands mouvements sont très accentués : la malade se roule à terre; il en est de même de la troisième période. La malade se mord et cherche à mordre ceux qui l'entourent.

Il existe comme stigmates de l'hémianesthésie sensitive et sensorielle du côté gauche, avec perte du sens musculaire (voy. fig. 65, 66).

Le champs visuel est rétréci concentriquement des deux côtés (fig. 67).

Abordons maintenant la question de la dégénérescence héréditaire.

Pas de renseignements sur les antécédents de famille.

Au point de vue personnel voici ce que nous avons pu recueillir :

Notre malade habitait avec ses parents aux environs de Paris. Elle était parfaitement insupportable. Ainsi, elle avait deux frères. L'un, tout petit, est mort des convulsions. Sa mère n'osait pas le lui confier. Si on le lui avait donné en garde, dit-elle, elle l'aurait f... au feu.

L'autre frère de 7 ans, moins âgé qu'elle, était continuellement en butte à ses mauvais traitements. Lorsqu'il avait 3 ou 4 ans, elle profitait de l'absence de sa mère pour le masturber. D'autres fois elle le

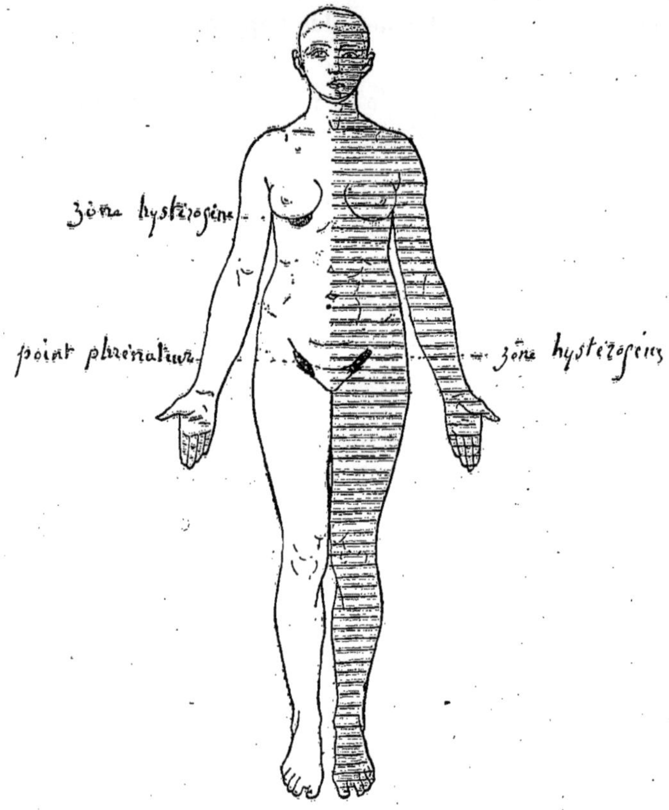

Fig. 65.

tourmentait, l'attachait par un bras, et perchée sur un mur, s'amusait à le faire monter et descendre.

Une de ses sœurs, de 5 ans plus jeune que notre malade, couchait avec elle. Celle-ci lui faisait endurer mille misères, urinant au lit, à sa place et s'amusant à la faire battre. « Tous les matins, dit-elle, elle recevait une volée, ça m'amusait ».

Lorsqu'elles allaient à l'école, elle lui « bouffait tout son manger ».

Elle ne se contentait pas de tourmenter ses frères et sœurs, mais s'en prenait aux animaux, s'amusait à prendre les lapins par les oreilles et à les faire « sauter en l'air ».

Enfin elle volait tout ce qu'elle trouvait, des friandises, de l'argent. Plus on la corrigeait, plus elle recommençait.

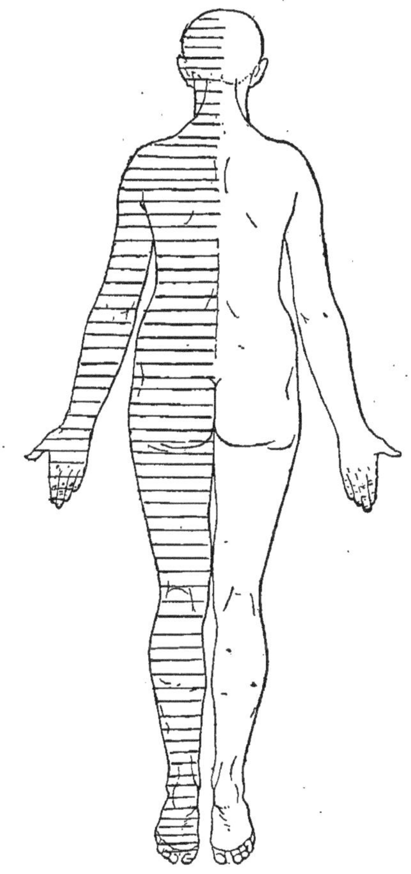

Fig. 66.

Une fois elle a tâché de mettre le feu à la maison « pour faire flamber la boîte ».

Venons maintenant à la perversion sexuelle.

Dès l'âge le plus tendre, elle s'amusait avec les petits garçons. Elle n'en avait pas qu'un, dit-elle, mais 36. A l'école les filles ne l'aimaient pas, ce qui se comprend, étant donné son charmant caractère. Elles la battaient; aussi attendait-elle, toujours pour partir, la sortie des garçons. Ceux-ci la protégeaient. D'ailleurs, elle se faisait payer ses faveurs, en friandises. L'un surtout, le fils d'une épicière, était le préféré, à cause des bonbons et sucres d'orge qu'il pouvait dérober à sa mère.

La mère s'étant aperçue des mauvaises habitudes de sa fille que rien ne pouvait corriger, et de ses pratiques solitaires, l'envoya chez sa grand'mère. Là, il a été impossible de la garder. Elle donnait des rendez-vous à des garçons beaucoup plus âgés qu'elle.

A l'asile de Villejuif, c'est une des plus indisciplinées : elle casse des

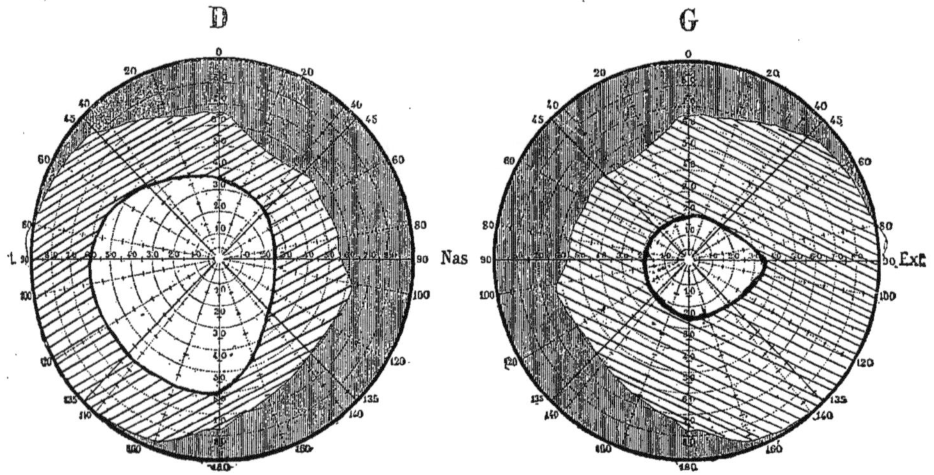

Fig. 67.

carreaux à la douzaine, pour s'amuser, et à la promenade fait des obscénités dès qu'elle rencontre un homme. C'est d'ailleurs la grande amie d'une petite pervertie du même genre, qui fait le sujet de l'observation IV de la thèse de Sérieux.

Voici l'idéal de l'existence telle que la conçoit Y.

Une fois en liberté elle ira avec des hommes, pendant 3 ou 4 ans, de façon à avoir une gentille petite fille. Après cela, elle ira avec d'autres hommes qui ne seront pas de la même classe sociale, avec des voleurs, des assassins.

« Je serais avec eux, dit-elle, on ne le saurait pas. Ainsi j'aimerais

« bien tuer. Le soir au quartier je dis ça aux autres : Si on se tuait? « elles ont peur. C'est malgré moi que ça me vient, ça me trotte tou- « jours dans la tête, c'est plus fort que moi. »

Elle a appris, on ne sait trop comment, l'histoire de Gabrielle Bompard. Celle-ci lui semble le modèle du genre, et elle voudrait bien faire comme elle. Elle irait, dit-elle, avec les gens, sauraient bien s'ils ont de l'argent, et les ferait assassiner par « ses souteneurs ».

Quant à sa petite fille, si elle n'était pas jolie, elle la tuerait. Si, au contraire, elle était jolie, elle lui « apprendrait des bêtises », la mènerait au bal toute petite, lui apprendrait une foule de choses, puis la mettrait dans la rue et la donnerait aux hommes.

C'est assez complet, on le voit. Cette petite malade est d'ailleurs fort gentille de figure, très coquette et intelligente. Elle a obtenu, étant à l'asile même, son certificat d'études.

Comme stigmates physiques de dégénérescence nous trouvons de la microcéphalie. Les oreilles sont sessiles.

Les deuxièmes incisives supérieures présentent la déformation rachitique dite en hache, surtout celle du côté gauche.

La canine gauche offre la déformation « cuspidienne ».

Il n'y a pas d'asymétrie faciale. Du côté des yeux nous trouvons :

OD V = 2/3 s. a.
OG V = 1/3 s. a.

A l'ophtalmoscope, du côté droit, papille normale de volume allongée dans son axe horizontal et présentant une forme ovoïde à petite extrémité interne ; du côté gauche, papille petite, arrondie, blanchâtre, de volume normal, mais présentant de chaque côté, sur les bords, un croissant pigmentaire accusé (voir planche VI).

La deuxième observation que nous devons à notre ami et collègue Daguillon rentre dans la même catégorie. Nous avons de cette malade un petit manuscrit qu'elle intitule pompeusement « Mes mémoires », mais qui brave la décence au point qu'il nous est impossible de le publier.

G., Marie, âgée de 14 ans, entrée à Villejuif en 1889.

Obs. XLVIII
Perversion morale. Aberration sexuelle. Hystérie.

Cette enfant est placée volontairement dans les asiles par ses parents.

Fille naturelle, on n'a pas de renseignements sur son père, qui aurait été l'amant de sa mère avant le mariage de celle-ci avec son beau-père actuel, M. G., qui l'a reconnue. Elle a seulement entendu dire par sa mère que son père, ayant voulu la tuer, a été condamné pour ce fait à la prison, où il est mort.

Mère, âgée de 32 ans, a été opérée en 1885 de tumeur fibreuse de l'utérus à l'hôpital Cochin; cette tumeur serait actuellement en voie de récidive; elle aurait de fréquentes attaques d'hystérie; d'après la petite Marie G. elle serait anesthésique du côté droit. Caractère emporté; se dispute continuellement avec son mari.

Pas de renseignements sur les antécédents héréditaires des parents du côté paternel.

Du côté maternel, un oncle et une tante très nerveux; n'auraient pas d'attaques.

Antécédents personnels. Marie G. a eu le croup à l'âge de 2 ans, et à 7 ans la rougeole.

A l'âge de 5 ans, elle a été violée par un maçon qui travaillait dans l'école qu'elle fréquentait à Amiens et où elle est restée 2 ans et demi. Ce viol a toujours été ignoré et n'a par conséquent donné lieu à aucune poursuite au dire de la malade. Le viol n'aurait pas été complet, et aurait été suivi d'une hémorrhagie abondante. En sortant de pension, elle est revenue chez sa mère, dans le quartier du Marais, à Paris.

Entrée à l'asile Sainte-Anne à l'âge de 8 ans (certificat de la Préfecture de Police) sous le nom de Maria L. (nom de sa mère), pour onanisme et mauvais instincts. A ce moment elle avait déjà des rapports avec les enfants de son âge. Sortie à 12 ans de Sainte-Anne. Pendant les quatre années qu'elle a passées à l'asile elle a essayé d'empoisonner les autres malades.

Sortie de Sainte-Anne en février 1887, elle est restée 5 mois dans une pension pour faire sa première communion; pendant ces 5 mois, elle a été calme et à peu près raisonnable, il en a été de même pendant 2 mois chez sa mère.

Au mois d'octobre sa mère l'ayant envoyée en course (elle demeurait alors au quartier Montparnasse), elle a été faire des « bêtises », dit-elle, avec un petit garçon. Depuis cette époque, elle a recommencé et a continué jusqu'en mars 1888, ayant des rapports toutes les fois que l'occasion se présentait avec des garçons de 13 à 18 ans. N'aurait jamais eu de rapports à cette époque avec des hommes plus âgés.

L'enfant était malheureuse chez elle; elle était battue presque con-

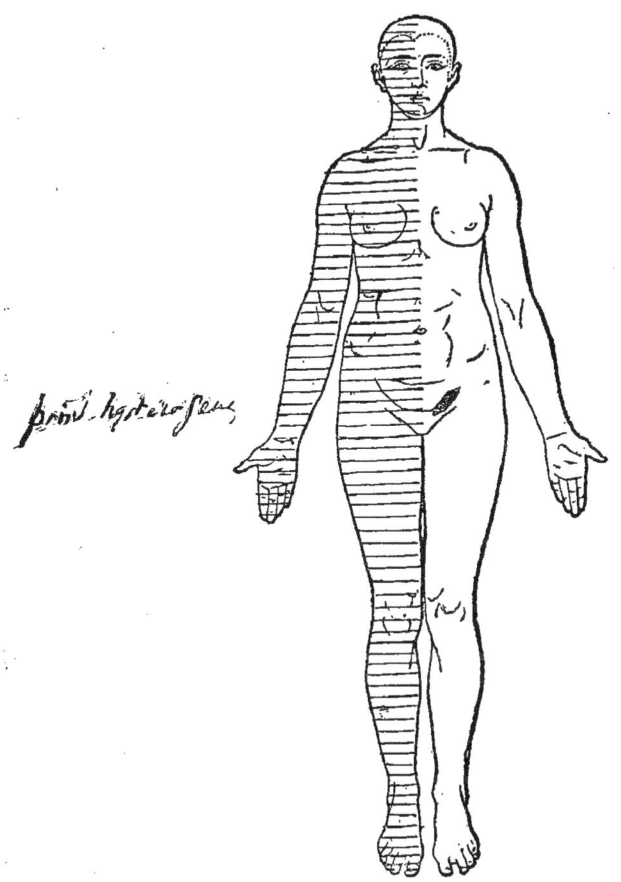

Fig. 68.

tinuellement, même, dit-elle, quand elle ne faisait pas le mal; sa mère l'accusait d'être hystérique et de chercher « à se faire toucher par des hommes ». L'enfant dit qu'elle était si malheureuse chez elle qu'elle préférait rester à l'asile Sainte-Anne que de retourner chez ses parents. Quand on la battait elle était plus excitée, et si elle sortait ensuite, elle excitait les autres enfants à la débauche. Elle ne regrette pas ce qu'elle faisait; si elle sortait elle recommencerait.

Après être restée quelques mois chez sa mère on la plaça comme bonne chez deux vieilles demoiselles dévotes qui portaient des cos-

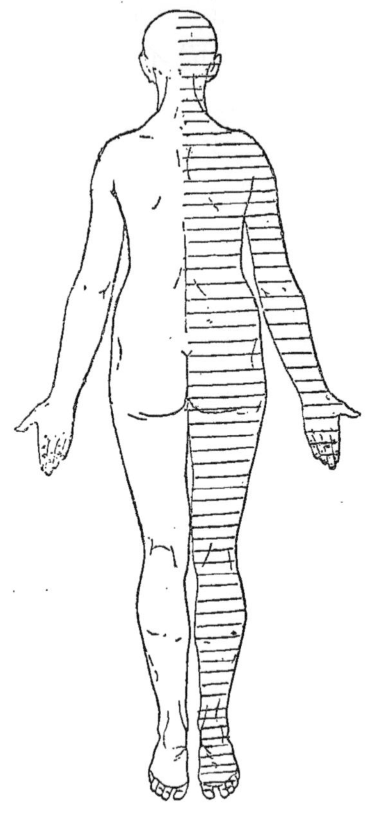

Fig. 69

tumes excentriques et avaient des habitudes bizarres. Ces deux demoiselles étaient sœurs et sortaient dans la rue quoique âgées de plus de 40 ans portant leurs cheveux déroulés ou nattés. Ces femmes la brutalisaient et même la battaient.

Elle a quitté d'elle-même cette place, où elle n'est restée que 2 mois, elle est alors revenue chez sa mère, où elle est restée en butte aux brutalités de celle-ci jusqu'à son entrée à Sainte-Anne en septembre 1888.

Cette nouvelle entrée fut motivée par une tentative d'incendie qu'elle fit chez elle vers cette époque : elle avait alors 15 ans et demi. Elle accuse sa mère d'avoir voulu à 13 ans la livrer à un jeune homme de 18 ans qui serait, croit-elle, l'amant de sa mère ; elle aurait refusé

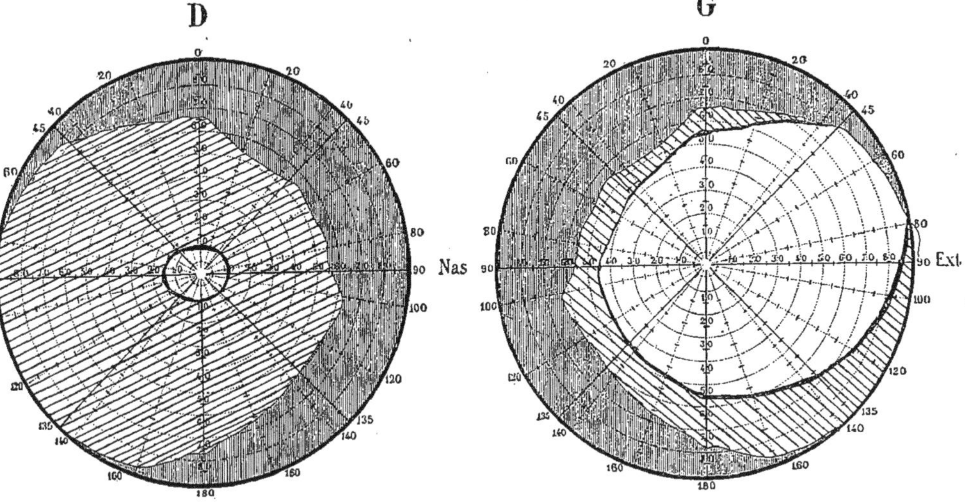

Fig. 70.

parce qu'elle en désirait un autre ; celui-là ne lui plaisait pas. Elle doit avoir eu une blennorrhagie à 13 ans.

Elle est rentrée à Sainte-Anne depuis septembre 1888 jusqu'en mai 1889, époque où elle a été transférée à Villejuif.

L'état physique général est bon ; il existe une hémianesthésie droite avec un point ovarien gauche. Du côté droit perte absolue du goût, de l'odorat, de l'ouïe et presque absolue de la vision (fig. 68, 69, 70).

O.D.V = 1/500e.
O.G.V = 2/3 s. a.

Strabisme convergent léger du côté droit (5°).

A l'ophtalmoscope : du côté gauche, papille normale ; du côté droit, papille volumineuse blanche allongée dans l'axe horizontal : artères de petit calibre, veines plus développées (voir planche VII).

L'observation suivante est intéressante au point de vue héréditaire.

P., 16 ans, entrée en 1889 à l'asile de Villejuif.

Obs. XLIX. Aberration sexuelle. Hystérie.

Déflorée à 7 ans par un garçon de 12 ans, a eu depuis des rapports

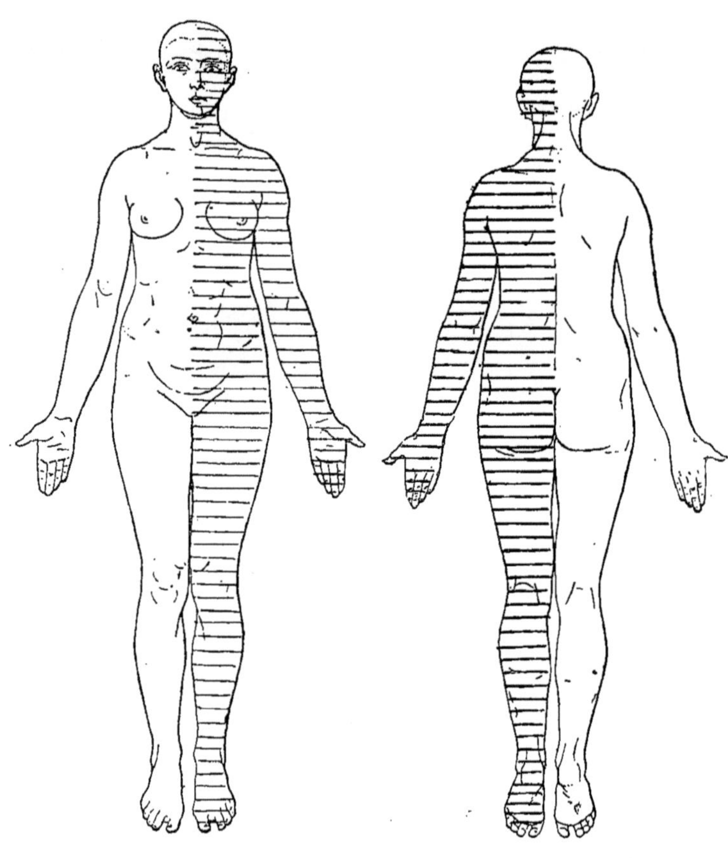

Fig. 71. Fig. 72.

deux fois par semaine environ et, dans les dernières années, tous les jours. Elle allait soit avec des garçons de son âge, soit avec des jeunes gens de 18 à 20 ans. Elle avait un amoureux de 19 ans répondant au nom de Bibi la Tante, et ami de Bibi la Vache, amant d'une autre jeune dégénérée qui fait le sujet de l'observation IV de la thèse

Tableau XXV.

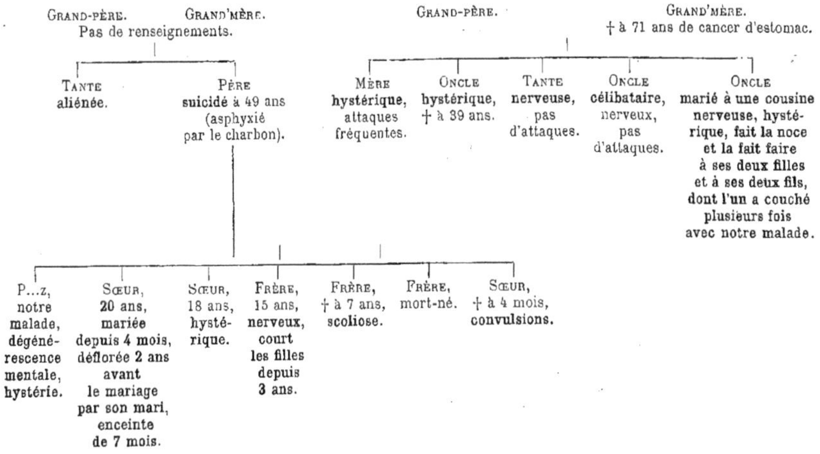

Côté paternel

Grand-père. Grand'mère.
Pas de renseignements.

- Tante aliénée.
- Père suicidé à 49 ans (asphyxié par le charbon).

Côté maternel

Grand-père.

Grand'mère.
† à 71 ans de cancer d'estomac.

- Mère hystérique, attaques fréquentes.
- Oncle hystérique, † à 39 ans.
- Tante nerveuse, pas d'attaques.
- Oncle célibataire, nerveux, pas d'attaques.
- Oncle marié à une cousine nerveuse, hystérique, fait la noce et la fait faire à ses deux filles et à ses deux fils, dont l'un a couché plusieurs fois avec notre malade.

Enfants du Père et de la Mère

- P...z, notre malade, dégénérescence mentale, hystérie.
- Sœur, 20 ans, mariée depuis 4 mois, déflorée 2 ans avant le mariage par son mari, enceinte de 7 mois.
- Sœur, 18 ans, hystérique.
- Frère, 15 ans, nerveux, court les filles depuis 3 ans.
- Frère, † à 7 ans, scoliose.
- Frère, mort-né.
- Sœur, † à 4 mois, convulsions.

de Sérieux. Cet intéressant personnage se faisait entretenir par des petites filles qu'il envoyait provoquer les vieillards.

Toutes les pratiques étaient bonnes pour P...r, mais elle allait surtout avec les garçons. Une fois à 11 ans 1/2, elle s'est livrée au saphisme avec une petite fille de 12 ans.

A 10 ans 1/2, uréthrite avec écoulement (blennorrhagie probable).

Onanisme en compagnie de son frère, qu'elle masturbait. Si celui-ci lui avait proposé de coucher avec elle, elle aurait accepté, et accepte-

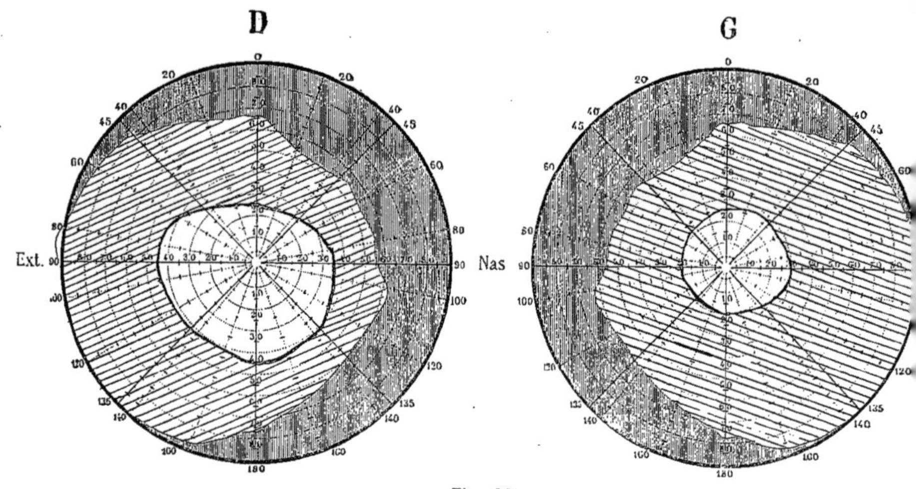

Fig. 73.

rait encore. Elle a couché une fois avec son frère, qui l'a masturbée.

Elle n'aime pas les animaux, mais ne leur fait pas de mal. Elle se plaît à masturber les chiens.

Hémianesthésie gauche (voy. fig. 71, 72).

Goût et odorat abolis à gauche. — Ouïe diminuée du même côté.

Champ visuel rétréci des deux côtés mais surtout à gauche (fig. 75).

OD. V. = 1/2
OD. V. = 1/6

Du côté gauche léger strabisme interne.

A l'ophtalmoscope, du côté droit, papille rosée, à bords nettement accusés, délimités par une ligne pigmentaire légère; vaisseaux normaux; du côté gauche, papille très volumineuse blanche présentant à la partie interne un croissant pigmentaire des plus nets, ayant une largeur maximum au milieu de 2 millimètres (voir planche VIII).

II. — Perversions sexuelles chez des hystériques dégénérées adultes.

Les trois cas suivants sont de bons exemples des aberrations qu'on peut rencontrer chez certaines dégénérées. Elles jettent en même temps un jour assez curieux sur les mœurs d'un certain monde.

s. L. ersion uelle. auche. stérie.

D. (Marguerite-Eugénie), âgée de 17 ans, est amenée à l'infirmerie spéciale du Dépôt le 19 août 1890. Cette malade a déjà été placée plusieurs fois.

TABLEAU XXVI.

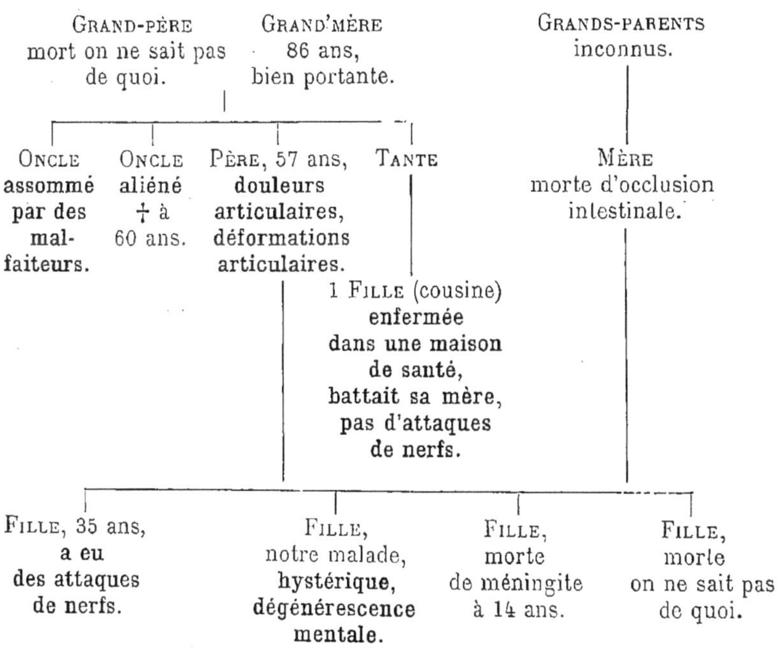

Cette malade appartient à une famille assez aisée; son père l'adore, lui donne tout ce qu'elle veut, ne l'a jamais fait travailler (elle n'a pas de métier), et lui passe toutes ses fantaisies. Aussi, n'était l'hérédité qu'on vient de voir, serait-on assez surpris de lire l'édifiante histoire que voici, et qu'elle raconte d'ailleurs avec un cynisme qui n'a d'égal que son inconscience.

Etant toute petite, la malade a eu la diphthérie et à la suite une paralysie de tout le côté droit; plus tard elle était atteinte de la scarlatine. A 13 ans elle prétend avoir eu une péritonite.

De 6 à 12 ans, elle a suivi l'école, sans grand profit d'ailleurs, car si on lui demande combien font 6 fois 6, elle répond d'abord 12, puis 48.

Dès l'âge le plus tendre elle se livre à l'onanisme avec acharnement. En pension, elle se masturbait avec une camarade.

A 12 ans, en pension, a lieu la première attaque; vers 9 heures du soir, paraît-il, une de ses camarades s'est cachée sous son lit et lui a tiré les jambes. Elle avait alors de très fortes attaques.

A 14 ans, les règles apparaissent. A 15 ans, elle rencontre un jeune homme dans une fête. Deux jours après, de son plein gré, elle se rend chez lui et lui demande de la déflorer, ce qu'il accepte du reste. Elle n'a pas la moindre crainte d'avoir des enfants. Cela, dit-elle, lui est égal.

Les relations avec son premier amant durent environ 2 mois; après cela, elle le quitte et, 15 jours après, prend un souteneur, « mon souteneur », comme elle dit. Elle avait été tout exprès « racoler » dans un café de Belleville.

Alors commence une vie peu ordinaire. C'est qu'en effet, elle rentrait toutes les nuits coucher chez elle. Son père travaillait, ne se doutait de rien ou croyait que sa fille s'amusait convenablement. Pendant 8 jours, elle a « fait le boulevard » de la Villette à Belleville, pendant toute la journée et toute la soirée. Elle gagnait de 6 à 10 francs, mais le prix régulier réclamé par son souteneur était de 8 francs. La plus grande partie de la soirée était d'ailleurs réservée à la satisfaction de ses appétits personnels, en compagnie de l'amant de cœur. Tous les modes lui étaient bons et elle raconte complaisamment les actes variés auxquels elle se livrait.

Pendant ce temps, les attaques continuaient de plus belle. Son père qui avait fini par s'apercevoir du métier exercé par sa fille, et à qui d'ailleurs elle avait tout avoué fort crûment, la fit entrer à la Salpêtrière au mois de mai 1888.

Elle reste 10 mois dans le service de M. Charcot, puis on la transfère dans le service de M. A. Voisin sur un certificat de M. Gilles de la Tourette, ainsi conçu :

« Débilité mentale avec périodes d'excitation par intervalles et accidents hystériques. Actuellement dans une période d'excitation, profère des propos orduriers, pousse des cris incessants, menace de se suicider, trouble le repos des autres malades. »

Elle sort de la Salpêtrière le 9 mars 1889. Son père, cédant à ses supplications, la ramène chez lui où bientôt les mêmes faits vont se reproduire, à tel point que la grand'mère, — devant l'amour aveugle du père pour sa fille, — écrit pour la signaler au Préfet de police.

Voici en effet ce qui s'était passé. Après 2 mois de tranquillité relative, elle avait repris son ancienne vie, exploitant toujours le même quartier, mais avec un nouveau souteneur, qui, paraît-il, ne lui ménageait pas les coups.

Elle rentrait coucher chez elle, mais s'en échappait sous les motifs les plus futiles. Ainsi, le 5 juin, décoiffée et en camisole — elle d'habitude si coquette, — elle descend vider les ordures. Elle se sauve de chez elle, rencontre huit artilleurs qui l'emmènent à Vincennes, et ont successivement des rapports avec elle. Tout lui est bon, elle ne tient guère à l'argent, c'est en cela qu'elle diffère des prostituées ordinaires ; ainsi cette équipée ne lui a rapporté que 28 sous.

Le soir, elle rentre à pied ivre ; à Paris trouve des égoutiers qui la font boire et lui proposent de « descendre dans l'égout pour 20 ronds », enfin se fait ramasser par une ronde, et on la retrouve le lendemain au dépôt où son père vient la réclamer.

Le 13 juin, d'après la déposition de la grand'mère, elle rentre chez elle à une heure avancée de la nuit. Elle avait fait la connaissance d'un nouveau souteneur qu'elle entretient comme les autres. Le 4 juillet elle vole pour lui 40 francs à son père et disparaît. Traduite le 7 juillet pour vagabondage, on la remet encore une fois à son père.

Nous la retrouvons au dépôt 2 jours après le 9 juillet, mais cette fois l'examen l'a révélée syphilitique ; aussi l'envoie-t-on à Saint-Lazare comme *insoumise vénérienne.*

Là, ses attaques d'hystérie la prennent de plus belle, se combinant d'ailleurs avec des phénomènes alcooliques très nets. Le 16 juillet 1889 le Directeur la signale de la façon suivante : « Se fait remarquer par son caractère bizarre, voit des serpents, entend des voix, puis effrayée crie et court, troublant ainsi le repos des autres malades. Sa folie se traduit par les actes suivants : elle mange ses excréments et boit son urine. Cette fille est en outre épileptique ».

Transférée à l'infirmerie spéciale du Dépôt, M. le docteur Legras lui fait le certificat suivant : « Débilité mentale et hystérie, grandes attaques. Diminution très notable de la sensibilité cutanée. Hallucinations de la vue. Agitation par intervalles. Extravagances et dérèglement de conduite. Boit son urine. Fille insoumise vénérienne. Déjà traitée. »

Envoyée à Sainte-Anne, on l'expédie à Villejuif, où l'on décrit ainsi ses attaques : « Cette malade avant d'avoir des attaques a le ventre ballonné, énorme. Ce ballonnement disparaît aussitôt après. Le 27 juillet, cette malade a eu une attaque qui a duré au moins 3 heures. Stade voluptueux. » Voici maintenant pour le caractère : « Caractère insupportable. Elle serait la plus désagréable du quartier d'après la surveillante. »

Au mois de novembre elle est transférée à la Salpêtrière et n'en sort que le 28 mars 1890.

Rentrée chez elle la malade y trouve une bonne de 44 ans qui soignait son père perclus de douleurs. Pendant 4 mois environ, cela a bien été ou à peu près. Elle était au mieux avec la bonne, avec laquelle il s'est passé, paraît-il, quelques scènes de saphisme. Elles sortaient ensemble, allaient boire, surtout de l'absinthe. Tous les jours la malade prenait 30 sous à son père, pour aller boire avec la domestique.

Mais, dans ces derniers temps, la brouille est survenue. La bonne avait trop d'autorité dans la maison, ce qui rendait la malade jalouse. Un beau jour elle prend 50 francs à son père et recommence son ancienne vie. Aussi richement dotée, c'était à qui l'aurait, et trois souteneurs se sont disputé cet honneur, entre autres un nommé Bébé et un certain D..., dit Toto. Ce dernier a fini par l'emporter; c'était, paraît-il, un voleur. Il volait aux étalages, ce dont la malade est très fière, surtout, « qu'il ne s'est jamais fait pincer. » Elle ne tarde pas à l'imiter. Sur ses conseils elle prend une boîte de sardines. D'ailleurs tout ce qu'il lui disait de faire, elle le faisait, n'avait peur de rien.

Malgré ce dévouement sans bornes, son souteneur ne lui ménageait pas les coups. Il la battait sans cesse, sans raison, pour s'amuser.

La malade, tout en menant cette vie, demeurait toujours chez son père. Mais les dissentiments avec la bonne n'avaient fait que s'accentuer. C'est pourquoi, un beau jour, elle a l'idée de la faire assassiner.

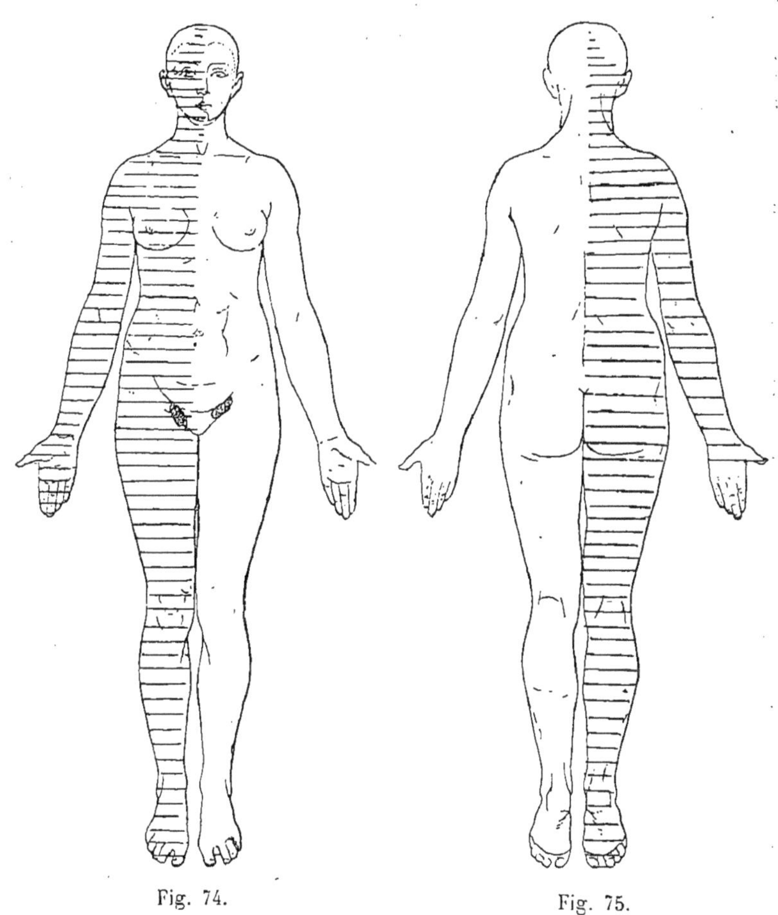

Fig. 74.

Fig. 75.

Elle prend chez elle un couteau catalan qui appartenait à son père, et le donne à son souteneur pour « faire l'affaire de la bonne ». En même temps elle vit entièrement avec son amant ; mais, au bout de 8 jours, elle en a assez et revient chez son père. « Il la battait trop », dit-elle.

Rentrée chez elle, elle raconte à son père tout ce qui lui est arrivé, se servant de mots d'argot, riant, enchantée d'elle-même. Puis elle le menace de coups de couteau, lui et la bonne. On se décide à la faire placer de nouveau.

Cette malade représente assez bien le type de la prostituée de bas étage. Sa coiffure est émaillée d'épingles voyantes, d'un goût douteux, « cadeaux de Toto », paraît-il. Nous avons été assez surpris de ne pas trouver chez elle de tatouages — ce vestige de la sauvagerie des âges primitifs, — si fréquents chez ce genre d'individus[1]. Son souteneur voulait, paraît-il, lui faire tatouer une de ces formules dont la banalité égale la naïveté, mais elle s'y est opposée. C'est encore là un point qui la différencie des prostituées ordinaires, qui tiennent à leur amant; notre malade au contraire est absolument dépourvue de sentiments affectifs quels qu'ils soient.

C'est une dégénérée au sens le plus large du mot. En outre de ses impulsions, de ses violences, elle est absolument dominée par l'appétit sexuel. « Elle va avec les hommes, dit-elle, parce qu'elle en a besoin. » Jamais elle ne se lasse, usant d'ailleurs de tous les raffinements possibles, et demandant souvent à son souteneur de la satisfaire *a posteriori*. La vie qu'elle menait lui semblait délicieuse. « Dans la journée, on allait avec les souteneurs à Bagnolet, à Saint-Maurice, en canot, etc., puis le soir il fallait travailler pour manger. »

Elle présente en outre un autre syndrome : elle est dipsomane. Chez elle, elle boit continuellement, du vin, des liqueurs, n'importe quoi. Il lui est arrivé de voler à son père des bouteilles de liqueur et de les boire seule. « C'est un besoin irrésistible », dit-elle. Dehors elle absorbe surtout de l'absinthe, c'est ce qu'elle aime le mieux.

Aussi trouve-t-on chez elle des signes d'alcoolisme très accentués : tremblement vibratoire des doigts, langue saburrale, cauchemars.

La malade présente de l'hémianesthésie droite avec ovarie. Il existe une zone de sensibilité sur le sommet de la tête à droite. L'ouïe, le goût, l'odorat sont diminués du même côté (voy. fig. 74 et 75).

La malade suivante est une enfant naturelle.

Obs. LI.
Érotisme.
Dégénérescence mentale.
Alcoolisme.
Hystérie.

J. 37 ans.

Pas de renseignements sur les grands parents.

1. Le tatouage est la règle parmi les prostituées de bas étage. Certaines en sont très fières, et quelques-unes nous ont appris au Dépôt qu'il existait à Paris un entrepreneur de tatouage, très connu d'ailleurs et fort à son aise, dont elle nous ont donné l'adresse. C'est lui qui a exclusivement la clientèle de ces dames.

Tableau XXVII.

Père.	Mère.
M. Albert J...y. **Sa fille ne l'a jamais connu.** **Il avait beaucoup** **de chagrins,** **a dû quitter la France.**	**Demoiselle noble (Mlle de M...l)** **aimait son intendant, M. Al. J...y,** **a été séquestrée par ses parents,** **a épousé ce monsieur au moment de mourir** **est morte en accouchant de notre malade.**

J...y, **notre malade,**
venue au monde à 7 mois.

La malade qui nous occupe est une grande femme brune de 37 ans, assez bien conservée. Elle s'exprime convenablement. Elle nous est amenée à l'infirmerie spéciale du Dépôt le 19 juillet 1890. Le rapport du commissaire de police mentionne qu'elle a été « trouvée à 9 h. 30 « du matin rue Saint-Denis, couchée sur le trottoir et paraissant en « proie à une crise hystérique ou alcoolique ».

« Après quelques heures de repos, au poste, elle s'est mise à diva- « guer en disant qu'elle était marquise de M... al, qu'elle était « la petite fille de M. Carnot, ce qui ne l'empêchait pas d'être « bigame, etc., etc. Elle n'avait sur elle que 25 centimes. »

Au moment de son arrivée au Dépôt, elle exhale une forte odeur alcoolique. Elle a l'air aviné, abruti, l'œil humide des ivrognes. Il est impossible d'en tirer quelques réponses raisonnables. Dans la journée, elle est prise de grandes attaques d'hystérie classique. Pas de période de délire après l'attaque.

Le lendemain, ayant éliminé la plus grande partie de l'alcool absorbé, elle est plus calme, plus posée. Bien entendu, et comme cela arrive toujours lorsqu'il s'agit de femme, elle nie effrontément son penchant pour la boisson. Elle ne boit jamais, et toutes ses aventures doivent être mises, dit-elle, sur le compte de sa maladie.

Venue au monde dans les conditions mentionnées au tableau généalogique, elle a eu — comme tous ces déséquilibrés, — une existence des plus mouvementées.

Son grand-père, M. le marquis de M... al, lui avait légué 50 000 fr. Élevée à Paris, chez une nourrice qui tenait un café-restaurant, on l'envoya en pension jusqu'à l'âge de 16 ans.

Cette pension était située aux environs de Paris. Une fois, venant en congé, elle est prise à la gare d'une attaque d'hystérie. Elle avait alors 15 ans. C'est à cette occasion qu'elle fait la connaissance d'un M. M... au qui était venu lui porter secours. Ce monsieur avait 42 ans, était veuf, sans enfants. Notre malade l'épouse à 16 ans, en lui apportant 20 000 francs de dot.

Alors commence une existence bizarre, tout entière consacrée aux plaisirs. Le mari jouait à la Bourse. Un beau jour, après une forte perte, il part en Angleterre, et, depuis ce temps-là, jamais sa femme ne l'a revu.

Il y a de cela environ 3 ans. Depuis 18 mois, la malade est remariée avec un homme de 68 ans. N'ayant pas l'acte de décès de son premier mari, elle a dû aller se marier en Angleterre.

Entre temps elle a fait de nombreux séjours dans les hôpitaux; elle a été soignée notamment dans le service de M. Millard à l'hôpital Beaujon.

Aujourd'hui elle exerce un métier bizarre. Elle est représentante de commerce chez un marbrier, et s'occupe d'entourages de tombes. Affiliée à un journal appelé *le Paris-Décès*, elle se rend dans les familles où un décès vient d'avoir lieu et fait ses offres de service. Son mari est commissionnaire en marchandises.

Cette existence mouvementée, jointe à ses habitudes alcooliques et à ses attaques d'hystérie, ne pouvait manquer de lui attirer des désagréments. Aussi est-ce une habituée non seulement de l'infirmerie spéciale mais du Dépôt proprement dit. Elle a été condamnée plusieurs fois pour ivresse, la dernière fois il y a deux mois.

Mais une autre raison l'a fait signaler aux autorités. Elle est d'une salacité peu commune; aussi, bien que n'étant pas en carte, est-elle fort bien connue au Bureau des Mœurs et au Dispensaire, où elle a dû se rendre plusieurs fois sous l'inculpation de racolage.

Elle nie, bien entendu, avoir jamais racolé; mais elle avoue franchement son penchant exagéré pour l'autre sexe. Elle se complaît d'ailleurs dans les détails.

« Il y a des femmes, dit-elle, qui sont de marbre, d'autres qui sont « de feu. J'aime mieux être de feu. S'il fallait que je descende dans « la rue toutes les fois que je suis passionnée, j'y serais tout le temps. « D'ailleurs c'est là ma maladie, les médecins m'ont dit que mes « attaques ne se passeraient que lorsque je n'aurais plus mes règles.

« Après mes attaques il me faut des hommes, mais comme je ne « veux pas racoler, j'emploie l'eau froide. Je m'asperge tout le corps « et cela me calme. »

Elle nie toute pratique d'onanisme.

Bien entendu, et comme tous ces dégénérés qui semblent avoir

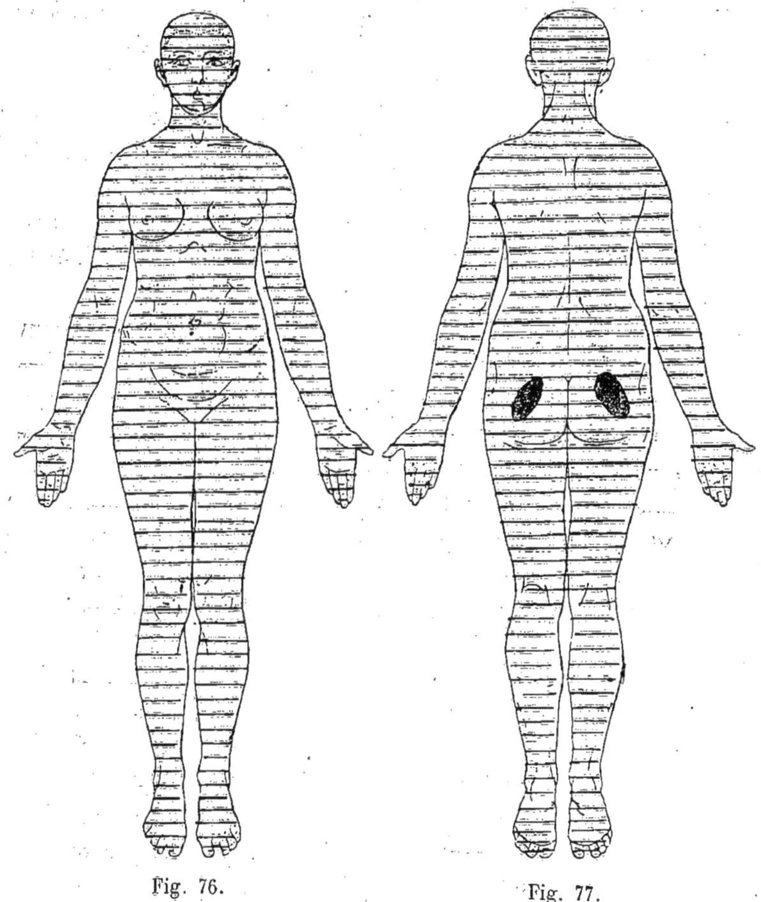

Fig. 76. Fig. 77.

le monopole des aventures extraordinaires, elle n'a pas trouvé dans le mariage le remède qui lui convenait.

Son premier mari était bel homme, mais il avait 42 ans, et la nature l'avait fort mal partagé. Aussi se servait-il pour la satisfaire d'artifices qui, paraît-il, étaient loin d'atteindre le but désiré. D'ailleurs il était peu porté là-dessus, « il aimait mieux une bouteille de champagne ».

Son second mari est excellent pour elle. « C'est un père », dit-elle ; il fait bien ce qu'il peut, mais il a 68 ans et n'est pas de taille à lutter avec une femme comme elle.

Aussi est-il habitué à ses fugues et à ses escapades : il ne vient même plus la réclamer lorsqu'elle est amenée au Dépôt.

Elle a continuellement des rêves lubriques, et raconte également

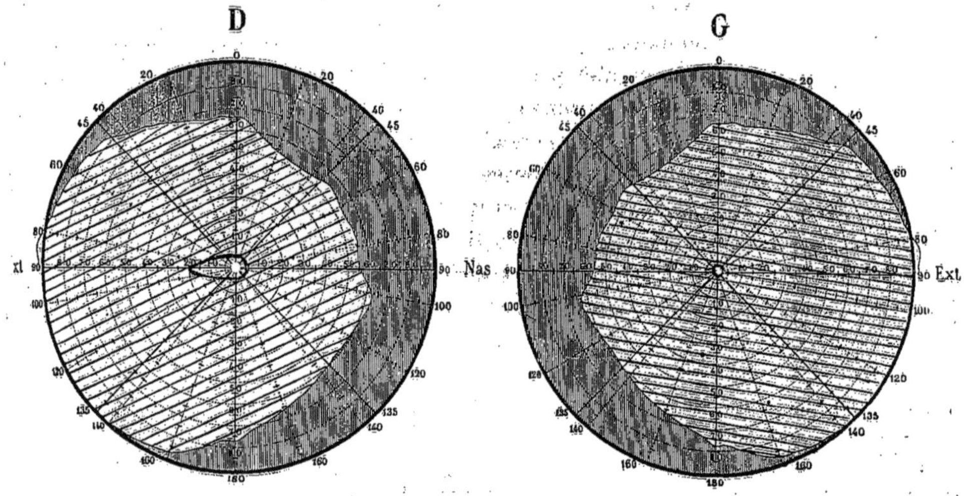

Fig. 78.

une scène de pédérastie, à laquelle elle aurait assisté, sans y prendre part.

Au point de vue des stigmates, nous trouvons, dans toute l'étendue du corps, une sensibilité très obtuse au contact, à la piqûre, au froid, agents qui ne produisent aucune impression. On peut tordre les doigts sans qu'elle ressente aucune douleur.

Il existe deux plaques d'hypéresthésie très marquée à ces excitations, surtout à la piqûre, au niveau des deux fesses à égale distance du trochanter et du pli interfessier. Ces plaques ont environ l'étendue de la paume de la main (voy. fig. 76, 77).

La sensibilité générale des narines, du tour des yeux, du tour des lèvres, est abolie, ou très diminuée au moins. On peut, pendant plusieurs minutes, lui promener un petit pinceau sous les narines.

Il est impossible d'examiner le pharynx ; la malade s'y oppose.

Le goût est un peu diminué des deux côtés. L'odorat est normal. L'ouïe est fortement diminuée, surtout à gauche où la malade n'entend qu'au contact. A droite elle entend à 2 centimètres environ.

Il existe un rétrécissement concentrique bilatéral du champ visuel. A gauche le champ visuel est purement central (fig. 78.)

Mégalopsie. L'examen de la vision de cette malade permettrait à lui seul de faire chez elle le diagnostic d'alcoolisme.

Acuité visuelle diminuée considérablement des deux côtés, la vision est presque nulle du côté gauche.

A l'éclairage latéral aucune lésion de la cornée ou de la conjonctive ; à l'ophtalmoscope, papilles normales et vascularisation normale aussi.

Le sens chromatique est conservé des deux côtés, quand les couleurs sont vues en étendue ; si, au contraire, un œil étant fermé, on fait fixer par l'autre une couleur ponctiforme, celle-ci n'est pas perçue et toutes les nuances chromatiques sont vues comme grises. Ce symptôme, connu sous le nom de *scotome central*, est pathognomonique de l'alcoolisme.

Obs. LII. Perversion sexuelle. Dégénérescence mentale. Hystérie.

B... (Marguerite), 17 ans, entrée à l'asile de Villejuif le 18 juillet 1890.

TABLEAU XXVIII.

Père **alcoolique.**			Mère **très nerveuse,** † de l'influenza.			
Frère	Sœur	Sœur	Frère	Sœur	Sœur	B...a,
épileptique, alcoolique, interné 2 fois à Sainte-Anne † suicidé à 32 ans.	**hystérique,** mariée, pas d'enfants.	32 ans, maladive pas d'attaques.	† en bas âge, **convulsions.**			notre malade, **dégénérescence mentale, hystérie**

Notre malade a été violée à l'âge de 10 ans par un jeune homme de 18 ans qui, de ce fait, a été condamné à 5 ans de prison.

Jusqu'à 12 ans, pas de rapports sexuels : à cette époque, elle a des rapports fréquents avec des enfants de son âge. A 13 ans 1/2, en 1886, elle entre pour la première fois à Sainte-Anne pour des accidents convulsifs, des attaques de nature indéterminée. Elle y reste onze mois, puis on la transfère en Belgique, son père étant de ce pays. En 1889 elle abandonne ses parents et part avec un amant qui faisait partie de la troupe de Cocherie. Comme c'est une belle fille, on l'emploie dans la troupe pour faire les Vénus. Du 12 septembre au 12 novembre 1889, elle a été en tournée dans tout le nord de la France.

Revenue chez elle, elle fait la connaissance d'un souteneur qui, au bout de trois mois, la force à quitter son père, quinze jours après la mort de sa mère. Cet individu — toujours en vertu de la loi d'attraction — se trouve être le frère d'une épileptique enfermée au premier quartier à Villejuif. Sa mère est internée à l'asile de Toulon, et lui-même fait actuellement un mois de prison militaire à Rennes, où il est en garnison. Il porte, paraît-il, un tatouage ainsi conçu : « J'aime Marguerite B... pour la vie; les autres femmes me dégoûtent. » Il voulait également la faire tatouer, mais elle s'y est refusée. Il a communiqué la syphilis à notre malade. B..., syphilitique sans le savoir, racolait et gagnait de quoi entretenir son amant.

Un jour, rue de la Bourse, on l'arrête et on l'envoie à Saint-Lazare. Elle y reste trois mois, puis allait sortir lorsqu'elle est prise très probablement d'un accès d'excitation maniaque qui nécessite son envoi à l'infirmerie du Dépôt.

Voici en effet le certificat du Dr Legras à la date du 28 mai 90 :

« Débilité mentale et accès d'agitation maniaque. Hallucinations de l'ouïe; cris, menaces, turbulences nocturnes, divagations; diminution de la sensibilité cutanée. Syphilis en traitement à Saint-Lazare. Des hommes veulent s'emparer de sa fortune. Influence héréditaire; fille soumise déjà traitée. »

Cet accès délirant s'est calmé très rapidement, ainsi que nous le voyons par les certificats de M. le Dr Rouillard.

B... a des attaques d'hystérie depuis l'âge de 11 ans 1/2; du reste, les attaques sont très fréquentes, mais ce sont, d'après les témoins oculaires, de grandes attaques classiques.

Comme stigmates, on trouve de l'hypoanesthésie à droite. La malade simule l'anesthésie complète et le sommeil hypnotique. Il y a un rétrécissement concentrique double du champ visuel (fig. 79, 80, 81).

Un dernier détail : B... n'éprouve aucune sensation au moment des rapprochements sexuels.

Elle « fait la noce » pour s'amuser.

Il n'y a pas de stigmates de dégénérescence physique très accusés, sauf du côté des yeux.

O.D. V = 1/20 *s. a.*
O.G. V = 1/4 *s. a.*

L'examen des yeux donne le résultat suivant :

A l'éclairage latéral pratiqué avec une loupe l'iris est gris bleuâtre,

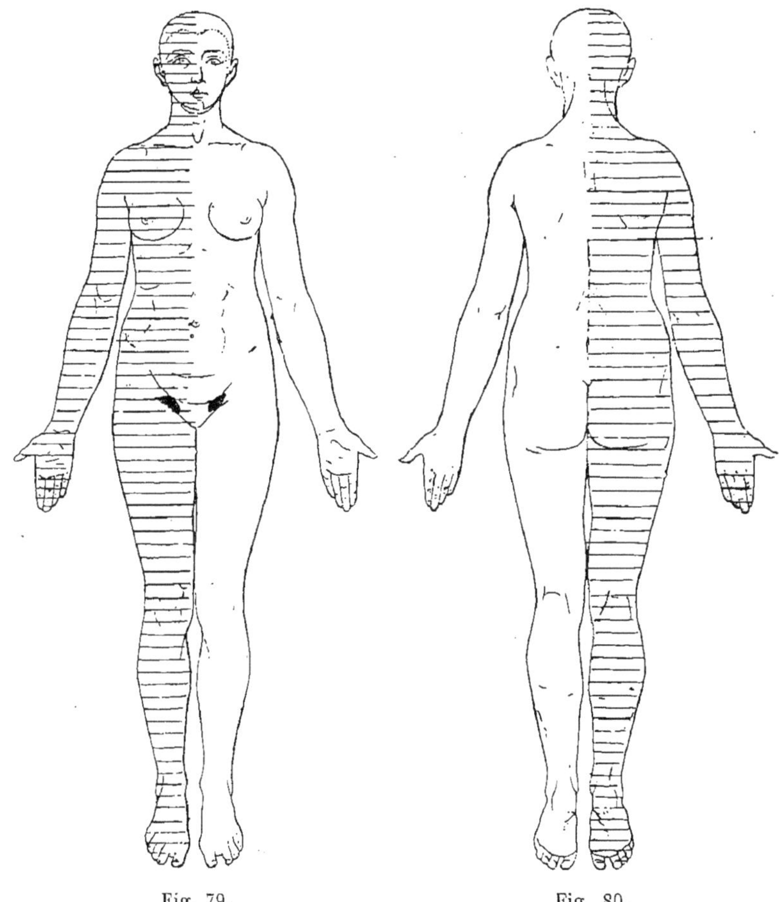

Fig. 79. Fig. 80.

les pupilles sont petites, irrégulières dans leur forme, présentant des synéchies postérieures multiples (adhérence de l'iris avec la capsule antérieure du cristallin) ; le champ pupillaire présente des filaments paraissant produits par d'anciennes adhérences, analogues à celles qui subsistent encore. Ces adhérences ont été rompues par l'emploi continu qu'elle a fait pendant un mois de collyre d'atropine, médicament qui lui avait été prescrit aux Quinze-Vingts pour une iritis double d'origine syphilitique. La cornée et la conjonctive sont saines. *A l'image directe* (en éclairant simplement le fond de

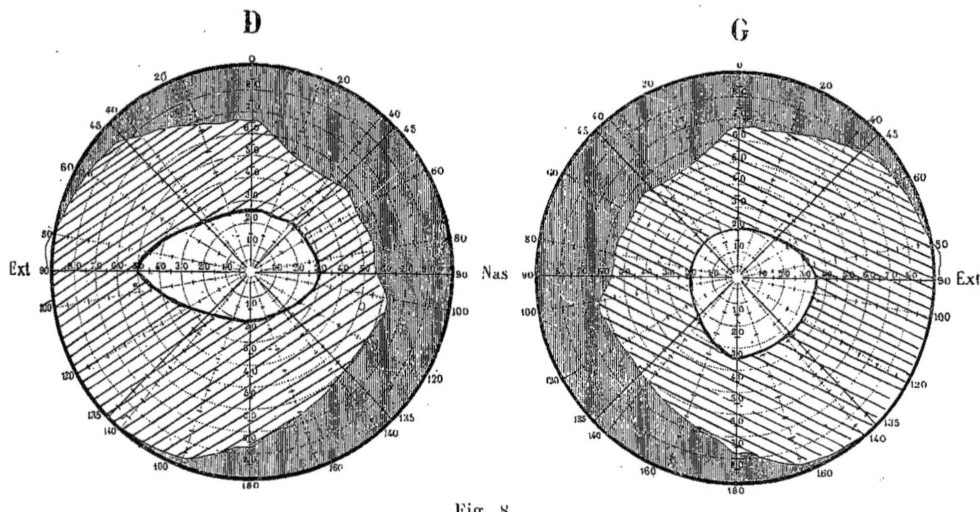

Fig. 8

l'œil avec un miroir plan), le champ pupillaire est rouge, mais est partiellement strié par les filaments notés plus haut.

A l'ophtalmoscope (image renversée), papilles hyperémiées.

Pour terminer, nous donnerons l'observation d'une malade que nous avons examinée, non plus dans les asiles, mais à la Salpêtrière. Cette malade est atteinte de paralysie hystéro-traumatique, conséquence de la morsure d'un chien enragé. Comme c'est un type du genre, nous renvoyons à ce que M. Charcot dit de cette malade dans ses Leçons du mardi (t. I, p. 311), d'autant plus que la cause occasionnelle, origine de la paralysie, — à savoir la morsure d'un chien enragé, — se retrouve dans plusieurs de nos observations.

1. *Leçons du mardi,* 1887-1888, p. 311.

Mais cette malade présentait, au point de vue psychique, une perversion de la sphère sexuelle des plus accentuées et qui la classe au point de vue mental.

Nous devons à notre collègue et ami Berbez, qui l'a examinée plus spécialement sous ce rapport, des notes fort intéressantes à ce sujet.

s. LIII.
version
xuelle.
e à la suite
sure d'un
enragé.

Au point de vue héréditaire voici d'abord qui est typique.

TABLEAU XXIX.

PÈRE
† en Australie,
s'adonnait à l'onanisme.

FRÈRE † à 20 ans
de phtisie pulmonaire,
onanisme
presque congénital.

NOTRE MALADE.
Dégénérescence mentale,
hystérie, onanisme.

FILLE,
8 ans,
onanisme dès le berceau;
rien ne peut la corriger;
d'ailleurs
assez intelligente.

FILS,
6 ans, peu intelligent;
mange ses matières
fécales;
onanisme
depuis le plus bas âge.

La malade elle-même, petite femme rousse, d'une figure passable, s'adonne à la masturbation depuis qu'elle se connaît, trois ou quatre fois par jour. Mariée, elle se couche dans la journée, lit des livres lubriques dont elle possède toute une collection, et se masturbe à l'aide d'une serviette. Elle a également des habitudes de saphisme, et c'est une habituée de certains établissements de bains.

Comme signe de dégénérescence, on peut noter une anomalie de développement du système pileux. Les poils manquent au pubis et sous les aisselles.

§ 5. — Démence.

Nous donnons l'observation suivante à titre de simple curiosité.

G..., Eugénie, née le 11 mai 1863, entrée à Villejuif le 31 déc. 1888. Obs. LIV. Démence.

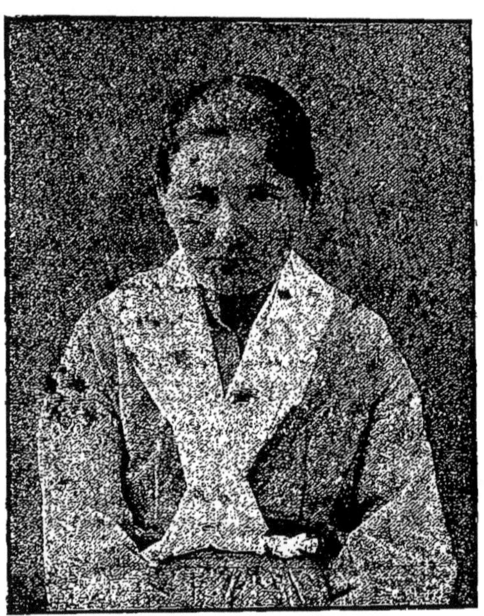

Fig. 82

Cette malade vient du service de M. Proust à l'Hôtel-Dieu avec le certificat suivant :

« Hystérie avec délire persistant, ce qui exige un traitement à l'Asile Sainte-Anne (Dr. Proust). »

A Sainte-Anne, M. Magnan note chez elle de l'hémianesthésie gauche.

A Villejuif, M. Briand relève l'existence de plaques d'anesthésie cutanée. Accidents hystériques.

C'est une dégénérée typique, avec asymétrie faciale, etc. (fig. 84).

La première attaque d'hystérie s'est produite à 22 ans; elle a peur de l'eau.

Au moment où nous l'examinons, en 1888, elle est atteinte de tic douloureux de la face. Ce tic persiste encore lorsque nous la revoyons au mois de juillet dernier. Mais en même temps il s'est produit un notable changement dans son état mental. Bien que d'un niveau intellectuel très faible, G... répondait d'une façon assez correcte aux questions qu'on lui posait.

Actuellement, elle est absolument démente, et il est impossible d'en tirer la moindre chose (voy. fig. 82).

Nous avons rapporté cette observation à cause de la rareté de la démence chez les dégénérés héréditaires, hystériques ou non.

Voici en effet ce que dit M. Magnan à ce propos :

« Dans la majorité des cas, l'état mental ne baisse pas; témoins « les malades raisonnants, qui ne manquent pas de nous l'apprendre. « Mais quelquefois, en effet, on voit se produire des démences pré- « coces; M. Fabret l'indique, je le déclare également; ce n'est pas « une surprise, c'est un fait clinique constaté par tous les observa- « teurs. On a même signalé certaines causes spéciales, l'onanisme « en particulier, qui président à cette chute rapide de l'intelli- « gence. » (Annales, 1886, t. II, p. 81.)

D'autre part, en parlant de la folie hystérique, Legrand du Saulle s'exprime de la façon suivante :

« Rareté de la démence. — La folie hystérique, c'est encore là un « caractère de valeur, aboutit rarement à la démence; frappant con- « traste, disons-le dès l'abord, avec le délire des épileptiques dont la « démence plus ou moins profonde est une des conséquences à peu « près fatales. Cependant lorsque, contrairement à la règle, l'hys- « térie persiste avec ses diverses manifestations jusqu'à un âge « avancé, il est possible que l'intelligence se ressente de cette pro- « longation anormale de la névrose. »

CONCLUSIONS.

De ce qui précède nous croyons être en droit de tirer les conclusions suivantes :

1° L'hystérie est une et indivisible; elle conserve son autonomie dans la sphère psychique comme dans la sphère des symptômes physiques.

2° Au point de vue des manifestations intellectuelles, les hystériques réagissent différemment suivant l'âge, le sexe et les conditions sociales dans lesquelles ils se trouvent placés.

3° La simulation, la tendance à exagérer leur état, la fourberie qu'on leur reproche, n'ont souvent existé que dans l'imagination des auteurs, qui ont généralisé ce qu'ils avaient observé chez quelques grands sujets devenus d'autant plus exigeants que leur état était plus intéressant, ou qui ont décrit sous le nom d'hystérie une combinaison de la névrose avec la dégénérescence mentale.

4° Le délire hystérique présente une physionomie spéciale qui permet d'en faire aisément le diagnostic et de le séparer facilement des délires relevant de l'aliénation mentale.

5° Les manifestations délirantes des alcooliques ont des rapports étroits avec celles des hystériques. On peut chez les premiers, lorsqu'ils sont fortement intoxiqués, développer des hallucinations et des illusions analogues à celles qu'on crée chez les hystériques hypnotisées.

6° Les tendances érotiques sont l'exception chez les hystériques. Dans les prisons, celles-ci sont en nombre infime parmi les prostituées.

Le nombre des hystériques hommes est probablement aussi considérable dans les prisons que celui des femmes.

7° Il n'existe pas, à proprement parler, de folie hystérique.

Lorsque les hystériques deviennent aliénés, leur délire n'a rien de caractéristique. Il s'agit alors d'une combinaison de l'hystérie et de la dégénérescence mentale héréditaire. Ce sont deux maladies évoluant côte à côte.

8° Les formes du délire sont extrêmement variées, elles se rapportent toutes aux formes déjà connues du délire des héréditaires.

TABLE DES OBSERVATIONS ET DES TABLEAUX

Pages.

Obs. I. Automatisme ambulatoire hystérique. Chorée rhythmée dans l'enfance. Excès alcooliques chez un homme 20
Obs. II. Hystérie mâle. Somnambulisme spontané. Tableau généalogique n° i. . 29
Obs. III. Alcoolisme aigu chez un enfant de 4 ans 32
Obs. IV. Delirium tremens. Suggestibilité. 32
Obs. V. — — 34
Obs. VI. — — 35
Obs. VII. Hystérie chez une voleuse. Tableau généalogique n° ii. 38
Obs. VIII. Hystérie chez les prostituées. 41
Obs. IX. — — Tableau généalogique n° iii. 41
Obs. X. — — 41
Obs. XI. — — Tableau généalogique n° iv. 42
Obs. XII. — — 42
Obs. XIII. — — Tableau généalogique n° v. 42
Obs. XIV. — — 43
Obs. XV. — — 43
Obs. XVI. — — 43
Tableau synoptique des héréditaires dégénérés. 57
Obs. XVII. Imbécillité. Hystérie. Impulsions homicides. Tares physiques nombreuses. Tableau généalogique n° vi. 79
Obs. XVIII. Hystéro-épilepsie chez un homme. Imbécillité. Tableau généalogique n° vii 89
Obs. XIX. Dégénérescence mentale. Chorée hystérique. Spasme glosso-labié, etc., etc. Tableau généalogique n° viii. 93
Obs. XX. Tableau généalogique n° ix 98
Obs. XXI. Dégénérescence mentale. Chorée rhythmée. Impulsions homicides et suicides. Tableau généalogique n° x. 102
Obs. XXII. Dégénérescence mentale. Tic convulsif. Coprolalie. Hystérie. Tableau généalogique n° xi. 109
Obs. XXIII. Dégénérescence mentale. Mauvais instincts. Hystérie 111
Obs. XXIV. Tableau généalogique n° xii 113
Obs. XXV. Dégénérescence mentale. Tendances au suicide. Hystérie tardive. Dissociation syringomyélique de la sensibilité. Neurasthénie 116
Obs. XXVI. Délire mélancolique. Mutisme hystérique. Apparence de tabes. Tableau généalogique n° xiii. 125
Obs. XXVII. Dégénérescence mentale. Hystérie. Accès maniaque. Idées de persécution. Tableau généalogique n° xiv. 130
Obs. XXVIII. Excitation maniaque. Idées ambitieuses et mystiques. Perversions sexuelles. Tentatives de suicide. Hystérie 132

Pages.

Obs. XXIX. Dégénérescence mentale. Idées de persécution. Alcoolisme. Soupçon de paralysie générale. Hystérie et hémiplégie hystérique. 137
Obs. XXX. Idées hypochondriaques et de persécution. Hémiplégie hystérique. Diagnostic avec l'hémiplégie capsulaire. Hystéro-épilepsie à crises séparées. Actes automatiques. Tableau généalogique n° xv. 140
Obs. XXXI. 144
Obs. XXXII. Idées mystiques. Dégénérescence héréditaire. Idées de suicide. Grande hystérie. Tableau généalogique n° xvi. 147
Obs. XXXIII. 152
Obs. XXXIV. Dégénérescence mentale. Morphinomanie. Martyrisait ses enfants. Idées mystiques. Hystérie. Tableau généalogique n° xvii. 153
Obs. XXXV. Dégénérescence mentale. Impulsions violentes. Vols. Idées ambitieuses. Hystérie mâle. Tableau généalogique n° xviii. 164
Obs. XXXVI. Folie du doute. Agoraphobie. Hystérie mâle 169
Obs. XXXVII. — — — 171
Obs. XXXVIII. Dipsomanie. Mauvais instincts. Hystérie mâle. Tableau généalogique n° xix. 175
Obs. XXXIX. Dipsomanie. Mutisme. Hystérie mâle. Tableau généalogique n° xx. 181
Obs. XL. Dipsomanie. Filouteries nombreuses. Accès délirants divers. Hystérie mâle. Somnambulisme hypnotique spontané. Tableau généalogique n° xxi. . 188
Obs. XLI. Dégénérescence mentale. Hystérie à la suite d'une morsure de chien. Dipsomanie. Tableau généalogique n° xxii. 196
Obs. XLII. Dégénérescence mentale. Tendances au suicide. Hystérie. Tableau généalogique n° xxiii. 201
Obs. XLIII. Dégénérescence mentale. Tendances au suicide. Hystérie. Lésions congénitales du fond de l'œil. 203
Obs. XLIV. Tendances au suicide. Perversion morale. Hystérie. Tableau généalogique n° xxiv. 208
Obs. XLV. Tentatives répétées de suicide. Dépression mélancolique. Hystérie. . 210
Obs. XLVI. Onomatomanie. Hystérie mâle 214
Obs. XLVII. Perversion morale. Aberrations sexuelles. Hystérie. 218
Obs. XLVIII. Perversion morale. Aberrations sexuelles. Hystérie. 223
Obs. XLIX. Aberrations sexuelles. Hystérie. Tableau généalogique n° xxv . . . 227
Obs. L. Perversion sexuelle. Débauche. Hystérie. Tableau généalogique n° xxvi. 230
Obs. LI. Érotisme. Dégénérescence mentale. Hystérie. Alcoolisme. Tableau généalogique n° xxvii. 235
Obs. LII. Perversion sexuelle. Dégénérescence mentale. Hystérie. Tableau généalogique n° xxviii. 240
Obs. LIII. Perversion sexuelle. Hystérie à la suite de morsure d'un chien enragé. Tableau généalogique n° xxix. 244
Obs. LIV. Démence 245

TABLE DES FIGURES

1, 2.	Portrait de la malade.	(Obs. 17).
3, 4.	Sensibilité.	(Id.).
5.	Schéma de l'astigmatisme.	(Id.).
6.	Champ visuel	(Id.).
7, 8.	Portrait du malade.	(Obs. 18).
9, 10.	Sensibilité.	(Id.).
11.	Portrait de la malade	(Obs. 19).
12, 13.	Sensibilité.	(Id.).
14, 15.	Champ visuel.	(Id.).
16, 17.	Sensibilité chez la malade.	(Obs. 20).
18.	Portrait.	(Id.).
19, 20.	Sensibilité de la malade.	(Obs. 21).
21.	Champ visuel.	(Id.).
22, 23.	Portrait de la malade.	(Obs. 23).
24, 25.	Sensibilité de la malade.	(Obs. 24).
26.	Champ visuel.	(Id.).
27, 28, 29, 30.	Sensibilité de la malade.	(Obs. 25).
31.	Champ visuel.	(Id.).
32, 33.	Portrait de la malade.	(Obs. 26).
34.	Champ visuel.	(Id.).
35, 36.	Sensibilité de la malade.	(Obs. 28).
37.	Champ visuel.	(Id.).
38.	Champ visuel.	(Obs. 30).
39.	Portrait de la malade.	(Id).
40, 41.	Sensibilité.	(Obs. 31).
42.	Champ visuel.	(Id.).
43, 44.	Sensibilité.	(Obs. 32).
45, 46.	Sensibilité du malade.	(Obs. 38).
47, 48.	Portrait du malade.	(Obs. 39).
49, 50.	Sensibilité du malade	(Obs. 40).
51, 52.	Sensibilité.	(Obs. 41).
53.	Champ visuel.	(Id.).
54, 55.	Sensibilité.	(Obs. 42).
56.	Champ visuel.	(Id.).
57, 58.	Sensibilité.	(Obs. 43).

59, 60.	Portrait de la malade.	(Obs. 43).
61.	Champ visuel.	(Id.).
62, 63.	Sensibilité.	(Obs. 44).
64.	Champ visuel.	(Id.).
65, 66.	Sensibilité.	(Obs. 47).
67.	Champ visuel.	
68, 69.	Sensibilité.	(Obs 48).
70.	Champ visuel.	(Id.).
71, 72.	Sensibilité.	(Obs. 49).
73.	Champ visuel.	(Id.).
74, 75.	Sensibilité.	(Obs. 50).
76, 77.	Sensibilité.	(Obs. 51).
78.	Champ visuel.	(Id.).
79, 80.	Sensibilité.	(Obs. 52).
81.	Champ visuel.	(Id.).
82.	Portrait de la malade.	(Obs. 54).

Planche	I.	Fond d'œil	de la malade.	(Obs. 17).
—	II.	—	—	(— 20).
—	III.	—	—	(— 26).
—	IV.	—	—	(— 43).
—	V.	—	—	(— 44).
—	VI.	—	—	(— 47).
—	VII.	—	—	(— 48).
—	VIII.	—	—	(— 49)

TABLE DES MATIÈRES

Pages.
Préface. VII
Introduction. IX

PREMIÈRE PARTIE

Considérations sur l'hystérie vulgaire.

CHAPITRE I. § 1. De l'état mental des hystériques. 3
§ 2. Influence du sexe. 8
§ 3. Influence de l'âge 11
§ 4. Influence du milieu social. 14
CHAPITRE II. *Des phénomènes délirants chez les hystériques.*
§ 1. Délire hystérique. 17
§ 2. Automatisme ambulatoire hystérique. 20
§ 3. Somnambulisme. 28
CHAPITRE III. *Hystérie et alcoolisme* 31
CHAPITRE IV. *L'hystérie dans les prisons et parmi les prostituées*. 37

DEUXIÈME PARTIE

Hystérie et aliénation mentale.

CHAPITRE I. *Quelques considérations sur la dégénérescence mentale*. . . . 48
CHAPITRE II. *De la « folie hystérique »*. 59
CHAPITRE III. *Les diverses modalités délirantes des hystériques dégénérés*. . 75
§ 1. Imbécillité chez les hystériques dégénérés. 79
§ 2. Débilité mentale chez les hystériques dégénérés. 92
§ 3. Des délires multiples. 116
A. Délire mélancolique. 116
B. Excitation maniaque. 129
C. Idées de persécution. 136
D. Idées mystiques. 146
E. Idées ambitieuses. 164
§ 4. Syndromes épisodiques. 168
A. Folie du doute. Agoraphobie. 169
B. Dipsomanie. 174
C. Impulsions homicides et suicides. 200
D. Onomatomanie 214
E. Perversions sexuelles. 216
I. Perversions sexuelles chez les enfants 218
II. Perversions sexuelles chez les adultes. 230
§ 5. Démence. 245
Conclusions. 247
Table des Observations et des Tableaux. 249
Table des Figures. 251
Planches ophthalmologiques. 255

EXPLICATION DES PLANCHES

A C S	Artère centrale de la rétine (branche supérieure).
A C I	Artère centrale de la rétine (branche inférieure).
V C S	Veine centrale supérieure.
V C I	Veine centrale inférieure.
P	Papille.
Pg	Pigmentation.
S P	Staphylome postérieur.
M	Macula.
A ch	Atrophie choroïdienne (plaques d').
L A	Lacis artériel.
Co	Coloboma congénital.
F	Fibres à doubles contours.

21 695. — Imprimerie générale LAHURE, rue de Fleurus, 9, à Paris.

Planche I.

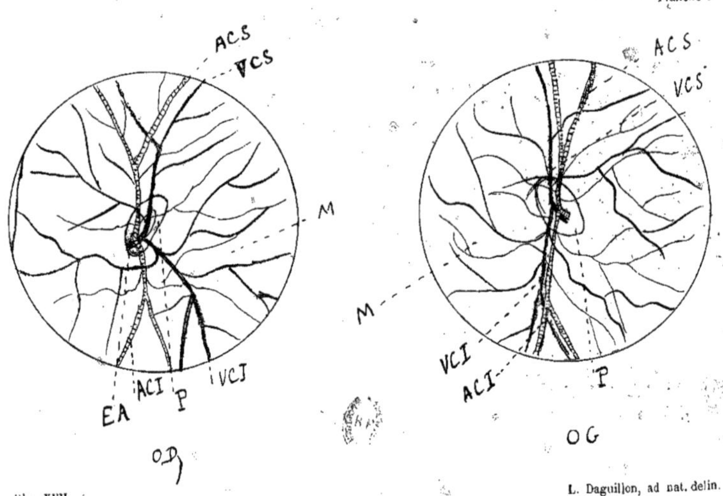

Obs. XVII.

L. Daguillon, ad nat. delin.

Planche II.

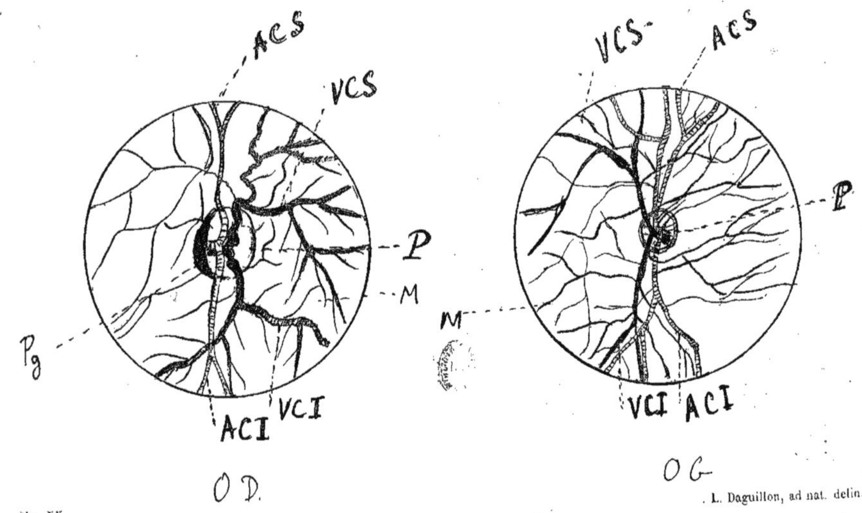

Obs. XX.

L. Daguillon, ad nat. delin.

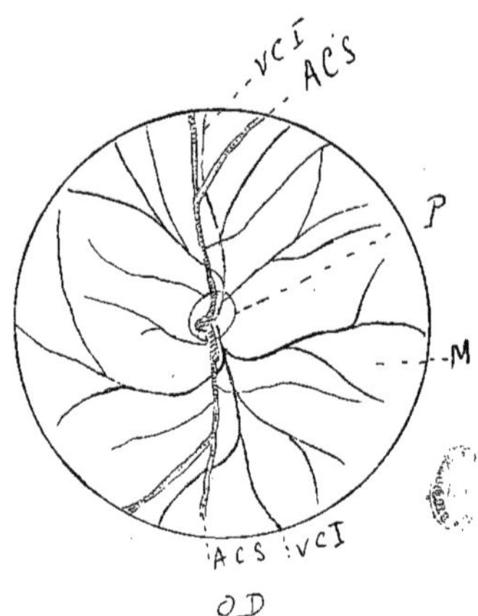

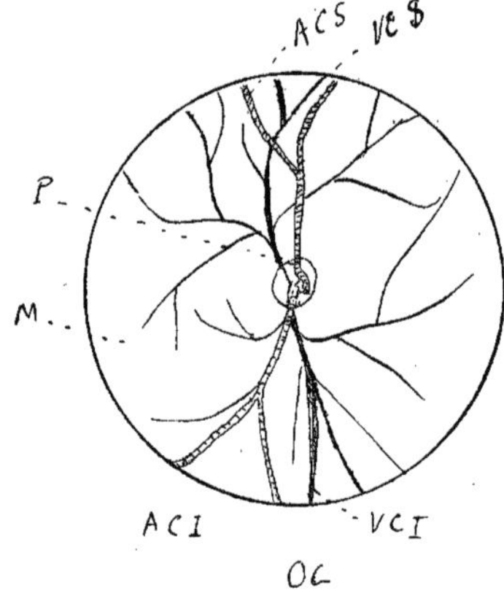

Obs. XXVI.

L. Daguillon, ad nat. delin.

Planche IV.

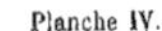

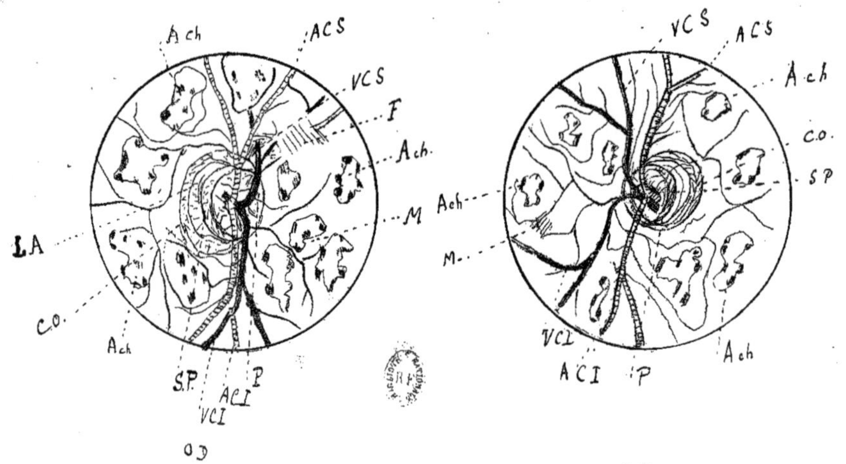

Obs. XLIII.

L. Daguillon, ad nat. delin.

Planche V.

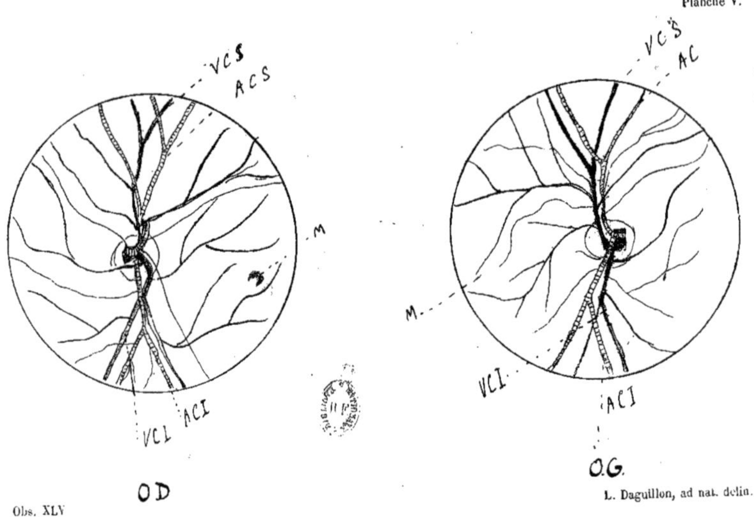

Obs. XLV

L. Daguillon, ad nat. delin.

Planche VI.

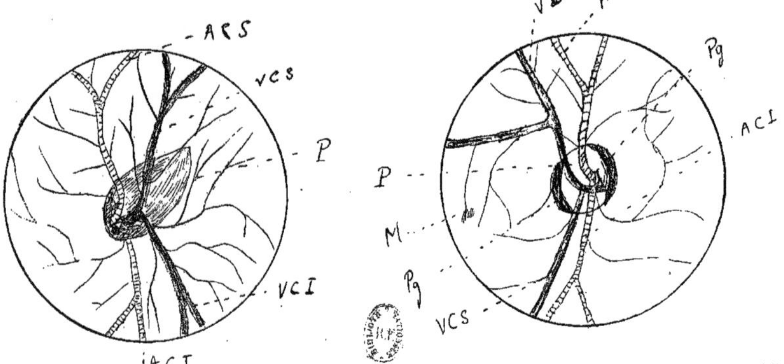

Obs. LVII.

L. Daguillon, ad nat. delin.

Planche VII.

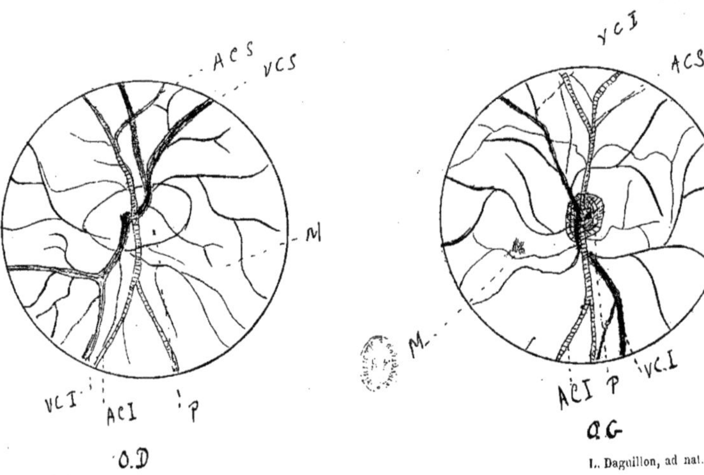

Obs. XLVIII.

L. Daguillon, ad nat. delin.

Planche VIII.

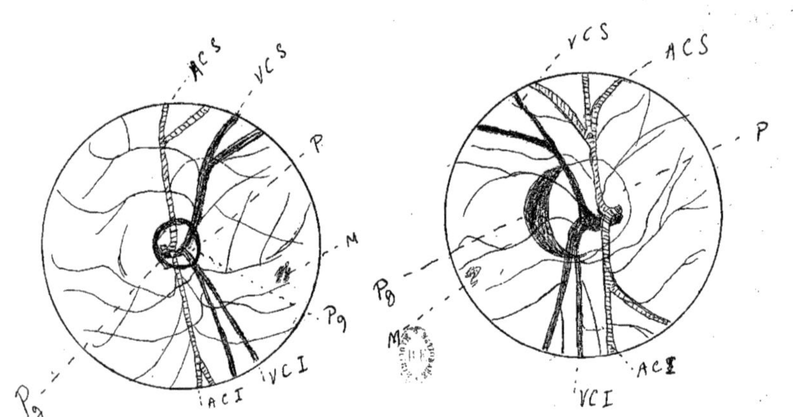

L. Daguillon, ad nat. delin.

Obs. XLIX.

www.ingramcontent.com/pod-product-compliance
Ingram Content Group UK Ltd.
Pitfield, Milton Keynes, MK11 3LW, UK
UKHW020558230726
13926UKWH00005B/2085

9 782013 6696